Kindertagesbetreuung und Infektionsgeschehen während der COVID-19-Pandemie

Abschlussbericht der Corona-KiTa-Studie

Kuger, S. | Haas, W. | Kalicki, B. | Loss, J. | Buchholz, U. | Fackler, S. | Finkel, B. | Grgic, M. | Jordan, S. | Lehfeld, A.-S. | Maly-Motta, H. | Neuberger, F. | Wurm, J. | Braun, D. | Iwanowski, H. | Kubisch, U. | Maron, J. | Sandoni, A. | Schienkewitz, A. | Wieschke, J.

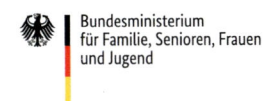

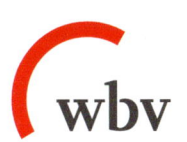

Die Studie wurde vom Bund und den Ländern unterstützt sowie vom Bundesministerium für Familie, Senioren, Frauen und Jugend und vom Bundesministerium für Gesundheit finanziell gefördert.

Zitiervorschlag: Kuger, S.; Haas, W.; Kalicki, B.; Loss, J.; Buchholz, U.; Fackler, S.; Finkel, B.; Grgic, M.; Jordan, S.; Lehfeld, A.-S.; Maly-Motta, H.; Neuberger, F.; Wurm, J.; Braun, D.; Iwanowski, H.; Kubisch, U.; Maron, J.; Sandoni, A.; Schienkewitz, A.; Wieschke, J. (2022). Kindertagesbetreuung und Infektionsgeschehen während der COVID-19-Pandemie. Abschlussbericht der Corona-KiTa-Studie. DOI: 10.3278/9783763973279

© 2022 Deutsches Jugendinstitut e.V.
Lizenz:CC-BY-NC-ND 3.0 DE
Nockherstraße 2
81541 München

Herausgeber: Deutsches Jugendinstitut e.V. (DJI)
Gestaltung und Satz: Christiane Zay, Passau
Korrektorat: Andrea Martin, Martina Speier

Die Broschüre ist abrufbar unter: https://www.wbv.de/isbn/9783763973279

Inhaltsverzeichnis

Verzeichnis der weiteren Mitwirkenden	4
Danksagung	5
Executive Summary	6
1 Einleitung	**13**
1.1 Kitas als möglicher Ort für SARS-CoV-2-Übertragungen	14
1.2 Infektiosität von Kindern	15
2 Anlage der Studie	**16**
2.1 Modul 1 „CoKiss"	18
2.2 Modul 2 „KiTa-Register"	21
2.3 Modul 3 „CATS"	22
2.4 Modul 4 „COALA"	25
3 Ergebnisse der Corona-KiTa-Studie	**28**
3.1 Inzidenz, Schwere und Rolle von Kindern im Kita-Alter im Infektionsgeschehen	28
3.2 Häufigkeit von SARS-CoV-2-Infektionen und Ausbrüchen in Kitas	36
3.3 Die Rolle von Kindern und Kita-Beschäftigten bei der Ausbreitung der SARS-CoV-2-Infektion	45
3.4 Ergebnisse zur Infektiosität und Immunität von Kindern und Erwachsenen	51
3.5 Zum Wohlbefinden und zur gesundheitlichen Situation von Kindern in der Pandemie	56
3.6 Infektionsschutz vor dem Betreten und in der KiTa	70
3.7 Zur Situation von KiTas während der COVID-19-Pandemie	85
3.8 Zur Situation der Kindertagespflege während der COVID 19-Pandemie	108
3.9 Zur Situation von Eltern während der COVID 19-Pandemie – Lockdown und Infektionsgeschehen	118
Literaturverzeichnis	134

Verzeichnis der weiteren Mitwirkenden

Weitere Mitwirkende Modul 1–4		
CoKiss & KiTa-Register	**CATS**	**COALA**
Mustafa Anjrini	Silke Buda	Jennifer Allen
Bärbel Barbarino	Teresa Domaszewska	Susanna Christen
Matias Basgier	Corinna Fruth	Stefan Damerow
Martin Brusis	Luise Goerlitz	Kiara Eggers
Jan Degner	Barbara Hauer	Andrea Franke
Svenne Diefenbacher	Marina M. Lewandowsky	Isabell Hey
Anne Gruber	Merete Lindahl	Marcel Hintze
Felix Komorowski	Anna Loenenbach	Anselm Hornbacher
Ning Li	Eveline Otte im Kampe	Annett Klingner
Christiane Meiner-Teubner	Kai Schulze-Wundling	Carolin Krause
Florian Spensberger	Kristin Tolksdorf	Tim Kuttig
	Daniel Wesseler	Anne-Kathrin Mareike Loer
		Hanna Perlitz
		Jörg Schaarschmidt
		Angelika Schaffrath Rosario
		Livia Schrick
		Gianni Varnaccia
		Barbara Wess
		Jan Wormsbächer

Danksagung

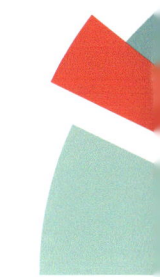

Andrea Martin und Martina Speier danken wir für das sorgfältige Lektorat.

CoKiss & KiTa-Register

Wir möchten den Ländervertretern der AG Kita der JFMK, dem Bundesverband Kindertagespflege, der Bundeselternvertretung der Kinder in Kindertageseinrichtungen und Kindertagespflege, den Trägerverbänden und den Gewerkschaften danken, die uns insbesondere bei der Werbung für das KiTa-Register geholfen haben. Ebenso gilt unser Dank allen Erzieherinnen und Erziehern, Leitungskräften und Eltern, die an den Befragungen im Rahmen der Corona-KiTa-Studie sowie den regelmäßigen Umfragen des KiTa-Registers teilgenommen und damit die Studie überhaupt erst möglich gemacht haben.

CATS

Ein großer Dank gilt den Gesundheitsämtern, der meldenden Ärzteschaft und den zuständigen Landesgesundheitsbehörden, die wichtige Informationen zu COVID-19-Fällen und Ausbrüchen im Kita-Setting erhoben, lokal validiert und bewertet an das RKI übermittelt haben. Weiterhin bedanken wir uns insbesondere beim Gesundheitsamt sowie den Kitas des Berliner Bezirks Treptow-Köpenick sowie des Landkreises Bergstraße für die Kooperation und Mitarbeit bei der Untersuchung von Einzelfall- und Ausbruchssituationen. Unser Dank gilt ebenfalls den Mitarbeitenden aus IT 4 sowie allen Kolleginnen und Kollegen am RKI für Ihre Unterstützung bei der Durchführung des Moduls III (CATS) der Corona-KiTa-Studie.

COALA

Wir möchten uns ganz herzlich bei allen Familien und Mitarbeitenden der 30 Kitas für ihre Teilnahme an der COALA-Studie bedanken. Ohne sie wäre diese Forschung nicht möglich gewesen! Ein besonderer Dank gilt den Landesgesundheitsämtern sowie den Gesundheitsämtern der Coala-Erhebungsorte für ihre Unterstützung bei der Rekrutierung der Kitas für die Coala-Studie. Wichtig und hilfreich war auch der Austausch mit Expertinnen und Experten aus dem Bereich frühkindliche Bildung, Betreuung und Erziehung sowie Kinder- und Jugendgesundheit, die uns wichtige Impulse für die Studie gegeben haben. Wir bedanken uns außerdem bei allen Kolleginnen und Kollegen am Robert Koch-Institut, die uns bei der Durchführung der COALA-Studie beraten und unterstützt haben. Zuletzt möchten wir uns bei dem gesamten COALA-Feldteam bedanken, das die Familien der betroffenen Kitas vor Ort aufgeklärt, untersucht und befragt hat.

Executive Summary

Die Pandemie mit ihrem zunächst ungewissen Verlauf war ein Stresstest für die Gesellschaft und hat zu Diskussionen über zentrale Werte des Zusammenlebens und Umgangs miteinander sowie die Bedeutung der öffentlichen Gesundheit (Public Health) geführt. Gegenübergestellt wurden gesundheitliche und psychosoziale Folgen sowie die Prinzipien unseres Zusammenlebens wie Verantwortung, Solidarität oder Ungleichheit. Die Corona-KiTa-Studie hat während der ersten zweieinhalb Jahre der Pandemie Kinder, Familien und KiTas (**Ki**ndertageseinrichtungen und Kinder**ta**gespflege) in ganz Deutschland begleitet, um zu beobachten, welche Rolle KiTa-Kinder und das System der Kindertagesbetreuung in Deutschland in der Pandemie spielen und welche Folgen die Pandemie für Kinder, Familien und KiTas hat. Die vielfältigen Befunde der Corona-KiTa-Studie sind richtungsweisend für vertiefende Überlegungen und agieren an der Schnittstelle von Bildung, Erziehung und Betreuung sowie Gesundheitsschutz. Im Folgenden werden aus dieser multidisziplinären Perspektive zu den Fragenkomplexen der Studie die zentralen Ergebnisse und Schlussfolgerungen zusammenfassend vorgestellt.

1. Erkrankungsrisiko betreuter Kinder

Kinder im Alter von 0 bis 5 Jahren waren in den ersten zweieinhalb Jahren der Pandemie weniger von COVID-19-Infektionen betroffen als andere Altersgruppen, ihr Anteil an allen COVID-19-Meldungen erreichte nur selten den Anteil ihrer Altersgruppe in der Bevölkerung. Infizierte Kinder zeigen meist wenige oder keine Symptome, insbesondere können keine Corona-spezifischen Symptommuster identifiziert werden. Kinder hatten auch selten schwere Krankheitsverläufe. Die Daten der Studie zeigen zudem keinen Hinweis auf eine ausgeprägte Langzeitsymptomatik bei Kindern mit einer SARS-CoV-2 Infektion in der Vorgeschichte bei KiTa-Kindern. Die Zahl der mit einer SARS-CoV-2-Infektion verstorbenen Kinder im Alter von 0 bis 5 Jahren war im gesamten Pandemieverlauf vergleichsweise klein (3 von 100.000 Kindern) und blieb unterhalb der Werte aller Altersgruppen über 20 Jahren. Gleichwohl änderte sich – mit dem Auftreten neuer Virusvarianten und der erhöhten Empfänglichkeit und Übertragbarkeit bei Kleinkindern – ihre Beteiligung am gesamten Infektionsgeschehen im Lauf der Pandemie. Als nicht-intendierte Folge der Kontaktbeschränkungen fand ein Rebound-Effekt (Nachhol-Effekt) bei anderen Atemwegserregern statt, der die Kinder, Familien und das Personal in der Kindertagesbetreuung belastete. Besonders eindrücklich zeigte sich dies im Frühherbst 2021, als es bei den 0- bis 5-Jährigen zu einer außergewöhnlich starken Welle an Erkrankungen durch respiratorische Synzytialviren (RS-Viren) mit einem ungewöhnlich frühen Beginn kam.

Die Beteiligung von Kindern am Infektionsgeschehen hängt von der vorherrschenden Virusvariante und den umgesetzten Maßnahmen ab. Eine Bewertung ihrer Rolle in zukünftigen (endemischen oder pandemischen) Situationen kann daher nicht ohne eine solide Datenlage aus der Surveillance der Erkrankungen und der Maßnahmen vorgenommen werden. Orte der Kindertagesbetreuung sind vom Infektionsgeschehen nicht ausgenommen und müssen in die Planungen zur Eindämmung eines Infektionsgeschehens mit ihren organisationalen und personalen Besonderheiten berücksichtigt werden. Für den KiTa-Alltag bedeutet dies, dass es auf der einen Seite nicht möglich ist, alleine aufgrund eines bestimmten Symptoms bzw. aufgrund mehrerer Symptome eine Corona-Infektion auszuschließen. Auf der anderen Seite bedeuten die Befunde gleichzeitig, dass eine Infektion mit SARS-CoV-2 für Kinder nur selten mit einer besonderen Krankheitslast oder gar langfristigen Folgen einhergeht.

2. Rolle von Kindertagesbetreuung in der Ausbreitung des Infektionsgeschehens

Die Nutzung eines Platzes in der Kindertagesbetreuung ist nicht vereinbar mit einer strikten Unterbindung von Sozialkontakten. Im Gegenteil ist die Ko-Konstruktion, also der Wissenserwerb eines Kindes in der Auseinandersetzung mit seiner sozialen und materialen Umwelt, die vorrangige Lernform in der frühkindlichen Bildung, Betreuung und Erziehung. Kita-Kinder genauso wie Beschäftigte können bei Corona-Ausbrüchen Kontaktpersonen in ihrer Kita-Gruppe anstecken und das Virus auch in die Familien tragen. Mit der Ausbreitung der Alpha-, Delta- und Omikronvarianten hat sich die Infektiosität hin zu einer leichteren Übertragung in allen Altersgruppen entwickelt. Das Virus wird häufiger als anfangs auch aus der KiTa in das familiäre Umfeld getragen, sowohl von Kindern als auch von Erwachsenen. Die umfangreichen Schutz- und Hygienemaßnahmen, die in der KiTa umgesetzt werden, schaffen es jedoch, das Risiko, sich als Kontaktperson einer infizierten Person in der KiTa anzustecken, deutlich niedriger zu halten als das Infektionsrisiko für Kontaktpersonen in privaten Haushalten. Die über weite Strecken und hohe Anteile der Einrichtungen hinweg erfolgreiche Implementation umfangreicher Schutz- und Hygienemaßnahmen in den KiTas reduziert das Übertragungsrisiko in relevantem Umfang (zur Bewertung verschiedener Maßnahmen s. unten).

Die Befunde belegen, dass sämtliche Personengruppen, also Kinder, Eltern und Fachkräfte – wenn auch in unterschiedlichem Ausmaß – an der Ausbreitung des Infektionsgeschehens beteiligt sind. Im Umkehrschluss bedeutet dies, dass es nur gemeinsam gelingen kann, die Dynamik der Pandemie einzudämmen. Jede bzw. jeder kann mit ihren bzw. seinen Möglichkeiten dazu beitragen. Eine so geteilte Verantwortung für die Gesundheit aller, d. h. gelebte Solidarität mit Schwächeren, ist ein wichtiges Bildungsziel unserer Gesellschaft und für Public Health – nicht nur, aber eben gerade auch im Bereich des Gesundheitsschutzes. So zeigen die Befunde der Corona-KiTa-Studie, dass gerade in Phasen und/oder Regionen mit einem sehr dynamischen Infektionsgeschehen die konsequente Umsetzung von Schutz- und Hygienemaßnahmen eine sicherere Umgebung schaffen und Übertragungsmöglichkeiten reduzieren kann. Schwierige Entscheidungen zwischen einerseits Gesundheits- und Infektionsschutz und andererseits pädagogisch gewünschten Formaten, Inhalten oder Vorgehensweisen müssen dabei sorgfältig abgewogen werden. Schwellenwertmodelle, Restriktionen und die Umsetzung bestimmter Maßnahmen, v. a. zwischen Erwachsenen und in beengten Innenbereichen, können Kompromisse darstellen. Da vor allem Kinder und ihre Eltern auf die Zuverlässigkeit des Angebots angewiesen sind, muss auch deren Beitrag zum Offenhalten der Angebote eingebracht werden. Sowohl das von Kindern und Eltern möglicherweise ausgehende Infektionsrisiko für eine SARS-CoV-2-Infektion als auch das Eintragen anderer ansteckender Krankheitserreger (s. oben Rebound-Effekt) müssen minimiert werden; entsprechend sollten Eltern die Möglichkeit haben, ihre kranken Kinder zur Not auch an mehreren Tagen von der KiTa zuhause zu lassen.

3. Folgen der Pandemie für Kinder, Familien und die pädagogisch Tätigen

Ein kleiner, aber substanzieller Anteil an Familien berichtet von auffälligen Verhaltensweisen, psychosozialen Problemen oder psychosomatischen Symptomen bei ihren Kindern. Eltern geben für ihre Kinder, die zum Befragungszeitpunkt ihren Betreuungsplatz aufgrund von Pandemiefolgen nicht nutzen, die niedrigsten Wohlbefindens- und die höchsten Auffälligkeitswerte an (im Vergleich zu Kindern, die keinen Platz haben oder ihren Platz nutzen können). Auch Kinder, die regelmäßig ihre Kindertagesbetreuung besuchen konnten, erlebten nicht nur eine Reduktion der gewohnten Betreuungszeiten, sie vermissten ebenfalls ihre Peer-Kontakte. Da keine direkt vergleichbaren Ergebnisse zum Zeitpunkt vor der Pandemie vorliegen, können diese Werte nicht ohne Weiteres als Pandemiefolgen interpretiert werden. Allerdings dient der multiperspektivische Ansatz der Studie dazu, Einschätzungen aus einem Erhebungsstrang abzusichern. Viele Einrichtungen geben einen relevanten Anteil an Kindern an, die in verschiedenen Entwicklungsdomänen einen deutlich höheren Förderbedarf hätten als im Vergleich zu vor der Pandemie; deutlich geringer ist der Anteil von Einrichtungen, die von vermehrten Rückstellungen vom Schulbesuch berichten. Diese Befunde sind sozial stratifiziert und stehen im deutlichen Zusammenhang mit der sozialen Zusammensetzung der in der Einrichtung betreuten Kinder. Je höher der Anteil an Kindern aus sozioökonomisch schwachen Familien ist, desto pessimistischer sind die Angaben der Einrichtungen. Für Familien bedeutete die COVID-19-Pandemie von Beginn an deutliche Mehrbelastungen und Herausforderungen in nahezu allen Lebensbereichen. Insbesondere während der strikten Kontaktbeschränkungen 2020 und 2021 führten die KiTa-Schließungen und die damit einhergehende Unsicherheit und geringe Planbarkeit des Familienalltags zeitweise zu umfangreichen Anpassungen des Familienlebens, einem erhöhten allgemeinen Stresserleben der Eltern und einer erhöhten Belastung durch die Betreuung der eigenen Kinder. Von dieser Belastung waren doppelerwerbstätige Elternpaare sowie Alleinerziehende besonders betroffen. Das stabil hohe gute Familienklima in der Pandemie weist daraufhin, dass es zwei unterschiedliche Pole des Erlebens in Familien gab, einerseits Belastungserfahrungen durch den zeitweisen Wegfall wichtiger Unterstützungssysteme und geltender Kontaktbeschränkungen und andererseits das Erleben von „Entschleunigung" durch den Wegfall von Freizeitaktivitäten, der zu weniger Organisationsstress und mehr Familienzeit führte. Sowohl Eltern als auch pädagogisch Tätige in Kitas berichten von Ansteckungsängsten. Im Verlauf der Pandemie nahmen diese deutlich bedeutsam ab, werden von den pädagogisch Tätigen jedoch höher bewertet als von Eltern und im Kontext mit ihrer Arbeitsstätte höher eingeschätzt als in Bezug auf andere Kontexte. Als besonders belastend werden von den pädagogisch Tätigen die zusätzliche Mehrarbeit und insbesondere Konflikte mit Eltern und Teammitgliedern erlebt.

Durch die wechselseitige Beziehung und Abhängigkeit der Beteiligten im pädagogischen Alltag versprechen solche Unterstützungsmaßnahmen besonderen Mehrwert, die alle drei Zielgruppen (Kinder, Personal, Familien) in den Blick nehmen, auch wenn ein besonderer Fokus auf den Kindern liegen sollte, da sie sich in einer sensiblen Lebensphase befinden. Zur Unterstützung der Kinder trägt dabei vor allem die Sicherstellung zuverlässiger Routinen und (ggf. reduzierter) sozialer Kontakte sowie die Möglichkeit zur Inanspruchnahme von Unterstützungs- und Förderangeboten bei. Eltern profitieren davon, ihre eingespielte Alltagschoreografie zwischen selbst geleisteter Bildung, Erziehung und Betreuung, Vereinbarkeit von Familie und Beruf sowie Inanspruchnahme von Unterstützungsangeboten möglichst selten und eher nicht kurzfristig unterbrechen zu müssen. Gerade diese sehr komplexen Abläufe leiden unter den Folgen der notwendigen Umgestaltung des Alltags und des gesellschaftlichen Lebens infolge der Pandemie. Die Verlässlichkeit des Betreuungssystems spielt dabei ebenso eine Rolle wie der eigene Handlungsspielraum, also die verfügbaren Möglichkeiten, das Leben neu und anders zu gestalten, die Arbeitszeiten anzupassen, Rollen innerfamiliär neu aufzuteilen oder auf Hilfe Dritter zurückgreifen zu können. Familien als primärer Entwicklungskontext kleiner Kinder profitieren von Handlungssicherheit und Unterstützung. Auch für pädagogisch Tätige ist Handlungssicherheit und Planbarkeit relevant. Zudem müssen sie ermächtigt und befähigt werden, Maßnahmen zum Eigenschutz sowie zum Schutz der an der Kindertagesbetreuung Beteiligten zu ergreifen. Konsistente Kommunikation, klare Delegation von Verantwortung – ohne Überforderung nicht befähigter oder nicht zuständiger Stellen – tragen zur Konfliktreduktion bei. Zudem sollte die Rolle der Träger und Leitungskräfte in den Bereichen Personalführung, Gesundheitsförderung und -vorsorge gestärkt werden.

4. Angebot und Nutzung frühkindlicher Bildung, Betreuung und Erziehung während der Coronapandemie

Die Befunde der Studie zeigen die deutlich eingeschränkten Teilhabemöglichkeiten für Kinder während der Pandemie auf. Insbesondere die drei KiTa-Schließungsphasen (Mitte März – Sommer 2020 im Rahmen des ersten Lockdowns, Mitte Dezember 2020 – Anfang März 2021 im Rahmen des zweiten Lockdowns und Ende März – Ende Mai 2021 im Rahmen der bundesweiten Notbremse während der dritten Welle) haben zu mehrmonatigen Ausfällen in der Nutzung von Teilhabe und Bildungsgelegenheiten für viele KiTa-Kinder geführt. Dabei haben neben dem Wegfall der Routinen, Sozialkontakte und Anregungsangebote auch deren Unstetigkeit, innerfamiliäre Veränderungen und die damit einhergehende Unsicherheit eine wichtige Rolle gespielt. Für die KiTas selbst resultierten die Vorgaben zur Öffnung oder (partiellen) Schließung ihrer Angebote in schwankenden Inanspruchnahmequoten. Darüber hinaus sorgten Infektionsfälle (zu Beginn der Pandemie auch bereits Verdachtsfälle) zu reaktiven Schließungen in substanziellem Ausmaß. Die Entkoppelung der Verläufe von Infektionsfällen und Schließungen während der Pandemie lässt eine sich verändernde Praxis der Quarantäne- oder Schließungsanweisungen vermuten. Allerdings waren sowohl die (Verdachts- und) Infektionsfälle als auch die Schließungen ganzer Einrichtungen oder einzelner Gruppen sozial stratifiziert: Einrichtungen mit einem hohen Anteil herkunftsbedingt benachteiligter Kinder wiesen ein erhöhtes Risiko für Infektionsfälle in der Einrichtung auf und wurden länger geschlossen. In diesen Kitas war damit die Gesamtbelastung des Personals und der Familien durch häufige Quarantänesituationen, Testungen, kurzfristige Änderungen der Betreuungsgarantie und Ängste vor einer Ansteckung besonders hoch. Kindertagespflegestellen waren durchgängig deutlich weniger von Infektions- und Verdachtsfällen betroffen und mussten seltener schließen. Im Gegensatz zur Situation in den Einrichtungen stellte sich ihre Auslastung als insgesamt höher sowie weniger stark schwankend dar und schien weniger mit Regelungen zur Nutzung eines Betreuungsplatzes während der Phasen deutlicher Einschränkungen der Sozialkontakte zu korrespondieren.

Die differenzielle Betroffenheit von Einrichtungen sowohl hinsichtlich Infektionen und Ausbruchsgeschehen als auch im Hinblick auf die Gesamt- oder Gruppenschließungen zeigt sich entlang von Differenzdimensionen wie sozialer Komposition oder sozioökonomischer Hintergrund, die üblicherweise in Daten zur Nutzung sowie in den Effekten von Bildungsangeboten zu finden sind. Auch in der Krisensituation der Pandemie waren jene Einrichtungen, Kinder und Familien besonders betroffen, die aufgrund schwieriger Lagen besondere Unterstützung benötigen. Für die anstehende Phase (Herbst/Winter 2022/23) ist daher erhöhte Aufmerksamkeit hinsichtlich dieser Einrichtungen und eine besonders gute Vorbereitung und hohe Reaktivität der Unterstützungsangebote angebracht. Für den pädagogischen Alltag bedeuten die dokumentierten, erheblichen Schwankungen in der Auslastung der Betreuungsplätze, dass pädagogische Arbeit auch vor dem Hintergrund der Einschränkungen der Schutz- und Hygienemaßnahmen noch flexibel gestaltet werden sollte, denn sowohl eine Rückkehr aller Kinder nach Schließungsphasen als auch eine sehr geringe Auslastung gehen mit Einschränkungen in den Peer-Interaktionen und in der Realisierung von Förderaktivitäten sowie mit gestiegenem Belastungsempfinden der Fachkräfte einher.

5. Herausforderungen für die Gestaltung eines pädagogisch wertvollen Alltags während der Pandemie

Die in der Studienphase abgedeckte zweieinhalbjährige Pandemiezeit hat die Kindertagespflege sowie die Kindertageseinrichtungen vor große Herausforderungen gestellt. Allerdings hat die Pandemie durchaus auch positive Impulse für Veränderungen gesetzt. Zum Belastungserleben der pädagogisch Tätigen in der Kindertagesbetreuung trugen während der Pandemie v. a. die mit den Schutz- und Hygienemaßnahmen verbundenen Mehrarbeiten und Restriktionen sowie die hohe Fluktuation anwesender Kinder und verfügbaren Personals bei. Dies wirkte sich auf unterschiedlichen Ebenen abträglich auf die Qualität der Interaktionen aus (Fachkraft-Kind-Interaktionen, Zusammenspiel der Kinder, Elternkooperation). Zudem erschwerten Konflikte mit Eltern und teilweise in den Teams die Konzentration auf die Realisierung hochwertiger Bildungsprozesse. Eine besondere Erschwernis herrschte während der Zeiten, in denen nicht alle Kinder in die Betreuungseinrichtungen kamen bzw. kommen konnten. Im Versuch, mit diesen Kindern und ihren Eltern in Kontakt zu bleiben, wurden viele Träger und Einrichtungen sehr kreativ und arbeiteten mit innovativen Formaten. In einem relevanten Anteil von Einrichtungen führte dies zu einem „Digitalisierungsschub", obwohl die Befunde auch zeigen, dass hierfür dringend mehr bzw. bessere Ausstattung, Kenntnisse (z. B. bzgl. Datenschutzfragen) und mittelfristige Unterstützung bei der Pflege dieser Infrastruktur notwendig sind. Obwohl Hygiene und Gesundheitsvorsorge schon immer Teil der täglichen Arbeit in der Kindertagesbetreuung waren, wurden die entsprechenden Maßnahmen in den Jahren seit Ausbruch der Pandemie noch einmal ausgeweitet. Ein sehr hoher Anteil an Einrichtungen berichtete, dass alltägliche Maßnahmen wie das Lüften, das Desinfizieren von Oberflächen oder das Händewaschen vollständig und durchweg umgesetzt wurden. Gerade das gründliche und richtige Händewaschen wurde auch in den Familien mit sehr kleinen Kindern ausführlich und erfolgreich eingeübt. Auch wenn das SARS-CoV-2-Virus vorrangig über die Atemluft und weniger über direkten oder indirekten Kontakt übertragen wird, zeigt sich, dass eine nachhaltige Verhaltensänderung auch im Bereich Händehygiene möglich war und dazu beitragen kann, endemisch auftretende Erreger oder zukünftige pandemische oder epidemische Infektionslagen – ggf. auch verursacht durch andere Erreger (wie z. B. Windpocken, Influenza) – besser bzw. schneller unter Kontrolle zu bekommen.

In einem starken Spannungsfeld stand während der Pandemie nicht nur die Arbeit mit den Kindern im Alltag, sondern insbesondere auch die der Einrichtungsleitung. Vielfach wurden neue Aufgaben an Kita-Leitungen delegiert oder Zuständigkeitsfragen waren ungeklärt. Eine echte Überforderungssituation stellte aus Sicht der Leitungen die häufige, inkonsistente, abstrakte und zuweilen ausfernde Information zu sich laufend ändernden Regelungen, Vorschriften und Umsetzungshinweisen dar. Selbst in Einrichtungen mit umfänglichem Zeitkontingent für Leitungsaufgaben konnte dies kaum rechtzeitig produktiv für den Alltag aufbereitet werden. Die Widersprüchlichkeit kursierender Meldungen provozierte zusätzliche Konflikte mit Eltern (z. B. bei Platzkontingentierungen), den Behörden (z. B. unterschiedliche Anweisungen der Gesundheitsbehörden innerhalb einer Stadt und bei gleichen Trägern), teilweise auch mit dem Personal und dem Träger.

Die Ergebnisse belegen nicht nur die Bedeutung, sondern auch die Umsetzbarkeit von praktischer Gesundheitserziehung schon im KiTa-Alter. Wichtige Stellschrauben zur Entlastung der pädagogisch Tätigen sind neben den bereits angesprochenen belastbaren Planungshorizonten klare, frühzeitige und konsistente Kommunikation, ggf. unterstützt durch zentral abgelegte und einfach aufzufindende, stets auf dem aktuellen Stand befindliche Informationen (z. B. über Homepages der Entscheidungsträger wie Ministerien, Träger und Administration, Hotline). Weiterhin hilft eine Entlastung von administrativen Aufgaben und überfordernden Aufgaben (z. B. Einrichtung und Pflege der IT-Infrastruktur) dabei, Handlungsspielräume für unmittelbare und mittelbare pädagogische Arbeit zu eröffnen. Als dringlich für kommende Krisenphasen stellt sich zudem die Klärung von Verantwortlichkeiten und Zuständigkeiten sowie die notwendige Qualifikation für die jeweiligen Aufgaben der Steuerung des Systems der frühkindlichen Bildung, Betreuung und Erziehung heraus. Die Versäulung von Zuständigkeiten zwischen dem Gesundheitssystem und der Kinder- und Jugendhilfe, starke Hierarchien sowie das föderale System münden für die ausführenden Stellen (Tagespflegestellen und Kindertageseinrichtungen) bei der derzeitigen Aufstellung in einem schwer überschaubaren Netz von Zuständigkeiten.

6. Gelingensbedingungen eines zuverlässigen Angebots unter Beachtung des Gesundheitsschutzes für alle Beteiligten

Um die Angebote offenhalten und damit Kinder fördern und Familien entlasten zu können, ist die konsequente Anwendung der Schutz- und Hygienemaßnahmen in der KiTa notwendig. Dies ist möglich und effektiv. Die empfohlenen pharmazeutischen und nicht-pharmazeutischen Maßnahmen, die vor Betreten der Einrichtung und in der Einrichtung angewandt werden, erweisen sich als wirksam, wenn auch im Verlauf der Pandemie mit leicht unterschiedlicher Schwerpunktsetzung. Im Vergleich zur übrigen Bevölkerung wurde ein relativ hoher Anteil an Fachkräften beobachtet, die sich früh impfen (und boostern) ließen. Der Impfstatus hat mit ansteigender Dominanz der Omikronvariante(n) an Schutzwirkung vor Ansteckung eingebüßt. Allerdings stellt die Impfung weiterhin einen guten individuellen Schutz vor schweren Krankheitsverläufen dar und schont somit kollektiv die verfügbaren Personalressourcen im Gesundheitswesen. Die konsequente Implementation von Maßnahmenbündeln wirkte hinsichtlich des Infektionsschutzes besser als Einzelmaßnahmen. Besonders hohe Schutzwirkung zeigen Maßnahmen der Kontaktreduktion in den Einrichtungen sowie Maßnahmen zur Reduktion der Erregerübertragung. Das Bilden von Kleingruppen mit fester Personalzuweisung sowie das Tragen von Masken durch Erwachsene (v. a. in Innenräumen) erwiesen sich als wirksamste Maßnahmen zur Reduktion der Infektionsfälle. Bezüglich der Hygienemaßnahmen zeigte sich ein schützender Effekt des Lüftens der Räume; das regelmäßige Desinfizieren der Oberflächen hatte hingegen keinen messbaren Effekt auf die Anzahl der in Folge beobachteten Infektionen. Im Verlauf der Pandemie zeigte sich ein je nach Maßnahme unterschiedlich starker Rückgang der Umsetzung der einzelnen Schutz- und Hygienemaßnahmen, was im Sinne einer geringeren Beachtung der Empfehlungen oder Gewöhnung an hohe Fallzahlen bei gleichzeitig nachlassender Schwere interpretiert werden kann. Gleichzeitig muss klargestellt werden, dass die Umsetzung der Maßnahmen z. T. nicht in den Händen der Einrichtungen lag und zusätzlicher (später wegfallender) Ressourcen bedurfte (Testungen beim Personal und Kindern, Freitesten für eine Rückkehr in die KiTa nach Symptomfreiheit etc.).

Wiederholte, einfache und konsistente Kommunikation zur Wirksamkeit von Hygiene- und Schutzmaßnahmen kann aufklären, Missverständnissen vorbeugen und neue Kenntnisstände (z. B. im Zusammenhang mit sich verändernden Bedingungen durch neue Virusvarianten) vermitteln. Zudem hält sie die Aufmerksamkeit hoch und fördert die Motivation, die Schutz- und Hygienemaßnahmen im Einflussbereich der KiTa umzusetzen. Für die Implementierung der Maßnahmen sind jedoch die Verfügbarkeit finanzieller, logistischer und personeller Ressourcen wichtige und notwendige Voraussetzungen, da dies ansonsten zulasten der Zeitressourcen für pädagogische Arbeit geht. Speziell die personalintensiven Schutzmaßnahmen der Gruppentrennungen und fixe Personalzuweisungen stellen die Teams vor Ort angesichts knapper Personalressourcen und der Einschränkung der pädagogischen Arbeit vor Dilemmata. Entsprechende Anweisungen und Handreichungen sollten daher den Forschungsstand zur Wirksamkeit von Maßnahmen berücksichtigen, um in Zeiten hoher Infektionsdynamik die Ziele Gesundheitsschutz, Sicherstellung des Betreuungsangebots für Familien und Bildungsangebote für Kinder ausbalancieren zu können. Das große öffentliche Interesse und die Aufklärung zu Hygienemaßnahmen und Gesundheitsbildung haben das Potenzial, zu einer Reihe von Verhaltensänderungen und der nachhaltigen Einführung von Bildungsmaßnahmen im Themenfeld Gesundheitsschutz zu führen. Weiterhin lassen sich aus detaillierten Untersuchungen von Präventionsmaßnahmen in KiTas generelle Handlungsempfehlungen ableiten: Unsere Untersuchungen unterstützen die Vorgabe, bei eigener Symptomatik zu Hause zu bleiben, und unterstreichen die sehr offene und proaktive Kommunikation zwischen Eltern und KiTa einerseits und KiTa und Gesundheitsamt andererseits. Darauf aufbauende Aktionen, wie z. B. vorausschauendes, frühes Testen, kann vom Gesundheitsamt je nach infektiologischer Lage gemäß seiner Expertise gesteuert werden.

7. Der Beitrag von Forschung in der Krisenlage

Die beschriebenen Ergebnisse der Corona-KiTa-Studie zeigen, dass das Infektionsgeschehen, die implementierten Maßnahmen (zum Schutz und der Förderung der Kinder und Familien) und auch die Betreuungssituation in KiTas im Laufe einer Pandemie oder Epidemie prospektiv kontinuierlich und systematisch beobachtet werden sollten (Monitoring), um eine aktuelle Datenbasis für gesundheits- und bildungspolitische Entscheidungen für etwaige Eindämmungsmaßnahmen bereitzustellen. Dafür führte die Studie unterschiedliche Public-Health-Perspektiven zusammen und berichtete wöchentlich bis monatlich die aktuellen Daten und Analysen in einer Vielzahl von Kanälen (Projektberichte, Dashboard, RKI Wochenbericht, Twitter, Präsentationen bei Gremien und in Arbeitsgruppen der Politik und Fachpraxis).

Die Studie kombiniert Bildungs- und Sozialwissenschaften, epidemiologische Feldarbeit und Surveillance, sowie Laboruntersuchungen. Diese interdisziplinäre und ressortübergreifende Forschungskooperation im Rahmen der Corona-KiTa-Studie erbrachte einen deutlichen Mehrwert. Besonders wertvoll war, wie am Beispiel der Ausbruchserfassung bzw. -abschätzung in Kitas die von den Gesundheitsämtern recherchierten und übermittelten Daten und die Erhebungen aus dem KiTa-Register sich einerseits gegenseitig in ihren Aussagen stützten, andererseits aber auch durch die unterschiedlichen Blickwinkel ergänzten. Die gegenseitigen Beratungen der Arbeitsgruppen und der Einbezug der unterschiedlichen Expertisen in allen Stadien der Studie (Konzeptualisierung, Übertragung von Stichprobendefinitionen und Konstrukten, Datenweitergabe, gemeinsame und gegenseitige Auswertungen sowie Diskussion der Befunde in der interdisziplinären Gruppe) ermöglichten eine schnelle Übersetzung der Befunde zur pädagogischen Praxis sowie zu Fragestellungen im Bereich Public Health, die über die Möglichkeiten einzelner Disziplinen hinausgingen. Die Verknüpfung von Surveillance-, Register- und Studiendaten in der Corona-KiTa-Studie lieferte eine solide (sich ergänzende oder übereinstimmende) Datenbasis als Entscheidungsgrundlage. Der hier vorgestellte Ansatz der fächerübergreifenden Zusammenarbeit könnte für die Zukunft als ein Beispiel zum Monitoring des Geschehens im Setting KiTa während einer Pandemie oder Epidemie dienen und möglicherweise auch als Blaupause für andere Bereiche z. B. im Setting Schule genutzt werden.

Die Corona-KiTa-Studie nutzte gleich in drei Modulen teilweise Ansätze, die deutlich über das übliche Maß an Fragebogenrücklauf oder Studienbeteiligung hinausgingen. Dies ist die Beteiligung am KiTa-Register, die Teilnahmen am GrippeWeb sowie die Selbstbeprobungen der Beteiligten in den Ausbruchsuntersuchungen. Alle drei Ansätze erfordern ein hohes Beteiligungsengagement der (nicht-wissenschaftlichen) Öffentlichkeit. Die Ergebnisse der Studie waren nur möglich aufgrund dieser außergewöhnlich guten Zuarbeit. Als sehr erfreulich hat sich in der Corona-KiTa-Studie die Teilnahmebereitschaft der Betroffenen an den verschiedenen Modulen herausgestellt. Den Studienteilnehmenden soll an dieser Stelle ausdrücklich gedankt werden.

Um datenbasierten öffentlichen Gesundheitsschutz auch in Zukunft zu ermöglichen und weiter zu verbessern, könnte erwogen werden, dauerhafte Monitoringsysteme einzurichten, die Gesundheitsmeldedaten mit Daten aus Bereichen der frühkindlichen Bildung, Betreuung und Erziehung kombinieren und die gegebenenfalls zeitnah aktiviert werden können, da die Etablierung der Systeme den höchsten Ressourceneinsatz erfordert. Hohe Akzeptanz und Vertrauen in die Verlässlichkeit der Daten können durch intensive und adressatengerechte Kommunikation sowie hohe Transparenz der Berichtslegung erreicht werden. Speziell das KiTa-Register und die zeitige Veröffentlichung der Registerdaten auf einem Dashboard boten Vorteile gegenüber traditionellen Forschungsvorhaben hinsichtlich der Repräsentativität, Aktualität, Agilität und Transparenz des Monitorings.

1 Einleitung

Für viele Familien ist die Kindertagesbetreuung die einzige Möglichkeit, Beruf und Familie zu vereinbaren. Zugleich nimmt die KiTa (Kindertageseinrichtungen und Kindertagespflege) eine zentrale Stellung in der (Bildungs-)Biografie von Kindern ein. Der Besuch einer Kindertagesbetreuung gehört für Kinder vor der Einschulung mittlerweile zur Normalität. Dem damit einhergehenden Interesse nach öffentlich unterstützter Bildung, Erziehung und Betreuung während der Jahre vor dem Schulbesuch steht in Zeiten einer weltweiten Pandemie das berechtigte öffentliche Interesse nach einer Eindämmung der weiteren Ausbreitung des Infektionsgeschehens gegenüber. Zudem müssen auch Mitarbeitende von Kindertageseinrichtungen, Kindertagespflegepersonen sowie die betreuten Kinder vor möglichen Ansteckungen geschützt werden.

Mit der Ausbreitung von COVID-19 in Deutschland und dem Herunterfahren des sozialen Lebens Mitte März 2020 war auch das Betretungsverbot bzw. die Schließung der Kindertagesbetreuungsangebote verbunden. Der Lockdown in den Kindertageseinrichtungen und der Kindertagespflege erfolgte in allen Ländern in der dritten Märzwoche (KW 12/2020). Flächendeckend wurde anfangs Kindern von Eltern, die beide in Betrieben der kritischen Infrastruktur arbeiten und die Betreuung ihrer Kinder nicht anders sicherstellen konnten, die Möglichkeit eingeräumt, die Angebote der Kindertagesbetreuung weiterhin zu nutzen. In einzelnen Ländern konnten bestimmte zusätzliche Gruppen diese Angebote besuchen. Die anfangs nur sehr geringen Inanspruchnahmequoten stiegen in der Folge sukzessive an. Zeitgleich wurden ministerielle Vorgaben zu Schutz- und Hygienemaßnahmen und Empfehlungen ihrer Umsetzung in der Kindertagesbetreuung entwickelt. Dabei ging es darum, mittelfristig wieder einen Regelbetrieb zu ermöglichen, der einerseits die Bildung und Betreuung der Kinder gewährleistet, familiäre Erziehung ergänzt sowie Eltern in der Vereinbarkeit von Familie und Erwerbstätigkeit unterstützt und andererseits das Infektionsgeschehen unter Kontrolle hält.

In der Sitzung der Jugend- und Familienministerkonferenz (JFMK) vom 28.04.2020 haben sich die Länder auf einen gemeinsamen Rahmen für einen stufenweisen Prozess zur Öffnung der Kindertagesbetreuung verständigt. Dieser umfasste vier Phasen: eine der „eingeschränkten Notbetreuung", eine der „flexiblen und stufenweisen Erweiterung der Notbetreuung", eine des „eingeschränkten Regelbetriebs" und eine des „vollständigen Regelbetriebs". Je nach Infektionsgeschehen bestand die Möglichkeit, auf eine frühere Phase der Öffnung zurückzugehen.

Eine spezifische Herausforderung bestand darin, dass die allgemein bekannte Trias der wirksamen Maßnahmen zur Eindämmung des Infektionsgeschehens „Abstand halten", „Hände waschen", „Alltagsmaske tragen" (die sogenannte AHA-Regel) in der Arbeit mit jungen Kindern als nicht realisierbar angesehen wurde (JFMK 2020). Dies betrifft insbesondere das Distanzgebot und das Tragen eines Mund-Nasen-Schutzes. Zur Aufrechterhaltung von Beziehungs- und Bindungssicherheit zu Erwachsenen und anderen Kindern ist für junge Kinder (teilweise enger) Körperkontakt zwingend notwendig. Altersangemessenes Spiel sowie der Umgang mit Materialien sind nur über ein freies Bewegen der Kinder im Raum und über dezentrale sowie parallel stattfindende Aktivitäten in Kleingruppen zu gewährleisten. Kinder unter drei Jahren oder auch mehrsprachig aufwachsende Kinder sind außerdem auf die Betrachtung der Mimik angewiesen, um zu kommunizieren und zu verstehen. Aufgrund dieser Spezifik der pädagogischen Arbeit in

Kindertageseinrichtungen lag die Herausforderung darin, angemessene Maßnahmen zu treffen, die die Aufhebung des Distanzgebots sowie fehlende Masken auszugleichen helfen. Neben verstärkter Reinigung von Oberflächen, Lüftungsroutinen, Händewaschen, Distanz und Mund-Nasen-Schutz im Umgang zwischen den Beschäftigten und Eltern wurde hier vor allem die Bildung von festen Kindergruppen in voneinander getrennten Räumen und Außenbereichen empfohlen (JFMK 2020).

Die Corona-KiTa-Studie sollte bei der schwierigen Aufgabe der Ausbalancierung der teilweise gegensätzlichen Ziele und Interessen helfen, indem sie aktuelle und generalisierbare Informationen liefert, die den Beratungen und Entscheidungen auf politischer und administrativer Ebene zugrunde gelegt werden können. Das Projekt wurde im Zeitraum vom 1. Juni 2020 bis 31. Dezember 2022 gemeinsam vom Deutschen Jugendinstitut (DJI) und dem Robert Koch-Institut (RKI) durchgeführt; es wurde gefördert vom Bundesministerium für Familie, Senioren, Frauen und Jugend (BMFSFJ) und dem Bundesgesundheitsministerium (BMG). Im Zentrum der Untersuchung standen folgende Forschungsfragen:

1. Unter welchen Bedingungen wird die Kindertagesbetreuung während der Coronapandemie angeboten?
2. Welche Herausforderungen sind für die Kindertagespflege und die Kindertageseinrichtungen, das Personal und die Familien von besonderer Bedeutung?
3. Unter welchen Bedingungen gelingt eine schrittweise, kontrollierte Öffnung bzw. unter welchen Bedingungen ist es möglich, die Kindertagesbetreuung in der Pandemie geöffnet zu lassen?
4. Wie hoch sind die damit einhergehenden Erkrankungsrisiken für alle Beteiligten?
5. Welche Rolle spielt die Gestaltung der schrittweisen Öffnung bzw. des Offenhaltens der KiTa für die weitere Verbreitung von SARS-CoV-2 und welche Rolle kommt dabei Kindern zu?

In der zweiten Projektphase, die sich über das Jahr 2022 erstreckte, ging es zusätzlich um die Untersuchung der Unterstützungsbedarfe von Familien und Kindertageseinrichtungen und die mittelfristigen Folgen der Pandemie (z. B. Entwicklungsschwierigkeiten von Kindern, Long Covid-Erkrankungen).

Im Rahmen des Kooperationsprojektes wurden zur Klärung dieser Fragen vier Teilvorhaben (Module) realisiert, die sowohl einzeln als auch gemeinsam zur Beantwortung der Forschungsfragen beitragen. Basis für die Studie bietet eine Reihe unterschiedlicher Datenerhebungen, Dokumentationsformen und Auswertungen. Der vorliegende Forschungsbericht komplettiert die Reihe der Informations- und Kommunikationsformate. Dieses Programm umfasst zwölf Monatsberichte zur Situation der Kindertagesbetreuung in der Pandemie, ergänzt um sieben Quartalsberichte mit vertiefenden Auswertungen (publiziert zwischen Mai 2020 und Mai 2022). Ab September 2020 wurden die wöchentlich erhobenen Daten des KiTa-Registers über ein Dashboard im Internetportal der Studie veröffentlicht. Zudem konnten die Erkenntnisse der Studie fortlaufend in den vom Bundesfamilienministerium geschaffenen Corona-KiTa-Rat sowie in eine interministerielle Arbeitsgruppe (IMA) eingebracht und die Leitungen von BMG und BMFSFJ fortlaufend informiert werden.

1.1 Kitas als möglicher Ort für SARS-CoV-2-Übertragungen

Die Kindertagesbetreuung, als zentraler Ort in der Bildungsbiografie von Kindern, ist auch in den Fokus von Public Health gerückt. Das enge Zusammensein in Gruppen, wie es für Kitas charakteristisch ist, kann das Übertragungsrisiko bestimmter viraler und bakterieller Infektionskrankheiten begünstigen und damit Krankheitsausbrüche, z. B. durch gastrointestinale Infekte mit Rotaviren oder respiratorische Erkrankungen durch Rhino- oder RS-Viren, verursachen (Brady, 2005; Collins & Shane, 2018). Für mehrere Infektionskrankheiten gilt, dass ihr Vorkommen in der Allgemeinbevölkerung oft mit Infektionsgeschehen in Kitas assoziiert ist (Brady, 2005).

Seit Beginn der COVID-19-Pandemie im Frühjahr 2020 wurde diskutiert, welche Rolle Kinder und Kindertageseinrichtungen im Infektionsgeschehen spielen. Übertragen Kinder in Kitas das SARS-CoV-2-Virus mit hoher Wahrscheinlichkeit an andere Kinder und an Personal? Rechtfertigt das Übertragungsrisiko durch Kleinkinder, dass Kitas ihr Betreuungsangebot zeitweise stark eingrenzen oder ganz aussetzen? Welche anderen Eindämmungsmaßnahmen in der Kita sind wirksam? Die Antworten auf diese Fragen sind wichtig, da dem gesundheitlichen Interesse an einer Eindämmung des SARS-CoV-2-Infektionsgeschehens das berechtigte Interesse an öffentlich unterstützter Bildung, Betreuung und Erziehung von Kindern im KiTa-Alter gegenübersteht.

1.2   Infektiosität von Kindern

Bevor die Corona-KiTa-Studie begonnen wurde, gab es weltweit noch kaum aussagekräftige Studien, die untersucht haben, wie ansteckend Kinder im KiTa-Alter mit einer SARS-CoV-2-Infektion sind. Die Angaben dazu, welcher Anteil an Kontaktpersonen durch ein positiv getestetes Kind angesteckt wird, reichen in unterschiedlichen Analysen von 0 % über 4 % bis 13 % (Macartney et al., 2020; Lyngse et al., 2020; Spielberger, et al., 2021; Thompson et al., 2021; Zhu et al., 2021). Diese Ergebnisse lassen sich nur begrenzt auf Infektionsgeschehen in Kindertageseinrichtungen und die dort betreute Altersgruppe der ca. 0–5-Jährigen anwenden, da sich die genannten Analysen auf weiter gefasste Altersgruppen bezogen (0–9 Jahre und älter) und die verwendeten Daten oft aus Haushaltsstudien stammten. Um diese Forschungslücke zu schließen, war es wichtig, das tatsächliche Übertragungsgeschehen in Kitas direkt zu untersuchen. Hierzu wurde im Rahmen der Corona-KiTa-Studie das Modul 4 „COALA" umgesetzt.

2 Anlage der Studie

Zur Beantwortung der Forschungsfragen ist die Corona-KiTa-Studie in vier Module gegliedert, die eigene Erhebungsstränge einbrachten (vgl. Abbildung 2-1). Die Corona-KiTa-Surveys (CoKiss) ermittelten die Herausforderungen und Lösungen vor Ort, indem Kita-Leitungen und das pädagogische Personal sowie Eltern standardisiert und im Längsschnitt befragt wurden (Modul 1). Das KiTa-Register hat wöchentlich und bundesweit Eckdaten zum Funktionieren der Kindertagesbetreuung in der Pandemie erhoben (Modul 2). Die Corona KiTa Surveillance (CATS) am RKI steuerte u. a. Meldedaten der Gesundheitsämter sowie Daten der syndromischen Surveillance bei (Modul 3). Schließlich wurden anlassbezogene Untersuchungen in solchen Kitas durchgeführt, in denen es zu Corona-Ausbrüchen kam (COALA; Modul 4).

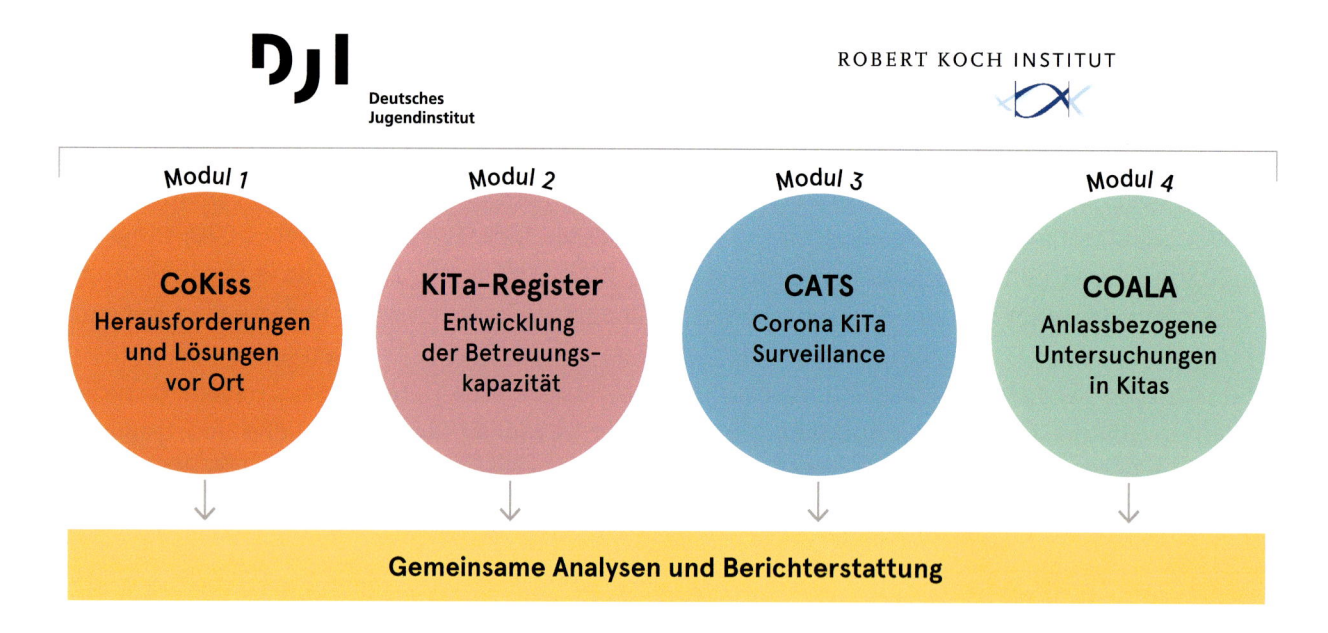

Abbildung 2-1:
Schematische Darstellung der vier Module der Corona-KiTa-Studie.

Die Corona-KiTa-Studie wurde in zwei Projektphasen durchgeführt. Die Datenerhebungen der Module 1, 2 und 4 fanden in der ersten Projektphase zwischen August 2020 und dem Jahresende 2021 statt (vgl. Abbildung 2-2). Während das KiTa-Register (Modul 2) durch das fortlaufende, wöchentliche Erhebungsdesign diesen gesamten Zeitraum abdeckten, fanden die Erhebungen des Moduls 1 (Leitungs- und Personalbefragung, Elternbefragung, Kindertagespflegebefragung) sowie des Moduls 4 (COALA) zwischen dem Herbst 2020 und dem Frühsommer 2021 statt. Damit deckten sie insbesondere die Zeiträume der zweiten und dritten Pandemiewelle in Deutschland ab (vgl. Abbildung 2-2). In der zweiten Projektphase ab dem Jahresbeginn 2022 wurden die Leitungs- und Elternbefragung, die COALA-Studie (Modul 1 und 4) sowie das KiTa-Register fortgeführt (Modul 2). Diese Erhebungen fielen insbesondere in die Zeit der fünften Pandemiewelle in Deutschland. Die Meldedaten sowie die syndromischen Daten wurden während der gesamten Projektlaufzeit gemonitort (Modul 3). Damit konnten durch die verschiedenen Erhebungen der Corona-KiTa-Studie viele verschiedene Phasen der Pandemie beobachtet und analysiert werden.

Anlage der Studie

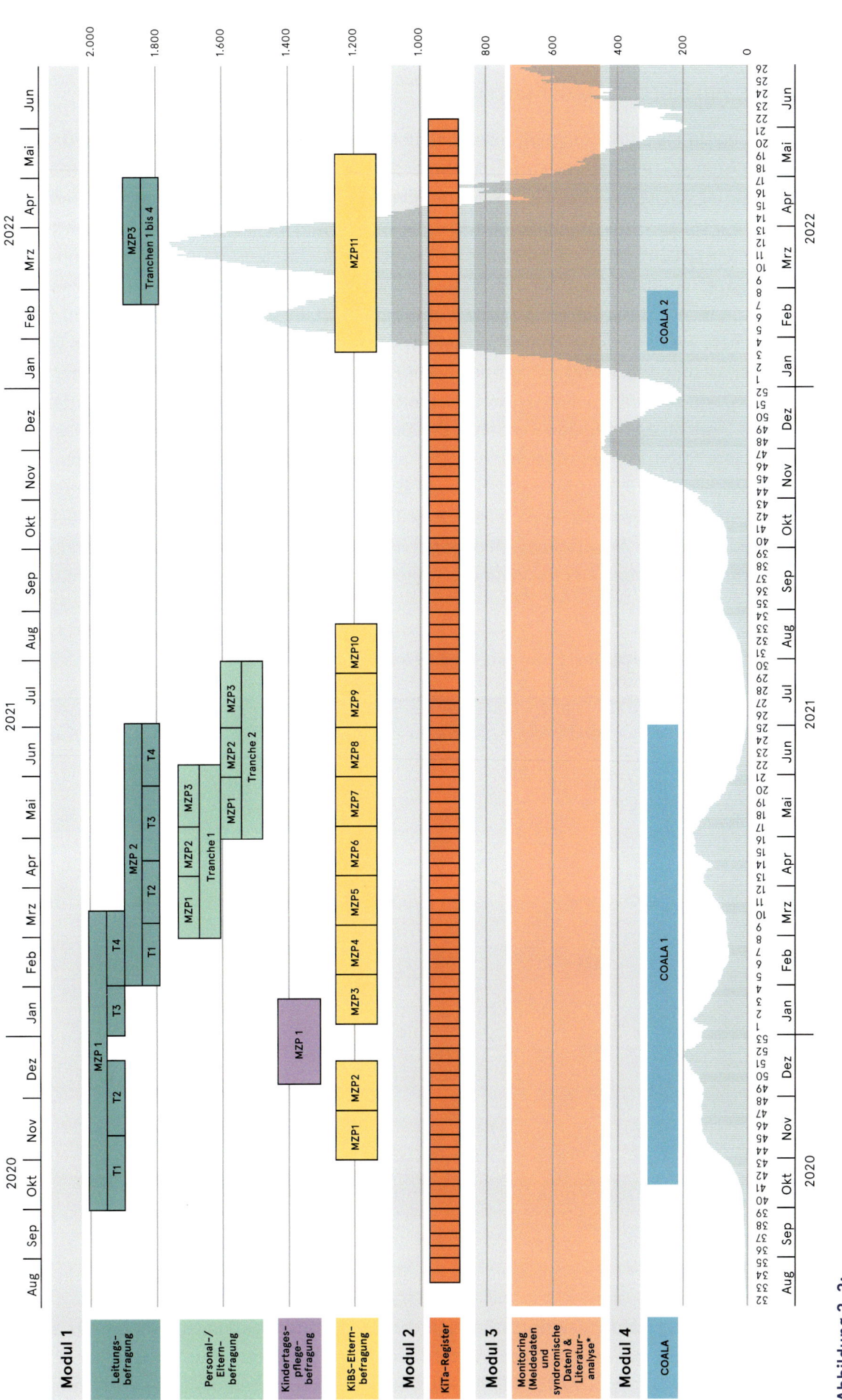

Abbildung 2-2:

Darstellung der Zeiträume der Datenerhebungen im Rahmen der Corona-KiTa-Studie (Module 1, 2 3 und 4) sowie deutschlandweite 7-Tage-Inzidenz zwischen August 2020 und Juni 2022. * bis Ende 2022; ergänzt durch punktuelle Ausbruchsuntersuchungen sowie Kuratierung der KiCoS-Plattform

2.1 Modul 1 „CoKiss"

2.1.1 Befragung von Einrichtungsleitungen

Der Befragungsstrang für die Einrichtungsleitungen beleuchtete in der ersten Projektphase 2020/21 die Situation der Einrichtungen und bat dazu die Teilnehmenden einer bestehenden Zufallsstichprobe der DJI-Studie „Entwicklung von Rahmenbedingungen in der Kindertagesbetreuung (ERiK)" um die Beantwortung je eines Fragebogens zu zwei Zeitpunkten im Abstand von ca. drei Monaten. Um dabei einen größeren Zeitraum abdecken zu können, wurden die angeschriebenen Einrichtungen in vier Tranchen unterteilt, die aufeinanderfolgend im Abstand von jeweils sechs Wochen erstmalig kontaktiert wurden (Messzeitpunkt 1). Mit der Kontaktierung der vierten Tranche wurde zeitgleich die erste Tranche (und nachfolgend alle weiteren Tranchen) ein zweites Mal kontaktiert (Messzeitpunkt 2). Ziel war dabei, Antworten von ca. 3.000 Einrichtungen zu erhalten. Insgesamt wurden 3.914 Einrichtungen erreicht, unterteilt in vier Tranchen, die im Abstand von ca. fünf Wochen zu zwei Messzeitpunkten zeitlich versetzt befragt wurden (vgl. Abbildung 2-2). Die Einrichtungsleitungen wurden in der Befragung nach Strukturmerkmalen, wie bspw. ihren Betreuungskapazitäten, gefragt. Aber auch organisatorische Maßnahmen (wie Eingewöhnung, Elternkooperation, Fortbildungen), Hygienemaßnahmen (z. B. Regeln für Kinder mit Erkältungssymptomen oder Gruppentrennungen) sowie pädagogische Herausforderungen und Lösungen (z. B. hinsichtlich Veränderungen der Bedeutung von Aktivitäten im pädagogischen Alltag) wurden abgefragt. Die Befragungen fanden online oder postalisch statt. Der Rücklauf der Tranchen gestaltete sich wie folgt (vgl. Tabelle 2-1).

Tabelle 2-1:

Feldphasen und finale Rücklaufzahlen der Leitungsbefragung im Rahmen des Moduls 1

	Tranche 1	Tranche 2	Tranche 3	Tranche 4
Messzeitpunkt 1				
Feldphasenstart	01.10.2020	13.11.2020	07.01.2021	03.02.2021
Bruttostichprobe	1.552	788	788	786
Rücklauf (Anzahl)	1.055	509	496	469
Rücklauf (%)	68,0	64,6	62,9	59,7
Feldphasenende	KW 45 (2020)	KW 51 (2020)	KW 01 (2021)	KW 10 (2021)
Messzeitpunkt 2				
Feldphasenstart	03.02.2021	11.03.2021	16.04.2021	25.05.2021
Bruttostichprobe	1.053	509	496	469
Rücklauf (Anzahl)	847	381	320	289
Rücklauf (%)	80,4	74,9	64,5	61,6
Feldphasenende	KW 10 (2021)	KW 15 (2021)	KW 20 (2021)	KW 25 (2021)
Messzeitpunkt 3				
Feldphasenstart	24.02.2022			
Bruttostichprobe	2.525			
Rücklauf (Anzahl)	1.849			
Rücklauf (%)	73,2			
Feldphasenende	KW 17 (2022)			

Für die zweite Projektphase wurde eine dritte Befragung der Einrichtungsleitungen, die bereits an der Studie teilgenommen haben, konzipiert. Diese startete für alle 4 Tranchen in der KW 8/2022 (21.02.–27.02.2022) und endete in der KW 17/2022 (25.04.–30.04.2022). Hier hatten die Leitungen erneut die

Möglichkeit, online oder postalisch teilzunehmen. Es haben insgesamt 1.849 Leitungen an der Befragung im Rahmen des dritten Messzeitpunktes teilgenommen, was einer Ausschöpfungsquote von 73 % entspricht.

2.1.2 Elternbefragung

Die repräsentative Elternbefragung baut auf der DJI-Kinderbetreuungsstudie (KiBS) auf (N = 21.447 Familien in allen Bundesländern). Die Familien wurden in der ersten Projektphase 2020/21 gebeten, über den Winter und das Frühjahr 2020/21 hinweg monatlich (zu zehn Messzeitpunkten) Angaben zur Betreuungssituation in ihrer Familie zu machen (vgl. Abbildung 2-2). Zu Wort kamen sowohl Eltern, deren Kinder von einer Kindertageseinrichtung oder einer Kindertagespflegeperson betreut wurden, als auch Eltern, die ihre Kinder (zum jeweiligen Zeitpunkt) selbst betreuten. Besonders relevant war es zu erfahren, wie die befragten Eltern Beruf und Familie vereinbaren, welches Infektionsrisiko sie in ihrem Alltag haben und welche Hygiene- und Schutzmaßnahmen in der Familie eingehalten werden. Ebenfalls relevant war, wie zum einen die Zusammenarbeit mit den Einrichtungen verlief und zum anderen wie die Kinder mit der Pandemiesituation zurechtkamen. Die Feldphase des zehnten Messzeitpunkts der Elternbefragung endete mit der KW 33/2021 (16.08.–22.08.2021). Die Rückläufe der einzelnen Messzeitpunkte (MZP) gestalteten sich folgendermaßen (vgl. Tabelle 2-2).

Tabelle 2-2:
Feldphasen und finale Rücklaufzahlen der Elternbefragung im Rahmen des Moduls 1. Über den Zeitraum der Messzeitpunkte nahm die Panelbereitschaft kontinuierlich leicht ab (d. h., dass einige Teilnehmende pro MZP gebeten haben, nicht mehr für weitere MZP kontaktiert zu werden). Dies ist ersichtlich in der Entwicklung der Zahlen in der Spalte „Anzahl (verbleibendes) Panel". Die „Rücklaufquote" bezieht sich auf die für einen jeweiligen MZP geltende Anzahl des verbleibenden Panels.

Messzeitpunkt (MZP)	Anzahl Rücklauf	Anzahl (verbleibendes) Panel	Rücklaufquote (%)
MZP 1	8.917	21.447	41,6
MZP 2	6.665	9.782	68,0
MZP 3	7.263	9.782	74,2
MZP 4	6.748	8.367	80,7
MZP 5	5.038	7.939	63,5
MZP 6	5.666	7.303	77,6
MZP 7	5.181	6.653	77,9
MZP 8	4.235	6.181	68,5
MZP 9	3.866	5.659	68,3
MZP 10	3.711	5.051	73,5

Die Elternbefragung wurde in der zweiten Projektphase mit einem elften Messzeitpunkt fortgeführt. Hierfür wurde die Befragung in die Haupterhebung 2022 der DJI-Kinderbetreuungsstudie (KiBS) integriert. Im Zeitraum KW 4/2022 (24.01.–30.01.2022) bis KW 19/2022 (09.05.–15.05.2022) hatten Eltern die Möglichkeit, am letzten Messzeitpunkt der Befragung teilzunehmen. Die Elternbefragung wurde diesmal nicht nur online, sondern auch telefonisch durchgeführt. Es haben 4.610 Eltern teilgenommen (Rücklaufquote: 67,2 %).

2.1.3 Vertiefungsbefragung von pädagogisch Tätigen und Familien

Um in der ersten Projektphase 2020/21 zu untersuchen, wie Einrichtungen, ihre Beschäftigten und Familien bei der Begegnung der Herausforderungen zusammenarbeiten, wurden in 600 der im Rahmen der Leitungsbefragung kontaktierten Einrichtungen Vertiefungsbefragungen durchgeführt. Hierzu wurden möglichst viele pädagogisch Beschäftigte sowie Eltern aus diesen Einrichtungen um Teilnahme gebeten. Die Befragung drehte sich vor allem um die Kontaktdichte der Familien, um die Kooperation zwischen Elternhaus und Einrichtung, um Erfahrungen mit den täglichen Interaktionen wie Bring- und Abholsituationen, um die Kommunikation zwischen den Elternteilen sowie um das Infektionsrisiko aller Beteiligten. Ähnlich wie bei der Leitungsbefragung fand die Vertiefungsbefragung in zwei Tranchen zu jeweils drei Messzeitpunkten statt (vgl. Abbildung 2-2). Die Erhebungen des dritten Messzeitpunkts der ersten Tranche endeten mit der Kalenderwoche 21/2021 (24.05.–30.05.).

Tabelle 2-3 zeigt die Rückläufe der Vertiefungsbefragung nach Feldphasen. Da die konkrete jeweilige Bruttostichprobengröße nicht bekannt ist, werden Rückläufe nicht anteilig, sondern lediglich absolut angegeben. Der Rücklauf der Tranchen gestaltete sich wie folgt:

Tabelle 2-3:
Feldphasen und finale Rücklaufzahlen der Vertiefungsbefragung im Rahmen des Moduls 1 (alle KW-Angaben beziehen sich auf das Jahr 2021). Ursprünglich angeschrieben wurden 13.200 pädagogisch Tätige und 76.300 Eltern, jeweils aufgeteilt auf zwei Tranchen. Die Anteile aus MZP 2 und 3 beziehen sich auf die Grundgesamtheit aller Teilnehmenden mit Paneleinverständnis zum jeweils vorherigen MZP. In MZP 3 haben nicht notwendigerweise alle Teilnehmenden auch zu MZP 2 geantwortet.

	Tranche 1 Personal	Tranche 1 Eltern	Tranche 2 Personal	Tranche 2 Eltern
Messzeitpunkt 1				
Feldphasenstart	04.03.2021	04.03.2021	28.04.2021	28.04.2021
Rücklauf Anzahl	1.428	3.339	1.248	3.077
Feldphasenende	KW 13	KW 13	KW 21	KW 21
Messzeitpunkt 2				
Feldphasenstart	09.04.2021	09.04.2021	04.06.2021	04.06.2021
Rücklauf Anzahl (%)	283 (47,1)	1.522 (73,1)	204 (36,5)	1.235 (67,0)
Feldphasenende	KW 17	KW 17	KW 29	KW 29
Messzeitpunkt 3				
Feldphasenstart	07.05.2021	07.05.2021	01.07.2021	01.07.2021
Rücklauf Anzahl (%)	267 (44,6)	1.306 (63,1)	183 (32,7)	1.039 (56,4)
Feldphasenende	KW 21	KW 21	KW 29	KW 29

Die vergleichsweise geringen Rücklaufzahlen zum zweiten und dritten Messzeitpunkt sind insbesondere auf die geringere Zustimmung zur Teilnahme an den Folgeerhebungen (Panelbereitschaft) der Befragten aus dem ersten Messzeitpunkt zurückzuführen. Die Vertiefungsbefragung von pädagogisch Tätigen und Familien wurde in der ersten Projektphase abgeschlossen.

2.1.4 Kindertagespflegebefragung

Mit einer an die Vertiefungsbefragung in Kindertageseinrichtungen angelehnten Studie wurden in der ersten Projektphase 2020/21 auch die Erfahrungen von Kindertagespflegestellen, beispielsweise hinsichtlich ergriffener Hygiene- und Schutzmaßnahmen, ihrem pädagogischen Alltag oder auch ihrem Wohlbefinden erfragt. Die Erhebung fand im inhaltlichen Verbund mit einer laufenden Studie (ERiK-Befragung) statt, generierte jedoch eine spezielle Stichprobe. Das gesetzte Ziel war es, mit der Erhebung Antworten von ca. 1.200 Kindertagespflegestellen zu erhalten. Hierzu wurden neben den Kindertagespflegestellen aus der ERiK-Befragung die Verteiler mehrerer Verbände (z. B. Bundesverband für Kindertagespflege) mit Teilnahmeeinladungen genutzt. Die Online-Befragung fand vom 08.12.2020 bis 15.01.2021 statt (vgl. Abbildung 2-2). Insgesamt nahmen daran 2.860 Kindertagespflegestellen teil, womit der erhoffte Rücklauf deutlich übertroffen wurde.

2.2 Modul 2 „KiTa-Register"

Im Rahmen von Modul 2 wurden mithilfe von Online-Umfragen im wöchentlichen Turnus Daten zur Pandemielage in Kindertageseinrichtungen (Kitas) und Kindertagespflegestellen (KTP) erhoben (vgl. Abbildung 2-2). Im Zentrum stand dabei die Forschungsfrage, unter welchen Bedingungen die Kindertagesbetreuung während der COVID-19-Pandemie angeboten wird. Fokussierte Themen waren u. a. die Auslastung der Einrichtungen und Tagespflegestellen, der coronabedingte Personalausfall, das Schließungsgeschehen, die Umsetzung von Hygiene- und Schutzmaßnahmen sowie der Anteil der Einrichtungen mit Infektionsfällen.

Grundgesamtheit (laut KJH-Statistik 2020):
$N_{Kitas} = 53.742 \mid N_{KTPS} = 39.214$

- Einmalige Einladung aller Kindertageseinrichtungen zur Registrierung per Post auf Basis einer Liste
- Einladung der Kindertagespflegestellen über Multiplikatoren

KiTa-Register:
Registrierte Kitas = 10.698
Registrierte KTPS = 1.947

Wöchentliche Einladung aller Registrierten zur Wochenabfrage per Mail

Wochenabfrage:
Kitas: 437.000 Wochenmeldungen in **90 Wochen**, Ø ca. 4.850/Woche, n = 2.741 – 7.020 (5–13 %)
KTPS: 68.000 Wochenmeldungen in **90 Wochen**, Ø ca. 750/Woche, n = 484 – 1.155 (1–3 %)

KW36/2020 ... KW22/2022
Erste wöchentliche Umfrage *Letzte wöchentliche Umfrage*

Abbildung 2-3:
Schaubild zum Stichproben-Auswahlverfahren in Modul 2 (KiTa-Register); KTPS = Kindertagespflegestellen.

Zunächst wurden auf Basis einer selbst erstellten Adressliste alle in Deutschland erreichbaren Kindertageseinrichtungen (ohne Horte) per Brief zur freiwilligen Registrierung für das KiTa-Register eingeladen. Registrierungen waren ab 23. Juli 2020 fortlaufend bis zum Erhebungsende (KW 22/2022; 30.05.–05.06.2022) möglich. Erhebungsstart der Online-Umfrage war am 11. August 2020. Sämtliche registrierte Einrichtungen wurden ab KW 33/2020 zur freiwilligen Teilnahme an der Basisbefragung per Email eingeladen, sowie ab KW 36/2020 im wöchentlichen Rhythmus zur freiwilligen Teilnahme an der wöchentlichen Abfrage (insgesamt 90 Wochenabfragen) (vgl. Abbildung 2-3). Da es für die Einrichtungen während des gesamten Studienzeitraums möglich war, bei der Umfrage ein- oder auszusteigen, handelt es sich um sog. unbalancierte Paneldaten. Die wöchentlichen Erhebungen wurden in KW 53/2020 und KW 52/2021 aufgrund der ferienbedingten Schließzeiten der Einrichtungen ausgesetzt. In der KW 23/2021 und in der KW 01/2022 gab es kleinere Veränderungen am Erhebungsinstrument.

2.3 Modul 3 „CATS"

2.3.1 Hintergrund

Die Corona KiTa Surveillance (CATS) bildet das Modul 3 der Corona-KiTa-Studie und besteht aus drei Teilen:

1. Monitoring und Auswertung von COVID-19-Meldedaten, der Instrumente der syndromischen Surveillance (u. a. GrippeWeb – **https://grippeweb.rki.de**) sowie der Laborbasierten SARS-CoV-2-Surveillance. Bei einer syndromischen Surveillance werden nicht Labor-Daten erfasst, sondern das Vorkommen von Erkrankungen mit bestimmten Symptomen (unabhängig von einem Labortest), z. B. Husten oder Halsschmerzen, die dann zu so genannten Syndromen zusammengefasst werden. Bei Laborbasierten Systemen werden Daten aus Laboren erfasst, also z. B. zur Häufigkeit von Tests oder zu Ergebnissen aus bestimmten Labortests, z. B. ein positiver SARS-CoV-2-Test.

    I. Ergänzung der Informationen aus den Meldedaten durch punktuelle Untersuchungen bzw. Recherchen von Ausbrüchen in Kitas oder Situationen, wo es in einer Kita zu einer Exposition durch einen SARS-CoV-2-positiven Fall kam.

2. Literaturanalyse von Studien zum Thema COVID-19 bei Kindern und Jugendlichen

3. Kuratierung der „Kinder Corona Studien" (KiCoS)-Plattform zum Austausch von Metadaten klinischer und epidemiologischer Forschungsansätze rund um das Thema Kinder und Jugendliche im Kontext der COVID-19-Pandemie in Deutschland

2.3.2 Fragestellungen, Studienziele

Ziele der Surveillance-Datenanalysen sind sowohl die Untersuchung der Häufigkeit und Determinanten von SARS-CoV-2-Infektionen von 0 bis 5 Jahre alten Kindern mit oder ohne Teilnahme an der Kindertagesbetreuung als auch die Untersuchung der Rolle der Kinder bezüglich ihrer eigenen Suszeptibilität (Empfänglichkeit), Infektiosität sowie Krankheitsschwere bei COVID-19 durch eine für Kinder gezielte Auswertung der COVID-19-Meldedaten. Darüber hinaus fließen Daten der Laborbasierten SARS-CoV-2-Surveillance in die Gesamtbetrachtung des Infektionsgeschehens mit ein. Ebenso tragen die syndromischen (d. h. nur auf Symptomen basierenden) Surveillance-Instrumente, mit denen die Krankheitslast akuter Atemwegserkrankungen (ARE) auf Bevölkerungsebene (GrippeWeb), in der ambulanten Versorgung (SEED[ARE]) und im stationären Bereich (ICOSARI) erfasst wird, zum Gesamtbild bei. Mit GrippeWeb werden Informationen zu neu aufgetretenen ARE über eine wöchentliche Online-Befragung erhoben. Damit kann geschätzt werden, welcher Anteil der Gesamtbevölkerung Woche für Woche an einer neu aufgetretenen ARE erkrankt ist. Über das SEED^{ARE}-System werden von Praxen aus der Primärversorgung (Haus- und Kinderarztpraxen) Daten zur Gesamtzahl an Arztkonsultationen sowie zur Anzahl an Patientinnen und Patienten mit ARE erfasst. Dadurch kann die Anzahl der Arztbesuche wegen ARE in primärversorgenden Praxen geschätzt werden. Bei der ICD-10-Code-basierten Krankenhaus-Surveillance (ICOSARI) werden Daten zu stationär behandelten Patientinnen und Patienten mit einer schweren akuten respiratorischen Infektion erfasst. Mithilfe dieser Daten kann die Inzidenz der Fälle berechnet werden, die mit einer schweren akuten Atemwegsinfektion und einer COVID-19-Diagnose im Krankenhaus behandelt wurden.

Über die Literaturanalyse von Studien zum Thema COVID-19 bei Kindern und Jugendlichen sowie durch punktuelle Ausbruchsuntersuchungen sollten Informationen darüber gewonnen werden, inwiefern sich der Erreger in der Situation einer KiTa-Umgebung ausbreitet, wenn gleichzeitig bestimmte Maßnahmen getroffen wurden. Gerade bei periodisch sich ändernden dominierenden Virusvarianten können dadurch ergänzende Informationen zur Suszeptibilität bzw. Infektiosität des Erregers bei Kindern im KiTa-Alter und evtl. auch zur differentiellen Bedeutung von Maßnahmen gewonnen werden.

Die Kinder-Corona-Studienplattform (KiCoS) ist ein weiterer Baustein der Corona-KiTa-Studie zur Erstellung einer Übersicht über klinische und epidemiologische Forschungsansätze in Deutschland zum Thema SARS-CoV-2/COVID-19 bei Kindern und Jugendlichen. Hierzu wurde eine freie und sichere Internetplattform mit Metadaten zu geplanten und laufenden Studien etabliert, auf der auch (erste) Studienergebnisse zur Verfügung gestellt werden können. KiCoS steht unter **https://b2share.eudat.eu/ communities/KiCoS** zur Verfügung.

2.3.3 Methodik

Meldedaten nach Infektionsschutzgesetz

COVID-19-Fälle: Im Rahmen der Meldepflicht werden gemäß Infektionsschutzgesetz (IfSG) Verdachts-, Erkrankungs- und Todesfälle sowie labordiagnostische Nachweise einer SARS-CoV-2-Infektion (COVID-19) von den Gesundheitsämtern an die zuständigen Landesbehörden und von dort an das RKI übermittelt. Die auf Basis der Meldedaten erfolgten Analysen basieren auf Fällen, die der Referenzdefinition des RKI entsprechen (Nachweis von SARS-CoV-2 mittels Nukleinsäurenachweis oder Erregerisolierung, unabhängig vom klinischen Bild (vgl. Robert Koch-Institut (RKI), 2020a)). Die Meldedaten wurden gezielt für Kinder im Alter von 0 bis 5 Jahren ausgewertet und im Vergleich zu den Altersgruppen älterer Kinder und Erwachsener betrachtet. Dafür wurde die wöchentliche Zahl der übermittelten COVID-19-Fälle nach Altersgruppe und pro 100.000 Einwohner (Inzidenz) berechnet, um Veränderungen der Werte über die Zeit beobachten zu können und ein Ansteigen oder Absinken der Inzidenzen zu erfassen. Für die Berechnung der wöchentlichen Inzidenz wurde die Bevölkerungsstatistik mit Stand vom 31.12.2020 verwendet. In Tabelle 2.3-1 sind die Daten der vorrangig analysierten Altersgruppen dargestellt.

Tabelle 2.3-1:

Bevölkerungszahlen für die Berechnung der Inzidenz sowie der Bevölkerungsanteil nach Altersgruppen.

Altersgruppe	Bevölkerungsstand	Bevölkerungsanteil
0 bis 5 Jahre	4.754.892	5,7 %
6 bis 10 Jahre	3.745.571	4,5 %
11 bis 14 Jahre	2.977.337	3,6 %
15 bis 20 Jahre	4.722.717	5,7 %
21 bis 29 Jahre	8.617.487	10 %

Quelle: Statistische Landesämter; Datenstand 31.12.2020

Ausbrüche: Mehrere COVID-19-Fälle können von den Gesundheitsämtern zu einem Ausbruch zusammengeführt werden. Für jeden Ausbruch können über die Informationen zu den Einzelfällen hinaus zusätzliche Angaben, z. B. zum Infektionsumfeld erfasst werden. In den folgenden Auswertungen zu Ausbrüchen in Kitas wurden Ausbrüche berücksichtigt, denen mindestens zwei laborbestätigte COVID-19-Fälle (gemäß Referenzdefinition des RKI) zugeordnet wurden und die mit dem Infektionsumfeld (Setting) „Kindergarten, Hort" (im Folgenden „Kita-Ausbrüche") übermittelt wurden. Die Ausbrüche wurden der Kalenderwoche (KW) zugeordnet, in der der erste Fall übermittelt wurde.

Für die Auswertung der Meldedaten wurde der Datenstand vom 13.06.2022 verwendet.

Analysierte Zeiträume/Phasen

Die Meldedaten werden zum einen im zeitlichen Verlauf dargestellt und zum anderen werden die Parameter für bestimmte Zeiträume ausgewertet und miteinander verglichen, um ggf. Veränderungen im Pandemieverlauf, z. B. aufgrund anderer zirkulierender Virusvarianten, zu erkennen. Dazu wurden die in Tabelle 2.3-2 dargestellten vier Zeiträume/Phasen definiert.

Tabelle 2.3-2:

Einteilung der analysierten Zeiträume.

Phase	Kalenderwoche	Bemerkung
Wildtyp	10/2020–05/2021	Zeitspanne, in der der Anteil der VOC Alpha bei < 20 % lag
Alpha	12/2021–22/2021	Zeitspanne, in der der Anteil der jeweiligen VOC mehr als 80 % der zirkulierenden Stämme in Deutschland ausmachte
Delta**	27/2021–50/2021	
Omikron**	02/2022–22/2022*	

VOC = besorgniserregende Virusvariante (variant of concern); * Für die Berichterstellung wurde bei der Omikron-Phase KW 22/2022 als Endpunkt gewählt – analog zum Ende der Datenerfassung im KiTa-Register. Der Omikron-Anteil lag jedoch auch noch nach KW 22/2022 bei > 80 %. ** Die Delta- und Omikron-Phase wurde für einige Analysen in zwei Unterphasen unterteilt, um den zweigipfligen Verlauf besser abbilden zu können. Als cut-off-Punkt für die Zweiteilung der jeweiligen Phase wurde die KW mit der niedrigsten wöchentlichen Meldeinzidenz in der Gesamtbevölkerung gewählt (1. Delta-Phase: KW 27–38/2021; 2. Delta-Phase: KW 39–50/2021; 1. Omikron-Phase: KW 02–08/2022; 2. Omikron-Phase: KW 09–22/2022).

Die Anteile der besorgniserregende Virusvarianten (variants of concern; VOC) beruhen auf den Daten der Gesamtgenomsequenzdaten zu SARS-CoV-2-Varianten (vgl. Robert Koch-Institut (RKI), 2022a).

2.4 Modul 4 „COALA"

COALA steht für „Anlassbezogene Untersuchungen in Kitas – COALA"; in diesem Modul wurden Kinder und Beschäftigte aus Kitas untersucht, in denen akut ein oder mehrere SARS-CoV-2-Fälle auftraten („Anlass"). Einbezogen wurden 30 Kitas aus neun Bundesländern, in denen es im Zeitraum Oktober 2020 bis Juni 2021 zu einem SARS-CoV-2-Ausbruch kam. In der Fortführung des COALA-Moduls („COALA 2") wurde mit einer Nachbefragung im Januar/Februar 2022 erhoben, ob die teilnehmenden Kinder Langzeitsymptome nach den SARS-CoV-2-Ausbrüchen in ihrer jeweiligen Kita zeigten. Die Nachbefragung befasste sich auch mit pandemiebedingten Belastungen bei Familien mit Kita-Kindern.

2.4.1 COALA 1

Hintergrund, Fragestellungen, Studienziele

Zum Zeitpunkt des Studienbeginns gab es kaum gesicherte Erkenntnisse darüber, welchen Einfluss Kinder, insbesondere Kinder in der Kita, als mögliche Übertragende von SARS-CoV-2 im aktuellen Pandemiegeschehen haben. Hier setzte das Modul 4 an. Aufgrund eines konkreten Ausbruchs in einer Kita untersuchte COALA das SARS-CoV-2-bedingte Infektionsgeschehen bei Kindern und Beschäftigten in Kitas sowie den entsprechenden Haushalten. Untersucht wurden Übertragungshäufigkeiten, Übertragungs- und Ansteckungsrisiken sowie Austragungen des SARS-CoV-2-Virus in Haushalte, außerdem Faktoren in der Kita, die Übertragungen möglicherweise begünstigen. Darüber hinaus wurde untersucht, welche laborchemischen Befunde und klinische Symptomatik sich bei infizierten Kita-Kindern und Beschäftigten zeigen.

Folgende Hauptfragen wurden mit COALA 1 untersucht:

1. Wie hoch ist in Kitas und Haushalten das Übertragungsrisiko durch Kinder, die mit SARS-CoV-2 infiziert sind?
2. Wie wahrscheinlich ist bei Kindern in Kitas und Haushalten eine Ansteckung bei einer Kontaktperson, die mit SARS-CoV-2 infiziert ist?
3. Welche Symptome treten bei infizierten Kindern über welchen Zeitraum auf? Wie häufig verlaufen Corona-Infektionen bei Kindern ohne Symptome?
4. Wie hoch ist die Menge an SARS-CoV-2-Virus, die infizierte Kita-Kinder durch die Atemwege ausscheiden (sog. Viruslast), und wie verändert sie sich im zeitlichen Verlauf der Infektion? Wie lange dauert es, bis Kinder kein Virus mehr ausscheiden („virale Clearance")?
5. Entwickeln die beobachteten Kita-Kinder nach der Infektion Antikörper gegen SARS-CoV-2 (sog. „Serokonversion")? Wie hoch ist der Anteil an Kita-Kindern, die Antikörper entwickeln, im Vergleich zu erwachsenen Infizierten (Kita-Beschäftigte oder Haushaltsmitglieder)?

Die Ergebnisse des Moduls 4 (COALA 1) tragen dazu bei, die Übertragungsrisiken für eine SARS-CoV-2-Infektion im Setting Kita besser einzuschätzen. Erkenntnisse zur Ansteckungsfähigkeit und zum Symptomverlauf bei einer COVID-19-Erkrankung von Kita-Kindern, auch im Vergleich zu Erwachsenen, sollen Hinweise für die Gestaltung von Betreuungsformen und von Infektionsschutzmaßnahmen in Kitas liefern. Dabei ergänzen die infektionsepidemiologischen Analysen des Moduls die Ergebnisse der anderen Module zur Betreuungssituation in Kitas und zur Verbreitung von COVID-19 in Kitas auf der Grundlage von Meldedaten der Gesundheitsämter in Deutschland (Schienkiewitz et al., 2021).

Methodik

Zwischen Ende Oktober 2020 und Juni 2021 wurden 30 Kitas mit SARS-CoV-2-Ausbrüchen in neun Bundesländern untersucht. Es wurden insgesamt 943 Personen in die Studie eingeschlossen, darunter 282 Kita-Kinder, 91 Kita-Beschäftigte und deren Haushaltsmitglieder (431 weitere Erwachsene und 139 weitere Kinder). Die positiv auf SARS-CoV-2 getesteten Kita-Kinder und Kita-Beschäftigten sowie die exponierten Kontaktpersonen aus der Kita-Gruppe und den Haushalten wurden wenige Tage nach Bekanntwerden des ersten Falls in der Kita (sog. Indexfall) untersucht. Da sie sich in Isolation oder Quarantäne befanden, wurden sie von einem Studienteam zu Hause besucht. Hierbei wurden bei den Teilnehmenden verschiedene Bioproben gewonnen: Mund-Nasen-Abstrich und Speichelprobe für PCR-Tests auf SARS-CoV-2, kapilläre Blutentnahme für Untersuchung auf SARS-CoV-2-Antikörper. Zudem wurden die erwachsenen Teilnehmenden angeleitet, wie sie für die PCR-Testungen an sich selbst bzw. an ihren Kindern Mund-Nasen-Abstriche und Speichelproben entnehmen. Diese Selbsttestungen wurden postalisch ans RKI-Labor versandt und wurden über zwölf Tage nach dem Hausbesuch regelmäßig durchgeführt. Zusätzlich führten die Teilnehmenden ein Symptomtagebuch.

Alle im Rahmen der Studie positiv getesteten Personen wurden etwa 35 Tage nach dem Hausbesuch ein zweites Mal von einem Studienteam zu Hause aufgesucht. Hierbei wurde eine weitere kapilläre Blutentnahme und eine Befragung zur zwischenzeitlichen und aktuellen Symptomatik durchgeführt (vgl. Abbildung 2-4).

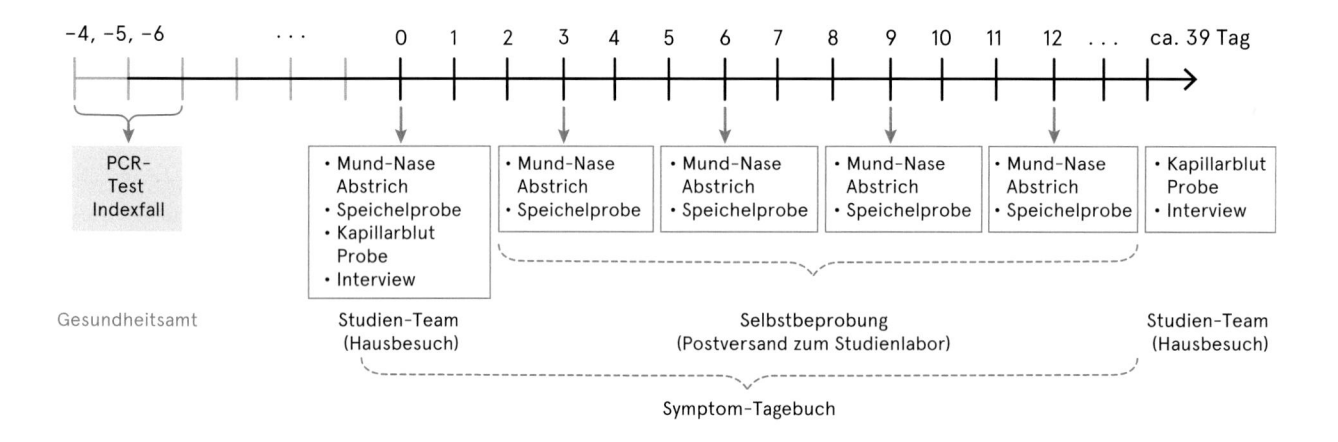

Abbildung 2-4:
Zeitstrahl Datenerfassung COALA 1

Die engmaschige Beprobung ermöglichte es zum einen, frühzeitig zu erkennen, ob sich eine Kontaktperson aus der Kita-Gruppe oder dem Haushalt mit SARS-CoV-2 angesteckt hat, also ob es durch den ersten Fall in der Kita zu einer sogenannten sekundären Übertragung gekommen ist. Zum anderen konnte erfasst werden, wie lange es dauert, bis infizierte Teilnehmende erstmals wieder einen negativen PCR-Test aufweisen (virale Clearance), und wie die Dynamik der ausgeschiedenen Virusmenge im Infektionsverlauf ist. Durch die Blutentnahme konnte festgestellt werden, ob eine infizierte Person – Kind oder Erwachsene/r – nach der Infektion Antikörper gegen SARS-CoV-2 entwickelt hat.

Die Probenentnahme und Laboruntersuchungen wurden durch standardisierte Telefon-Interviews mit Teilnehmenden ergänzt, die Fragen für sich bzw. für ihre Kinder beantworteten. In den Interviews wurden u. a. im Vorfeld aufgetretene Symptome, Vorerkrankungen und Kontakt mit SARS-CoV-2 infizierten Personen erfasst. Teilnehmende, die sich zum Zeitpunkt der Befragung in Quarantäne befanden, wurden außerdem zu ihrer aktuellen psychischen Belastung befragt. Die Fragen hierzu orientierten sich an dem „Angstmodul" und dem „Stressmodul" des „Patient-Health-Questionnaire" (PHQ) (Löwe et al., 2002). Zusätzlich wurden Befragungen mit Mitarbeitenden der jeweiligen Gesundheitsämter sowie mit den jeweiligen Kita-Leitungen durchgeführt, um ein umfassendes Bild des jeweiligen Ausbruchs zu erhalten.

2.4.2 COALA 2

Hintergrund, Studienziele

Personen, die eine SARS-CoV-2-Infektion durchgemacht haben, können Langzeitfolgen wie beispielsweise andauernde Atemwegsprobleme oder starke Müdigkeit entwickeln. Man spricht von Post-COVID-Syndrom. Die Studienlage hierzu ist noch sehr begrenzt, Angaben zu Häufigkeiten von und Risikofaktoren für eine Post-COVID-Symptomatik sind noch heterogen. Auch beziehen sich Studien zu Post-COVID überwiegend auf Erwachsene, während über die Prävalenz von Langzeit-Beschwerden bei Kindern deutlich weniger bekannt ist. Unabhängig davon, ob man eine COVID-19-Erkrankung durchgemacht hat oder nicht, kann die Pandemie psychosoziale Belastungen durch Quarantäne, Kitaschließungen, Kontaktbeschränkungen oder berufliche Einschränkungen bewirken, die bestimmte Bevölkerungsgruppen wie Familien mit jüngeren Kindern vermutlich besonders betreffen können.

Wie ging es Kita-Kindern gesundheitlich, die bei COALA 1 untersucht wurden, mehrere Monate nach dem SARS-CoV-2-Ausbruch in ihrer Kita? Welche Umstände und Veränderungen haben ihre Familien in den Pandemie-Monaten besonders belastet? Diese Fragen sollte die COALA Nachbefragung (COALA 2) klären. Hierbei wurden Langzeitsymptome bei COALA-Teilnehmenden im Kita-Alter (1–6 Jahre) mit zurückliegender SARS-CoV-2-Infektion im Vergleich zu nicht infizierten COALA-Teilnehmenden im Kita-Alter erfasst. Damit wurden Hinweise auf die Art, Häufigkeit, Ausprägung und Dauer von Langzeit-Beschwerden bei Kindern im Kita-Alter gewonnen. Außerdem wurden psychosoziale Belastungen während der Pandemie durch beispielsweise Quarantäne-Maßnahmen und Kitaschließungen bei diesen Familien mit Kita-Kindern untersucht.

Methodik

Bei COALA 2 handelt es sich um eine retrospektive Kohortenstudie. Es wurden vom 31. Januar 2022 bis 18. Februar 2022, d. h. ca. sieben bis zwölf Monate nach der jeweiligen Ausbruchsuntersuchung im Rahmen von COALA 1, telefonische Interviews geführt. Befragt wurden sorgeberechtigte Personen (in der Regel ein Elternteil) zum Gesundheitszustand ihrer Kinder sowie zu Belastungen in der Familie.

Das Interview mit einem Elternteil des Haushalts umfasste folgende Themen:

- Anhaltendes oder wiederholtes Auftreten verschiedener (allgemeiner, respiratorischer, neurologischer, psychischer u. a.) Symptome beim Kind, die länger als drei Monate nach der SARS-COV-2-Infektion vorhanden sind.

- Inanspruchnahme ärztlicher Behandlung des Kindes wegen dieser Symptome.

- Ausmaß pandemiebedingter Belastungen für Familien mit Kita-Kindern sowie ihre derzeitige Alltagsbelastung.

Zudem wurde erhoben, ob es nach der initialen Untersuchung von COALA 1 zum damaligen SARS-CoV-2 Ausbruch zu einer (weiteren) Infektion mit SARS-CoV-2 gekommen ist.

Für die Erfassung von Langzeitsymptomen wurden die Häufigkeiten von klinischen Beschwerden der Kinder, die eine mehr als drei Monate zurückliegende SARS-CoV-2-Infektion hatten, mit denjenigen Kindern verglichen, die sich bislang nicht (wissentlich) mit SARS-CoV-2 infiziert hatten.

3 Ergebnisse der Corona-KiTa-Studie

3.1 Inzidenz, Schwere und Rolle von Kindern im Kita-Alter im Infektionsgeschehen

3.1.1 Inzidenz

Der Verlauf der SARS-CoV-2-Infektionszahlen bei Kindern sowie der Vergleich zu anderen Altersgruppen – z. B. hinsichtlich der Reihenfolge des Inzidenzanstiegs – können wichtige Hinweise zur Rolle von Kindern im Infektionsgeschehen liefern. Abbildung 3.1-1 zeigt die wöchentliche Anzahl der ans RKI übermittelten COVID-19-Fälle pro 100.000 Einwohner im zeitlichen Verlauf für alle Altersgruppen, während in Abbildung 3.1-2 die Inzidenzen der vier Altersgruppen der Kinder und Jugendlichen dargestellt werden sowie als Vergleichsgruppe diejenige der 21- bis 29-Jährigen. Die Altersgruppe der 21- bis 29-Jährigen wurde gewählt, da in dieser Altersgruppe sich der Beginn neuer Wellen meist zuerst andeutete.

Am Verlauf der Meldeinzidenzen ist erkennbar, dass während der Zirkulation des SARS-CoV-2-Wildtyps im Herbst/Winter 2020 vorrangig die älteren Altersgruppen betroffen waren und die Infektionszahlen bei Kindern im Kindergartenalter (0 bis 5 Jahre; untere Reihe in Abbildung 3.1-1) der Situation in der Gesamtbevölkerung folgten und dieser nicht vorausgingen. So stieg die Inzidenz der 0- bis 5-Jährigen erst später an als die der Erwachsenen (21–29 Jahre) und begann auch früher wieder zu sinken. Die 0 bis 5 Jahre alten Kinder verzeichneten im Herbst/Winter 2020 zudem unter allen Altersgruppen die niedrigsten Inzidenzen. Während des Peaks der Wildtyp-Phase war die Inzidenz der Erwachsenen (21–29 Jahre) etwa drei bis vier Mal höher.

In der Alpha-Phase im Frühjahr 2021 überstieg die Meldeinzidenz der Kinder im Alter von 0 bis 5 Jahren deutlich das Niveau der vorherigen Welle. In der Hochphase wurden etwa doppelt so viele Fälle im Alter von 0 bis 5 Jahren übermittelt wie während der Wildtyp-Phase. Die Inzidenz der Erwachsenen (21–29 Jahre) befand sich hingegen auf einem recht ähnlichen Niveau. Das veränderte Verhältnis der Infektionszahlen bei Kindern im Kita-Alter zu Erwachsenen wurde auch bei der Betrachtung des relativen Risikos erkennbar. Das relative Risiko, dass ein Kind als COVID-19-Fall übermittelt wird im Vergleich zu einem Erwachsen, war in der Wildtyp-Phase relativ stabil und lag bei etwa 0,3, d. h., das relative Risiko war um etwa 70 % reduziert. Parallel zum Anstieg des Anteils der Alpha-Variante stieg das relative Risiko dann kontinuierlich auf etwa 0,8 an (vgl. Abbildung 3.1-3). (Zum Vergleich: Vor der Pandemie war die Inzidenz der fieberhaften akuten Atemwegserkrankungen jeglicher Art bei Kindern im Kita-Alter durchgehend ca. 5-mal höher als bei jungen Erwachsenen.) Diese Entwicklung könnte zum Teil mit der bei der Alpha-Variante erhöhten Suszeptibilität (Empfänglichkeit) und Infektiosität bei Kleinkindern im Vergleich zu den vorher zirkulierenden Varianten zusammenhängen (vgl. Loenenbach et al., 2021; Lyngse et al., 2021). Zum anderen spielte vermutlich auch die zunehmende Durchimpfung der älteren Altersgruppen eine Rolle sowie die Lockerungen der Lockdown-Maßnahmen (ab KW 8/2021), welche zu einer zunehmenden Betreuungsquote der Kinder in KiTas und damit zu vermehrten Kontakten führten.

Die Delta-Phase kann in zwei Unterwellen/-phasen geteilt werden. Die erste Delta-Phase im Sommer/ Frühherbst 2021 wurde wiederum zuerst bei den 21- bis 29-jährigen Erwachsenen bemerkbar und verlagerte sich dann auf Erwachsene bis zu etwa 55 Jahren und in die jüngeren Altersgruppen, die ältesten Altersgruppen blieben weitgehend ausgespart. Das relative Risiko der 0- bis 5-jährigen Kinder (im Vergleich zu den 21- bis 29-Jährigen) stieg dieses Mal rascher an als in der Alpha-Phase und erreichte wieder einen Wert von etwa 0,8 (vgl. Abbildung 3.1-3). Auch in der zweiten Delta-Phase im Herbst 2021 stieg das relative Risiko der 0- bis 5-Jährigen im Vergleich zu den früheren Wellen/Phasen rascher an. Insgesamt blieb das Infektionsgeschehen jedoch vor allem auf Kinder und Jugendliche im Schulalter (6–14 Jahre) fokussiert. Die 6- bis 14-Jährigen verzeichneten unter allen Altersgruppen die höchsten Inzidenzen. Im Vergleich zur Alpha-Phase wurden im Peak der Delta-Phase etwa 5-mal mehr Fälle im Alter von 6 bis 14 Jahren übermittelt, bei den 21- bis 29-Jährigen und bei den 0- bis 5-Jährigen waren es etwa 2-mal mehr Fälle. Bei dieser Entwicklung spielten vermutlich die leichte Übertragbarkeit der Delta-Variante sowie die ausgeweiteten Testaktivitäten eine Rolle, welche flächendeckender in Schulen als in KiTas etabliert waren und wodurch Infektionen, auch asymptomatische, frühzeitig erkannt wurden. Es ist möglich, dass die Inzidenz der 0- bis 5-Jährigen nicht ganz so hoch anstieg, weil diese Altersgruppe am meisten von einem sogenannten Cocooning-Effekt (Impfung der Eltern und des pädagogischen Personals) profitiert haben könnte.

Nachdem die Infektionszahlen um den Jahreswechsel 2021/22 herum für kurze Zeit rückläufig waren, breitete sich das Infektionsgeschehen im Januar 2022 in allen Altersgruppen wieder sehr rasch aus. Im Frühjahr 2022 erreichten alle altersspezifischen Meldeinzidenzen neue Höchstwerte, welche die Werte im gesamten vorherigen Pandemieverlauf z. T. um ein Vielfaches überstiegen (vgl. Abbildung 3.1-1). Dieser enorme Anstieg ging mit der zunehmenden Ausbreitung der Omikron-Variante einher. Zudem begünstigten vermutlich auch die kältere Jahreszeit sowie die Rücknahme der kontaktreduzierenden Maßnahmen die rasche Ausbreitung. Anhand der GrippeWeb-Daten konnte z. B. beobachtet werden, dass die Aktivität an akuten Atemwegserkrankungen jeglicher Art bei den 0- bis 5-Jährigen im Frühjahr 2022 ähnlich hoch war wie in den vorpandemischen Jahren, in denen es keine kontaktreduzierenden Maßnahmen gab. Dies spricht dafür, dass die Bedingungen für eine Übertragung von Atemwegserregern und damit auch von SARS-CoV-2 zu dieser Phase der Pandemie wieder denjenigen vor Beginn der Pandemie ähnelten (vgl. Autorengruppe Corona-KiTa-Studie, 2022). Während der Omikron-Phase stieg die wöchentliche Inzidenz bei den 0- bis 5-Jährigen auf über 1.500/100.000 Einwohner an (etwa 72.000 übermittelte Fälle pro Woche). Im Vergleich zum Höchstwert der Delta-Phase wurden damit etwa 4-mal mehr Fälle im Alter von 0 bis 5 Jahren pro Woche übermittelt. Wie auch in der Delta-Phase waren die Inzidenzen der Kinder im Schulalter (6–14 Jahre) in der Omikron-Phase unter allen Altersgruppen am höchsten und im Peak etwa 2,5-mal höher als die der 0- bis 5-Jährigen. Auffällig ist zudem, dass der zweigipflige Verlauf während der Omikron-Phase, der mit der Dominanz der BA.1- bzw. BA.2-Untervariante einhergeht, im 2. Gipfel bei den 0- bis 5-Jährigen nicht so stark ausgeprägt war wie bei den älteren Kindern und Erwachsenen (21–29 Jahre; vgl. Abbildung 3.1-2). Neben den o. g. Gründen für die unterschiedlich hohen Infektionszahlen in den verschiedenen Altersgruppen, könnte der Inzidenzverlauf bei den Erwachsenen auch auf eine nachlassende Wirkung des Impfschutzes gegenüber Infektionen hindeuten.

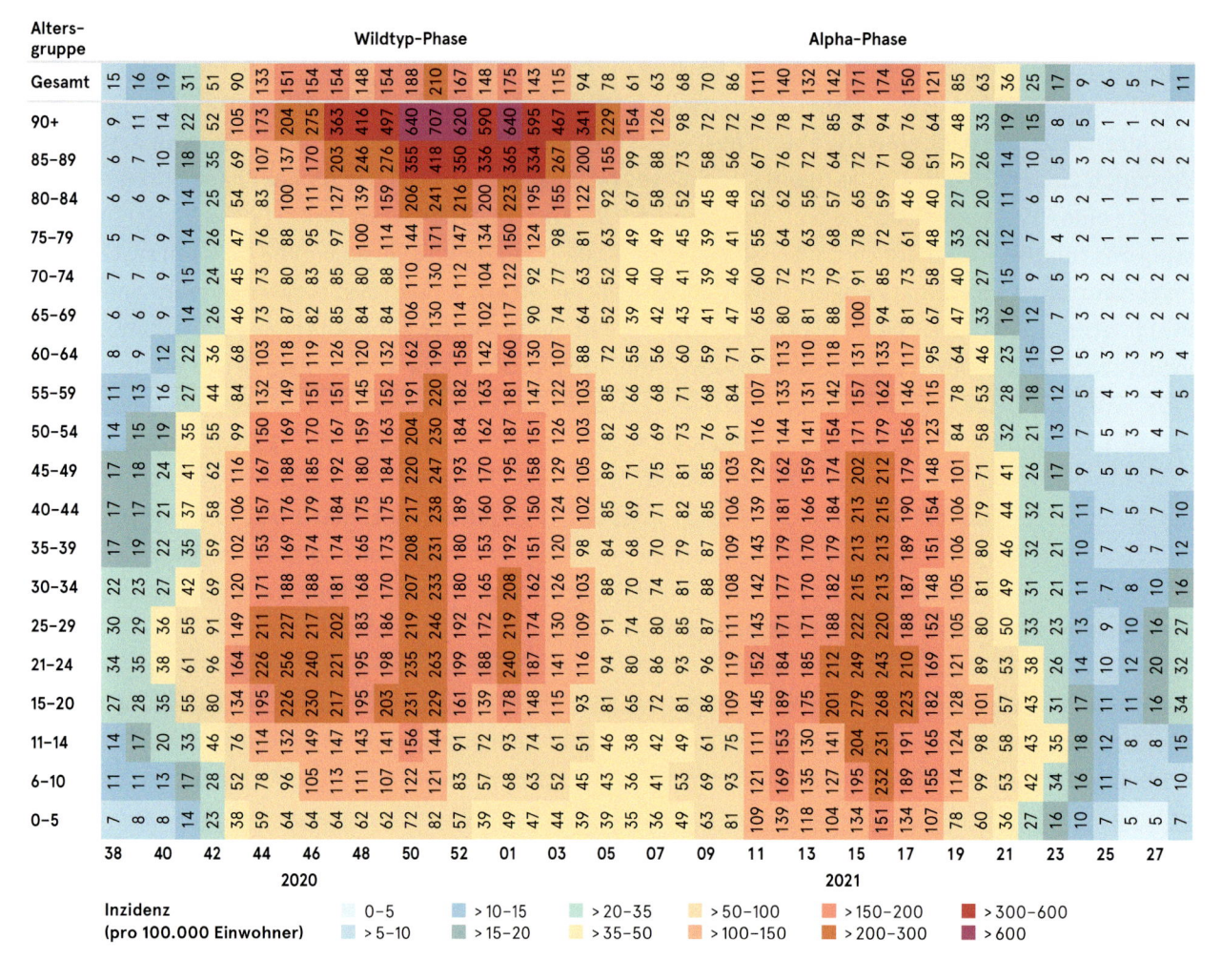

Abbildung 3.1-1:

Anzahl wöchentlich übermittelter COVID-19-Fälle pro 100.000 Einwohner nach Altersgruppe und Meldewoche.

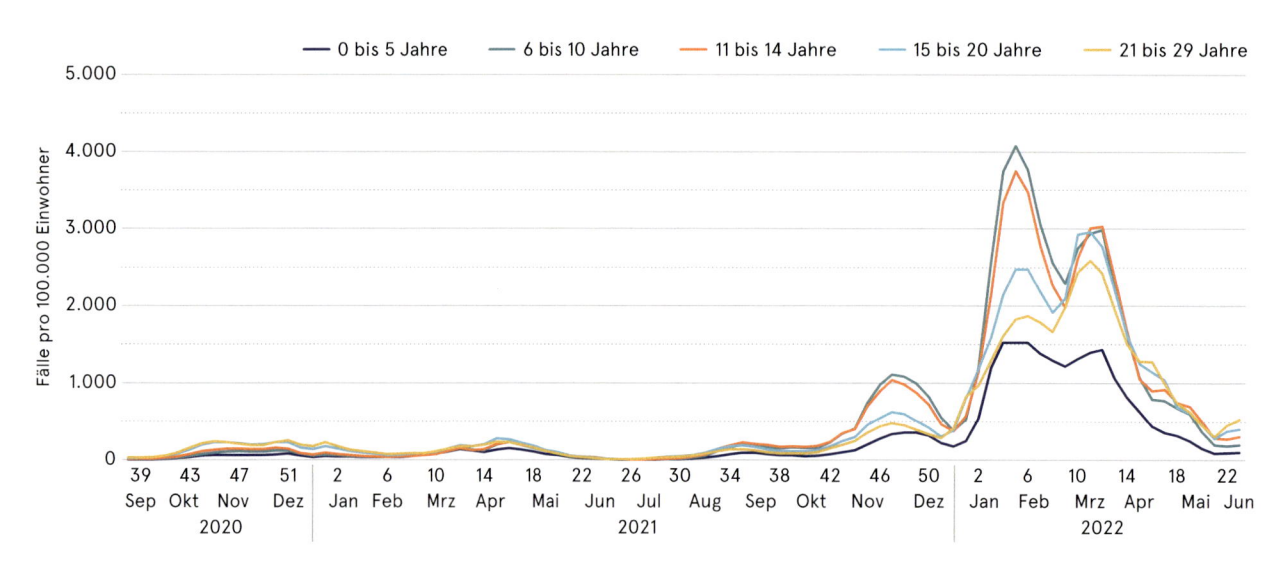

Abbildung 3.1-2:

Anzahl wöchentlich übermittelter COVID-19-Fälle pro 100.000 Einwohner nach Altersgruppe und Meldewoche.

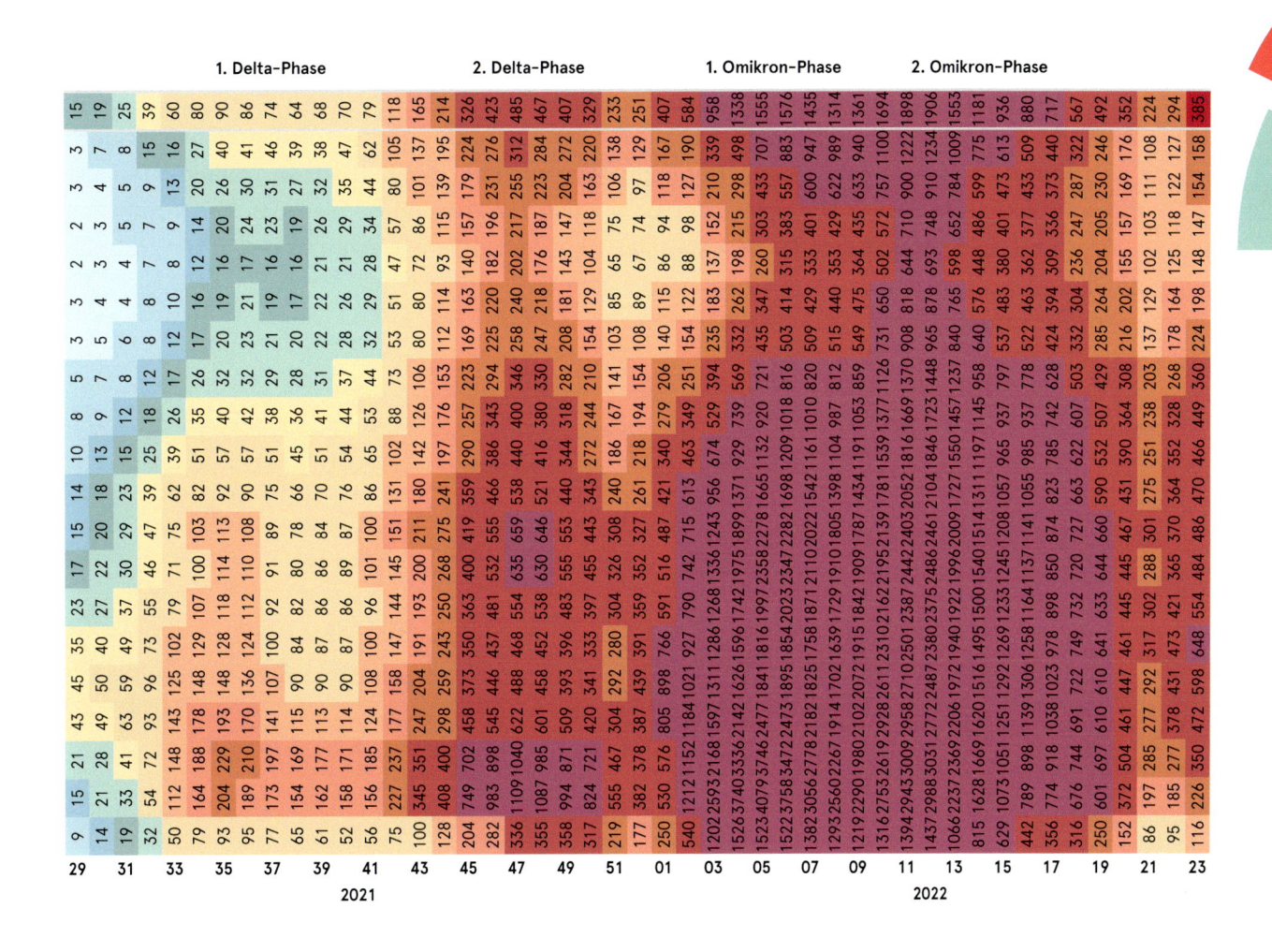

Fortsetzung Abbildung 3.1-1:

Anzahl wöchentlich übermittelter COVID-19-Fälle pro 100.000 Einwohner nach Altersgruppe und Meldewoche.

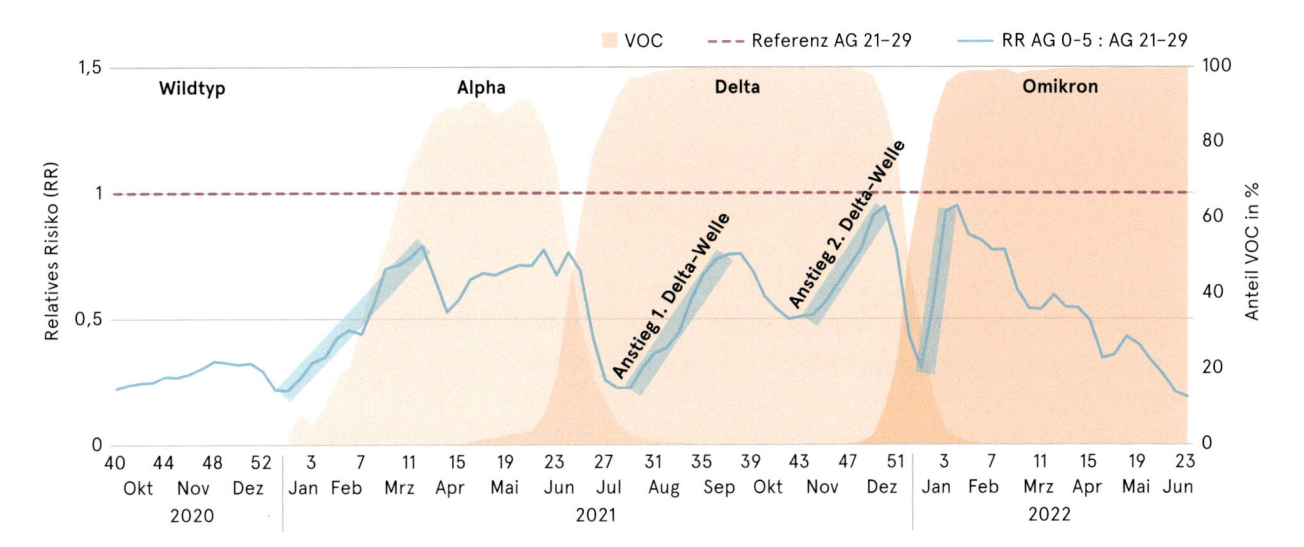

Abbildung 3.1-3:

Inzidenz übermittelter COVID-19-Fälle bei 0- bis 5-Jährigen relativ zur Inzidenz bei 21- bis 29-Jährigen (relatives Risiko (RR)). Dick blau eingezeichnete Striche: Anstieg des relativen Risikos zu Beginn jeder Phase/Welle oder Unterwelle. Zudem ist in angegebener Reihenfolge der Anteil von VOC Alpha/Delta/Omikron eingezeichnet (orangefarbener Bereich; vgl. Robert Koch-Institut (RKI), 2022a).

Die durchschnittliche wöchentliche Inzidenz pro Phase steigerte sich bei den 0- bis 5-Jährigen stetig, blieb aber immer unterhalb derjenigen der älteren Kinder und Jugendlichen (vgl. Abbildung 3.1-4A). Die Reihenfolge der Altersgruppen der Kinder bezüglich der durchschnittlichen wöchentlichen Inzidenz kehrte sich ab der Delta-Phase mit Beginn der Impfungen auch bei den Kindern ab 12 Jahren (August 2021) um, so dass die 6- bis 10-Jährigen in der Delta- und Omikron-Phase die höchsten Inzidenzen hatten. Dasselbe ist auch ablesbar an den jeweiligen Inzidenz-Höchstwerten in den Altersgruppen (vgl. Abbildung 3.1-4B).

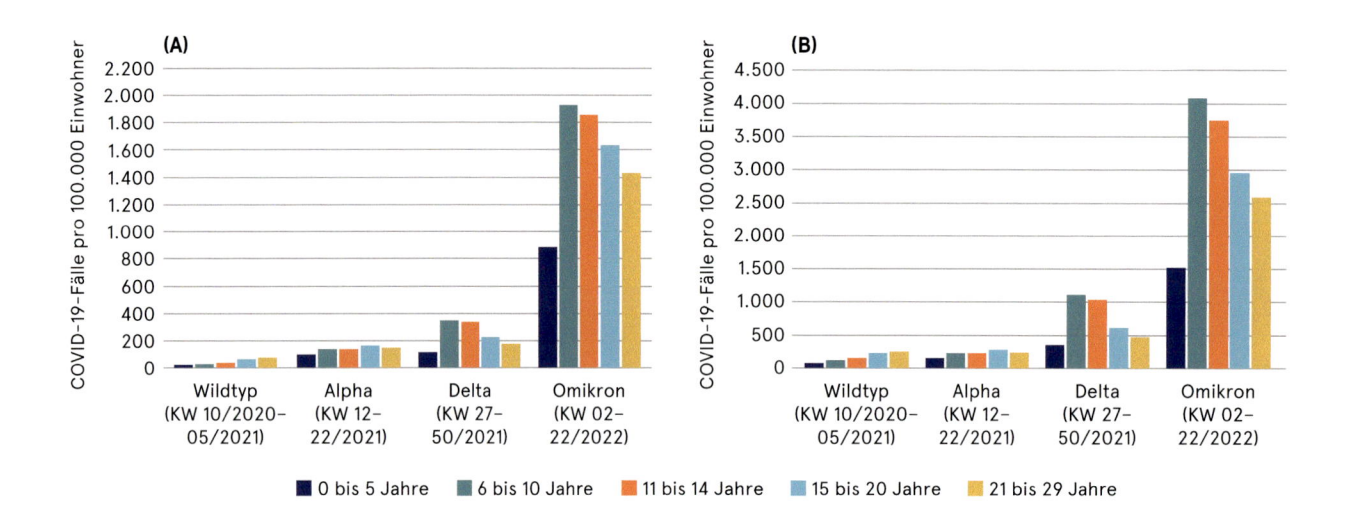

Abbildung 3.1-4:
Abbildung 3.1-4A: Durchschnittliche, wöchentliche Inzidenz übermittelter COVID-19-Fälle, nach Altersgruppe und Phase (wahrscheinliche Variante). Abbildung 3.1-4B: Inzidenz-Höchstwert in den verschiedenen Phasen, stratifiziert nach Altersgruppe.

Die Inzidenz von SARS-CoV-2-Infektionen blieb bei Kindern im Kita-Alter während der gesamten Pandemie unterhalb derjenigen der Kinder im Schulalter sowie auch derjenigen der 21- bis 29-jährigen Erwachsenen. Darüber hinaus blieb der Anteil der 0- bis 5-jährigen Fälle an allen übermittelten Fällen (bis einschließlich KW 22/2022 waren 4,4 % der übermittelten Fälle im Alter von 0 bis 5 Jahren) unterhalb des Anteils, den diese Altersgruppe in der allgemeinen Bevölkerung einnimmt (Bevölkerungsanteil: 5,7 %). Auch im zeitlichen Verlauf zeigte sich, dass der Anteil der 0- bis 5-Jährigen – mit Ausnahme weniger Wochen im Sommer und Herbst 2021 sowie zu Beginn des Jahres 2022 – während der Pandemie unterhalb des Bevölkerungsanteils blieb (vgl. Abbildung 3.1-5; die Anteile der jeweiligen Altersgruppen werden relativ zum Bevölkerungsanteil (Referenzlinie) dargestellt). Im Gegensatz dazu befand sich der Anteil der älteren Kinder und Jugendlichen fast die gesamte Alpha-, Delta- und Omikron-Phase über ihrem Bevölkerungsanteil, z. T. auch sehr deutlich.

Zusammenfassend zeigt der Verlauf der Meldeinzidenzen, dass Kinder im Kita-Alter zwar immer dem Geschehen eher folgten als diesem vorauszugehen, allerdings nahm die Häufigkeit von SARS-CoV-2-Infektionen im Verlauf der Pandemie von Variante zu Variante zu. Ab der Alpha-Phase im Frühjahr 2021 waren auch Kinder im Kita-Alter deutlich an der Entwicklung des Infektionsgeschehens beteiligt.

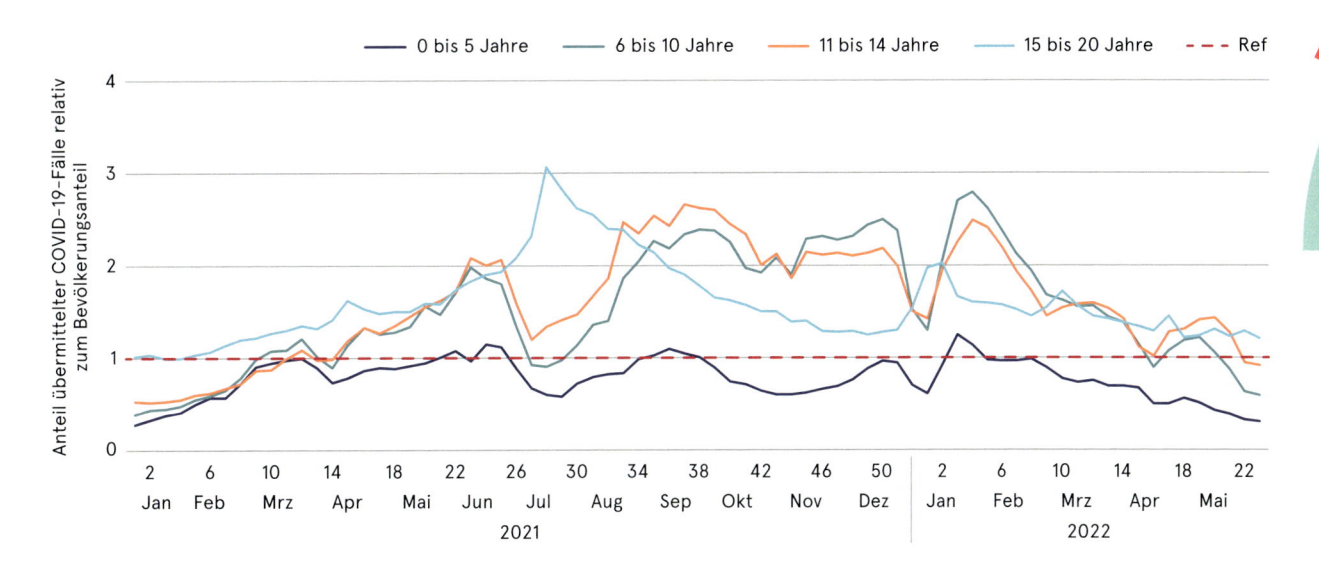

Abbildung 3.1-5:
Anteil übermittelter COVID-19-Fälle nach Altersgruppe und Meldewoche relativ zum jeweiligen Bevölkerungsanteil, dargestellt als gestrichelte Linie (Ref = Referenz). Bevölkerungsanteile der jeweiligen Altersgruppen (AG) = AG 0–5: 5,7 %; AG 6–10: 4,5 %; AG 11–14: 3,6 %; AG 15–20: 5,7 %.

3.1.2 Kinder mit SARS-CoV-2 im Krankenhaus

Daten zu stationär behandelten Fällen wurden sowohl über das Meldesystem als auch über ein ICD-10-Code-basiertes Krankenhaus-Sentinel-System (ICOSARI) erfasst. Mit dem ICOSARI-System kann die Inzidenz der Fälle berechnet werden, die mit einer schweren akuten Atemwegsinfektion („severe acute respiratory infection" (SARI); ICD-10-Codes J09 bis J22: Influenza, Pneumonie oder sonstige akute Infektionen der unteren Atemwege) in der DRG[1]-Haupt- oder -Nebendiagnose und einer COVID-19-Diagnose (COVID-SARI) im Krankenhaus behandelt wurden (vgl. Tolksdorf et al., 2022). Im Vergleich zu den Meldedaten, bei denen Fälle einbezogen werden, die „aufgrund" oder „mit" einer SARS-CoV-2-Infektion in einem Krankenhaus behandelt wurden, bezieht sich die Hospitalisierungsinzidenz im ICOSARI-System also nur auf die Fälle, die wegen der SARS-CoV-2-Infektion im Zusammenhang mit einer akuten Atemwegserkrankung stationär behandelt wurden.

Im ICOSARI-System kommen abweichende Altersgruppen zur Anwendung, bei den Kindern im Kita-Alter kann die Altersgruppe der 0- bis 4-Jährigen verwendet werden. Die Hospitalisierungsinzidenz der 0- bis 4-jährigen Kinder bewegte sich bis zum Sommer 2021 sowohl bei den Indikatoren aus dem Meldesystem als auch nach ICOSARI auf einem sehr geringen Niveau mit wöchentlich weniger als 5 Fällen pro 100.000 Einwohner (orangefarbene bzw. blaue Kurve in Abbildung 3.1-6). Dies änderte sich leicht mit der Delta-Phase und noch deutlicher mit der Omikron-Phase mit Jahresbeginn 2022. Dabei fällt auf, dass die Zahl der über das Meldesystem übermittelten hospitalisierten Fälle (pro 100.000 Einwohner) über diejenige des ICOSARI-Systems hinausging, vermutlich deshalb, weil die Kinder im ICOSARI-System nur dann erfasst wurden, wenn auch eine SARI vorlag (s. o.), aber z. B. nicht, wenn die SARS-CoV-2-Infektion ein Nebenbefund ohne akute Atemwegserkrankung war, z. B. wenn das Kind wegen eines Beinbruchs aufgenommen wurde.

---

[1] DRG steht für diagnosebezogene Fallgruppen (Diagnosis Related Groups) und bezeichnet ein Klassifikationssystem, bei dem Behandlungsfälle anhand bestimmter Kriterien (ICD-10-Codes) zu Fallgruppen zusammengefasst werden.

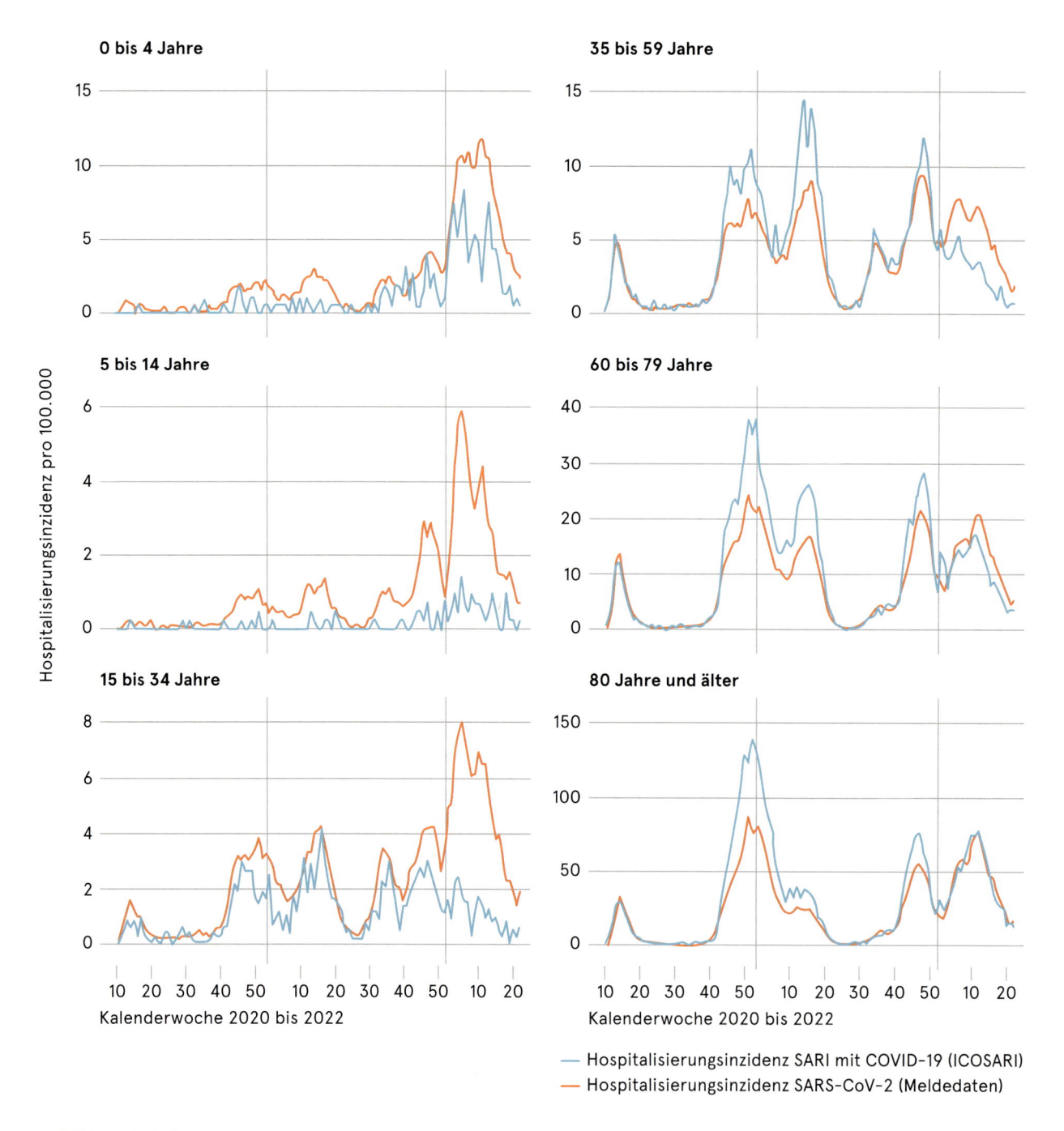

Abbildung 3.1-6:

Wöchentliche Inzidenz der neu im Krankenhaus aufgenommenen Fälle mit schweren Atemwegserkrankungen (SARI-Fälle; ICD-10-Codes J09-J22 in DRG-Haupt- oder Nebendiagnose) mit einer zusätzlichen COVID-19-Diagnose (ICD-10-Code U07.1!), einschließlich noch hospitalisierter Patientinnen und Patienten, von KW 10/2020 bis KW 22/2022 (Datenstand: 04.10.2022), Daten aus 71 Kliniken der syndromischen Krankenhaussurveillance ICOSARI (blaue Linie) im Vergleich zur SARS-CoV-2-Hospitalisierungsinzidenz aus den Daten des Meldesystems (orangene Linie), nach Altersgruppen. Aus Gründen der Darstellbarkeit ist die y-Achse für die Altersgruppen unterschiedlich skaliert. Die senkrechten Striche markieren den Jahreswechsel.

Abbildung 3.1-7A zeigt, dass sich in der jüngsten Altersgruppe die durchschnittliche wöchentliche Inzidenz der übermittelten SARS-CoV-2-Infektionen mit Aufkommen der Omikron-Variante in der 1. Omikron-Phase (Januar bis Anfang März 2022; hellgrüne Balken) im Vergleich zu der 2. Delta-Phase (dunkelgelbe Balken) mehr als versechsfachte, dagegen stieg die durchschnittliche wöchentliche Inzidenz von stationär behandelten SARI infolge von COVID-19 um etwa das 3-fache an (vgl. Abbildung 3.1-7B). Dies ist ein Hinweis darauf, dass bei Kindern im Kita-Alter in der 1. Omikron-Phase SARS-CoV-2-Infektionen nicht in höherem Maße zu schweren, krankenhauspflichtigen Erkrankungen führten, sondern dass die höhere Anzahl an hospitalisierten Kindern im Kita-Alter mit COVID-19 pro 100.000 Einwohnern eine Folge des allgemein sehr hohen Infektionsgeschehens in der 1. Omikron-Phase war. Trotz fehlender Impfung blieb die Meldeinzidenz der Kinder im Kita-Alter deutlich unterhalb der Altersgruppe der älteren Kinder als auch der Erwachsenen (vgl. Abbildung 3.1-7A).

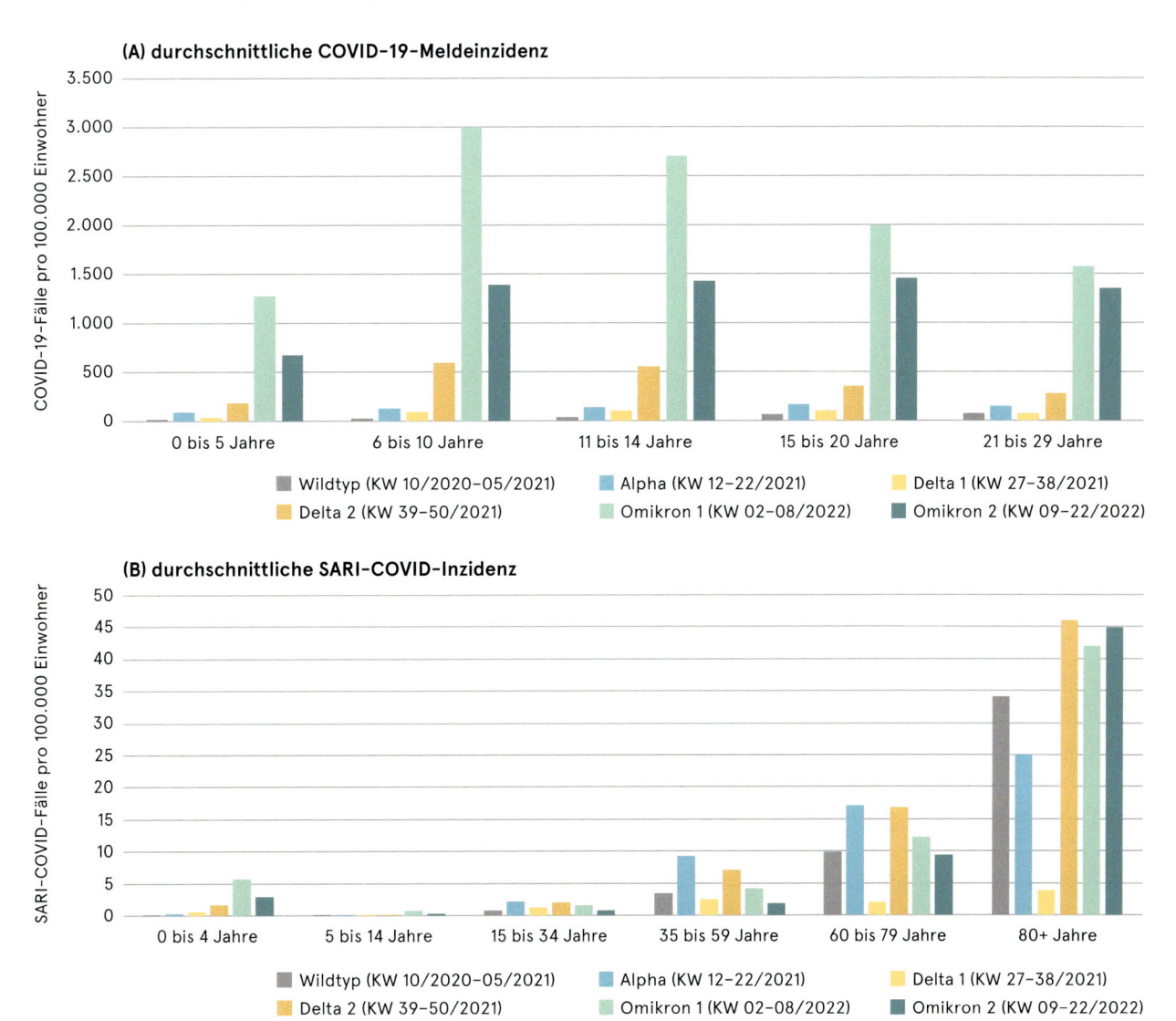

Abbildung 3.1-7:
Abbildung 3.1-7A: Durchschnittliche COVID-19-Meldeinzidenz im Meldesystem, nach Altersgruppe und Phase.
Abbildung 3.1-7B: Durchschnittliche Inzidenz von Krankenhausaufnahmen mit schwerer Atemwegserkrankung (SARI) und COVID-19-Diagnose nach Altersgruppe und Phase (Datenstand: 21.06.2022). Zur Beachtung: Die Altersgruppen in Abbildung 3.1-7A entsprechen nicht denjenigen in Abbildung 3.1-7B.

In Abbildung 3.1-7B sind die Altersgruppen des gesamten Altersspektrums abgebildet, um zu zeigen, zu wie viel mehr COVID-19-bedingten Krankenhausaufnahmen es bei höheren Altersgruppen ab 60 Jahren kam. Zum Beispiel war die durchschnittliche SARI-COVID-Inzidenz in der 2. Delta- und den beiden Omikron-Phasen bei den 80+ Jährigen ca. 7- bis 26-mal höher als bei den 0- bis 4-Jährigen (vgl. Abbildung 3.1-7B). Die seit Omikron etwas höhere SARI-COVID-Inzidenz bei 0- bis 4-Jährigen im Vergleich zu den 5- bis 59-Jährigen hat damit zu tun, dass die Erwachsenen zum größten Teil geimpft sind und sehr junge Kinder oft vorsorglich schon in ein Krankenhaus eingewiesen werden.

3.1.3 Todesfälle bei Kindern mit SARS-CoV-2

Die Zahl der mit einer SARS-CoV-2-Infektion verstorbenen Kinder im Alter von 0 bis 5 Jahren war im gesamten Pandemieverlauf sehr klein. Es wurde für 0,003 % der Fälle übermittelt, dass diese mit oder aufgrund der SARS-CoV-2-Infektion verstarben (vgl. Abbildung 3.1-8). Im Vergleich dazu lag der Anteil der Todesfälle bei den höheren Altersgruppen mit 3,3 % bei den 70- bis 79-Jährigen und etwa 10 % bei den über 80-Jährigen deutlich höher. In den Altersgruppen unter 50 Jahren lag der Anteil bei unter 1 Promille (d. h. unter 0,1 %) und bei den Kindern und Jugendlichen sogar im Bereich von 0,001–0,003 %. Bei etwa 60 % der verstorbenen 0- bis 5-jährigen Fälle mit Angaben zum Vorhandensein von Vorerkrankungen lag mindestens eine Vorerkrankung vor, vor allem neurologische Störungen und Herz-Kreislauf-Erkrankungen.

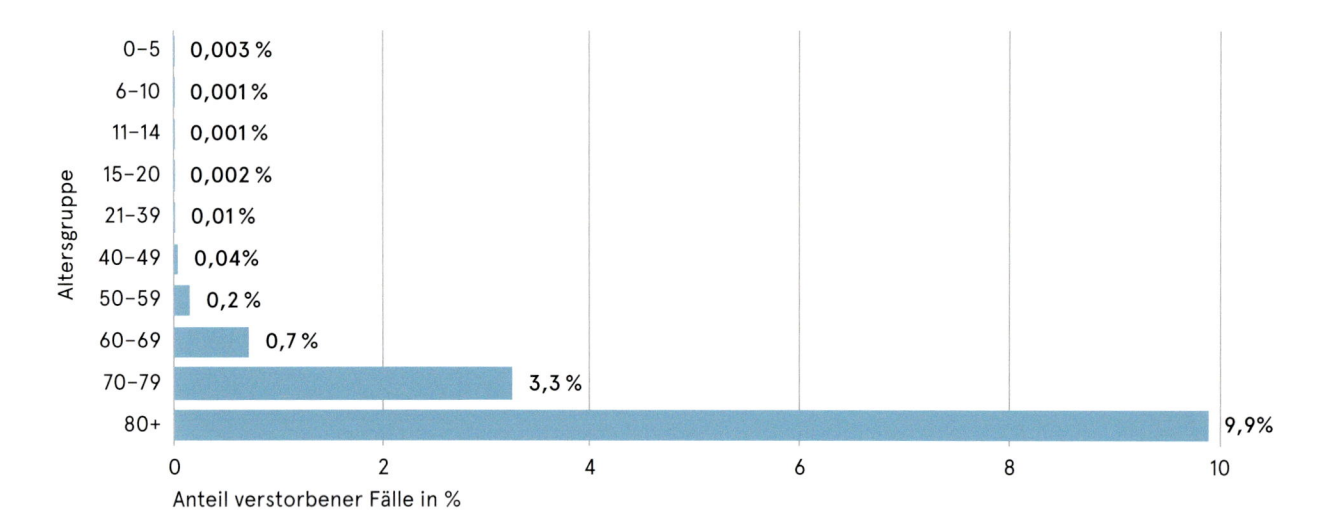

Altersgruppe	Anteil verstorbener Fälle in %
0–5	0,003 %
6–10	0,001 %
11–14	0,001 %
15–20	0,002 %
21–39	0,01 %
40–49	0,04 %
50–59	0,2 %
60–69	0,7 %
70–79	3,3 %
80+	9,9 %

Abbildung 3.1-8:
Anteil verstorbener Fälle mit einer SARS-CoV-2-Infektion nach Altersgruppe.

Die über das Krankenhaus-Sentinel-System ICOSARI erhobene Hospitalisierungsinzidenz der 0- bis 4-jährigen Kinder war im Pandemieverlauf niedrig. Sie stieg zwar im Lauf der Pandemie an, Infektionen führten jedoch nicht in höherem Maße zu schweren, krankenhauspflichtigen Erkrankungen. Die Häufigkeit COVID-19-bedingter Krankenhausaufnahmen blieb immer unterhalb derjenigen der ab 60-Jährigen. Die Zahl der mit einer SARS-CoV-2-Infektion verstorbenen Kinder im Alter von 0 bis 5 Jahren war im gesamten Pandemieverlauf sehr klein (3 von 100.000 Kindern) und blieb unterhalb der Werte aller Altersgruppen, die älter als 20 Jahre alt waren.

3.2 Häufigkeit von SARS-CoV-2-Infektionen und Ausbrüchen in Kitas

3.2.1 Häufigkeit von SARS-CoV-2-Verdachtsfällen und Infektionen in Kitas

Im Folgenden werden Daten aus dem KiTa-Register zu von den befragten Kita-Leitungen[2] gemeldeten Verdachts- und Infektionsfällen berichtet. Im gesamten Berichtszeitraum der Studie (KW 33/2020–

---

2 Im Folgenden wird die Abkürzung Kita verwendet, wenn speziell auf Einrichtungen der frühkindlichen Bildung und Betreuung (Krippe, Kindergarten, Kindertageseinrichtung) Bezug genommen wird. Ergebnisse zur Kindertagespflege finden sich in Kap. 3.8.

KW 22/2022, 10.08.2020–05.06.2022) war das Infektionsgeschehen insgesamt sehr heterogen und geprägt von unterschiedlichen Virusvarianten und Wellen (Schilling, 2022) sowie von unterschiedlichen Präventionsmaßnahmen in den Einrichtungen (vgl. Kap. 3.6). Abbildung 3.2-1 gibt einen Überblick über die dem KiTa-Register im gesamten Berichtszeitraum gemeldeten Verdachts- und Infektionsfälle. Die Unterscheidung in Verdachts- und Infektionsfälle wurde vor dem Start des Registers als sinnvoll erachtet, da bei der Planung im Frühsommer 2020 die aktuell weite Verfügbarkeit von Schnelltests nicht absehbar war. Gleichzeitig stieg mit dem Beginn der Pandemie die Sensibilität gegenüber Erkältungskrankheiten massiv an, so dass eine Vielzahl von Erkältungen als Verdachtsfall gemeldet wurden. In den Weihnachtswochen KW 53/2020 und KW 52/2021 wurden jeweils keine Daten erhoben.

Deutlich erkennbar ist in Abbildung 3.2-1 die Welle 2 im Herbst und Winter 2020/21 (KW 40/2020–KW 8/2021) mit Höchstwerten um die 12,4 % bei den Verdachtsfällen und ca. 9,2 % bei den Infektionsfällen, d. h., etwa 13 % bzw. 10 % der teilnehmenden Einrichtungen meldeten mindestens einen Verdachts- und/oder Infektionsfall pro Woche.

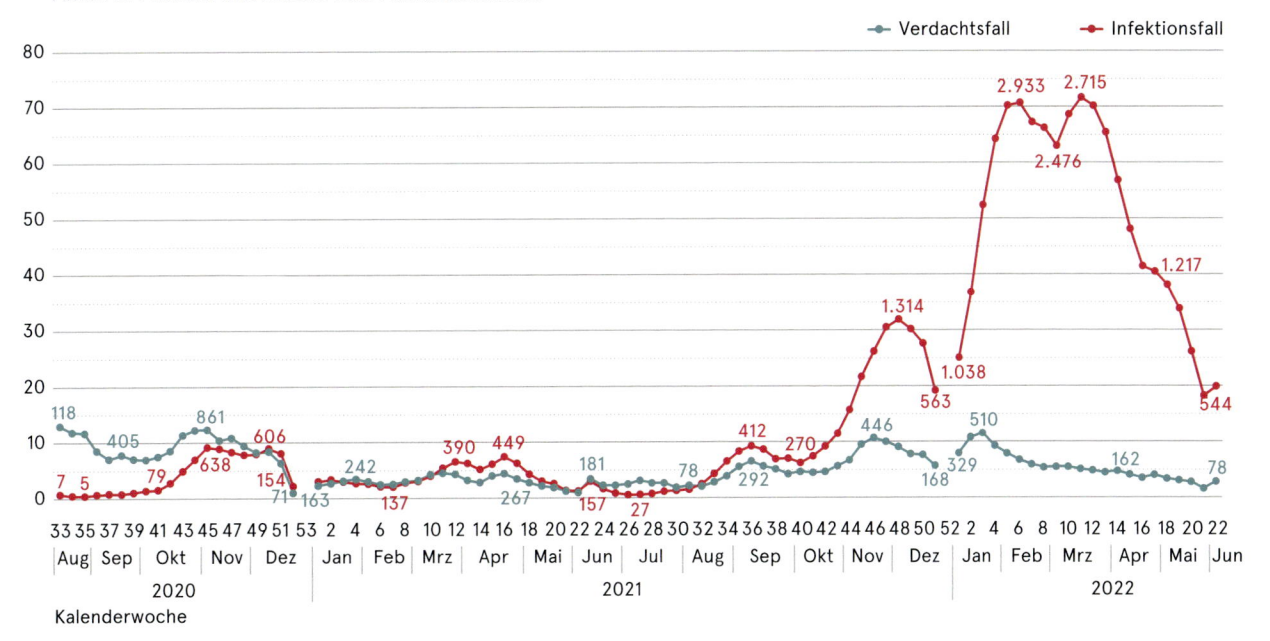

Kindertageseinrichtungen mit mindestens einem Verdachts- oder Infektionsfall bei Kindern, Eltern oder Mitarbeitenden
Anteil in Prozent und Anzahl nach Kalenderwoche

Abbildung 3.2-1:
Anteil (Y-Achse) und absolute Anzahl der Einrichtungen, die mindestens einen SARS-CoV-2-Verdachts- oder Infektionsfall bei Kindern, Eltern oder beim Personal gemeldet hatten, nach Kalenderwochen (KW 33/2020–KW 22/2022, 10.08.2020–05.06.2022; Quelle: KiTa-Register). Hierfür wurde jeweils die wöchentliche Anzahl an Einrichtungen mit gemeldeten Verdachts- und Infektionsfällen zur in der jeweiligen Kalenderwoche teilnehmenden Anzahl an Einrichtungen in Relation gesetzt (Datenstand 16.06.2022).

In der Welle 3 (VOC Alpha) im Frühjahr 2021 lagen die Höchstwerte absolut und relativ unter denen der zweiten Welle, hier meldeten ca. 7,4 % der Einrichtungen einen Infektionsfall und ca. 4,4 % der Einrichtungen einen Verdachtsfall. Bemerkenswert ist hier, dass bereits in der dritten Welle die Anzahl der Infektionsfälle die der Verdachtsfälle erkennbar überstiegen hat, d. h., SARS-CoV-2-Infektionen wurden bereits in der dritten Welle besser als solche erkannt, was auf die zunehmende Verfügbarkeit von Tests zurückgeführt werden kann.

Die Welle 4 (VOC Delta) im Herbst und Winter 2021 zeichnet sich durch zwei Höhepunkte aus, erstens im September mit ca. 9,2 % an Einrichtungen mit Infektionsfällen und ca. 6,6 % mit Verdachtsfällen, und zweitens im November 2021. Waren die Zahlen im ersten Höhepunkt noch mit denen aus Welle 2 und 3 vergleichbar, so wurde im November ein neuer Höhepunkt mit ca. 31,9 % an Einrichtungen mit Infektionsfällen und 10,7 % mit Verdachtsfällen erreicht, der alles bisher Beobachtete deutlich überstieg.

Die fünfte Welle (VOC Omikron) übertraf dann alle bisherigen Wellen. In über 70 % aller teilnehmenden Einrichtungen wurden Infektionsfälle gemeldet. Verdachtsfälle spielten hingegen kaum noch eine Rolle. Im Januar 2022 wurden zwar noch in 11,6 % der Einrichtungen Verdachtsfälle gemeldet, allerdings nahm der Anteil im Verlauf der fünften Welle rasch ab.

Insgesamt macht Abbildung 3.2-1 deutlich, dass zu Beginn des Berichtszeitraums in Welle 2 Verdachtsfälle noch eine Rolle spielten, d. h., in vielen Einrichtungen herrschte Unklarheit darüber, ob es sich bei einem symptomatischen Kind oder einer symptomatischen Person unter dem pädagogischen Personal oder den Eltern um eine SARS-CoV-2-Infektion handelte oder nicht. Dieser Anteil an reinen Verdachtsfällen nahm im weiteren Verlauf der Pandemie deutlich ab. Allerdings nahm der Anteil an gemeldeten Infektionen deutlich zu, insbesondere Welle 4 und 5 überstiegen die Wellen 2 und 3 deutlich, letztere sind im Vergleich nur als leichte Erhebungen in Abbildung 3.2-1 auszumachen. Dieses Ergebnis stellt sich in den Meldedaten ähnlich dar.

Kindertageseinrichtungen mit mindestens einem Infektionsfall
Anteile in Prozent nach Kalenderwoche und Personengruppe

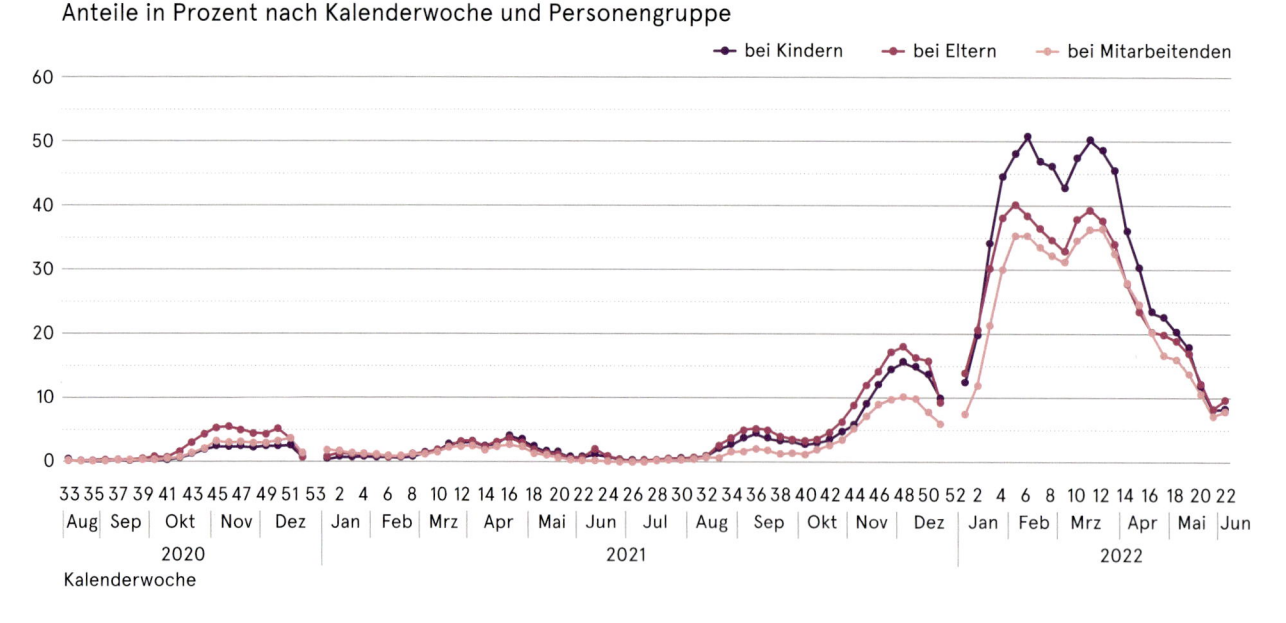

Abbildung 3.2-2:
Anteil der Einrichtungen, die mindestens einen SARS-CoV-2-Infektionsfall bei Kindern, Eltern und bei Mitarbeitenden gemeldet haben, nach Kalenderwochen (KW 33/2020-KW 22/2022, 10.08.2020-05.06.2022; Quelle: KiTa-Register). Hierfür wurde jeweils die wöchentliche Anzahl an Einrichtungen mit gemeldeten Infektionen zur in der jeweiligen Kalenderwoche teilnehmenden Anzahl an Einrichtungen in Relation gesetzt (Datenstand 16.06.2022).

Von allen mindestens einmal am KiTa-Register teilnehmenden Einrichtungen (N = 9.156) im gesamten Erhebungszeitraum (10.08.2020–05.06.2022) berichteten insgesamt 69 % der Einrichtungen mindestens einen Infektionsfall bei Kindern, 63 % der Einrichtungen mindestens einen Infektionsfall bei Eltern und 61 % der

Einrichtungen mindestens einen Infektionsfall beim Personal, nur 21 % aller Einrichtungen berichteten im gesamten Verlauf der Pandemie von keiner einzigen Infektion. Eine deutliche Mehrheit aller Einrichtungen war demnach von mindestens einer Infektion bei Kindern, Eltern oder Personal betroffen, 52 % der Einrichtungen berichteten von Infektionen sowohl bei Kindern als auch bei Eltern und Personal. Kinder waren demnach an den meisten gemeldeten Infektionsfällen beteiligt, insbesondere in der Delta- und Omikron-Welle.

Abbildung 3.2-2 differenziert die jeweils gemeldeten Infektionsfälle nach Infektionen bei Kindern, Eltern und Mitarbeitenden und zeigt die Entwicklungen im Zeitverlauf. Die relative Häufigkeit, mit der Infektionen bei Kindern, Eltern oder dem Personal berichtet werden, unterscheidet sich deutlich zwischen den Wellen. In der zweiten Welle wurden am häufigsten von Infektionen bei Eltern berichtet, gefolgt von Infektionen bei Mitarbeitenden. Infektionen bei Kindern wurden in der zweiten Welle am seltensten berichtet. In der dritten Welle im Frühjahr 2021 liegen die Kurven dicht beisammen und sind insgesamt auf vergleichsweise niedrigem Niveau. In der vierten Welle im Herbst 2021 wurden am häufigsten Infektionen von Eltern gemeldet, gefolgt von Infektionen von Kindern. Deutlich weniger Einrichtungen berichteten hier von Infektionen beim Personal. In Welle 5 mit der VOC Omikron wurden mit Abstand die meisten Infektionen gemeldet, insbesondere bei Kindern. Infektionen bei Eltern und Mitarbeitenden kamen hingegen vergleichsweise seltener vor, wobei auch hier Höchstwerte erreicht wurden. Auch dies spiegelt sich in ähnlicher Weise in den Meldedaten.

Zusammenfassend lässt sich bilanzieren, dass zu Beginn der Datenerhebung mit dem KiTa-Register von den Einrichtungsleitungen gemeldete Verdachtsfälle noch deutlich häufiger waren als tatsächliche Infektionsfälle. Bereits ab der dritten Welle überwogen jedoch mehrheitlich Infektionsfälle (gegenüber Verdachtsfällen). Am häufigsten wurden Infektionsfälle bei Kindern gemeldet, insbesondere in der Omikron-Phase. Infektionen bei Mitarbeitenden waren hingegen tendenziell rückläufig. Nur 21 % der teilnehmenden Einrichtungen waren im Verlauf der Pandemie von keiner gemeldeten Infektion betroffen.

3.2.2 Häufigkeit und Altersverteilung von SARS-CoV-2-Ausbrüchen in Kitas

Daten zu SARS-CoV-2-bedingten Kita-Ausbrüchen können wichtige Hinweise zur Einschätzung des Infektionsgeschehens im Kita-Setting liefern und sind ein wichtiger Bestandteil in der Gesamtbewertung. Bei der Corona-KiTa-Studie konnten Informationen zum Infektionsgeschehen in Kitas zum einen aus dem Meldesystem gewonnen werden, über welches die Gesundheitsämter Fallhäufungen als Ausbruch übermitteln können, bei denen die Fälle in einem epidemiologischen Zusammenhang mit dem Kita-Setting stehen. Zum anderen konnte anhand der KiTa-Register-Daten untersucht werden, wie häufig Einrichtungen Infektionen bei Kindern und Beschäftigten melden, die einem Ausbruch entstammen könnten. In einer Publikation im Epidemiologischen Bulletin sowie im 7. Quartalsbericht der Corona-KiTa-Studie wurde die Frage untersucht, welche Informationen beide Systeme zum SARS-CoV-2-Infektionsgeschehen in Kitas beitragen und inwiefern sie sich ergänzen (vgl. Lehfeld et al., 2022; Autorengruppe Corona-KiTa-Studie, 2022). Die Ergebnisse werden im Folgenden zusammenfassend dargestellt.

Methodik

Während im Meldesystem von den Gesundheitsämtern Kita-Ausbrüche als solche an das RKI übermittelt werden können („übermittelte Ausbrüche"), melden die Einrichtungen an das KiTa-Register lediglich die Zahl an bestätigten SARS-CoV-2-Infektionsfällen bei Kindern, Beschäftigten und Eltern pro Woche. Wenn von einer Einrichtung mindestens zwei Infektionsfälle unter Kindern oder Personal (Eltern ausgeschlossen) innerhalb von zwei aufeinanderfolgenden Kalenderwochen an das KiTa-Register gemeldet wurden, wurde diese Fallhäufung als „potenzieller Ausbruch" definiert. Sollte eine Kita über mehr als zwei Wochen Infektionsfälle an das KiTa-Register gemeldet haben, wurde dieses Geschehen als ein zusammenhängender Ausbruch gezählt. Erst wenn zwischen den Meldungen an Infektionsfällen eine Woche lang kein Infektionsfall von der Kita gemeldet wurde, wurde ein neuer bzw. weiterer Ausbruch gezählt. Die Gesamtzahl der potenziellen Ausbrüche wurde unter Kenntnis des Anteils an teilnehmenden Kitas (etwa 10 % der bundesweiten Kitas) hochgerechnet. Dabei wurden die Kitas aus der Hochrechnung ausgeschlossen, die die Angabe zur Zahl der Infektionsfälle nur sporadisch machten.

Häufigkeit von SARS-CoV-2-Ausbrüchen in Kitas

Zwischen KW 36/2020 und KW 22/2022 (31.08.2020–05.06.2022) wurden insgesamt 11.360 Kita-Ausbrüche an das RKI übermittelt (Datenstand: 13.06.2022). Basierend auf den Daten des KiTa-Registers identifizierten wir 3.303 potenzielle Ausbrüche, was hochgerechnet einer Zahl von bundesweit insgesamt 47.238 geschätzten potenziellen Kita-Ausbrüchen entspricht. Abbildung 3.2-3 zeigt den Verlauf der Anzahl an übermittelten Ausbrüchen (blaue Linie) und der Anzahl an potenziellen Ausbrüchen (schwarze Linie). Es ist in beiden Systemen zu erkennen, dass mit zunehmendem allgemeinen Infektionsgeschehen auch eine Zunahme an Ausbrüchen in Kitas beobachtet werden konnte und sich die jeweiligen Wellen deutlich im Kurvenverlauf abzeichnen. Ähnlich dem Verlauf der Meldeinzidenzen sticht insbesondere die fünfte (Omikron-ausgelöste) Phase heraus, in der die Zahl an übermittelten bzw. potenziellen Ausbrüchen sehr rasch anstieg und um ein Vielfaches das Niveau aller vorherigen Wellen überstieg. Der Anstieg verlief dabei parallel zum Anteil von Omikron an allen Infektionen mit SARS-CoV-2 (dunkeloranger Bereich in Abbildung 3.2-3). Mitte Januar 2022 wurden mit rund 860 Kita-Ausbrüchen pro Woche etwa 2,7-mal mehr Ausbrüche an das RKI übermittelt als während der Hochphase der Delta-Phase. Auf Basis der KiTa-Register-Daten wurden etwa 3,4-mal mehr potenzielle Ausbrüche pro Woche geschätzt.

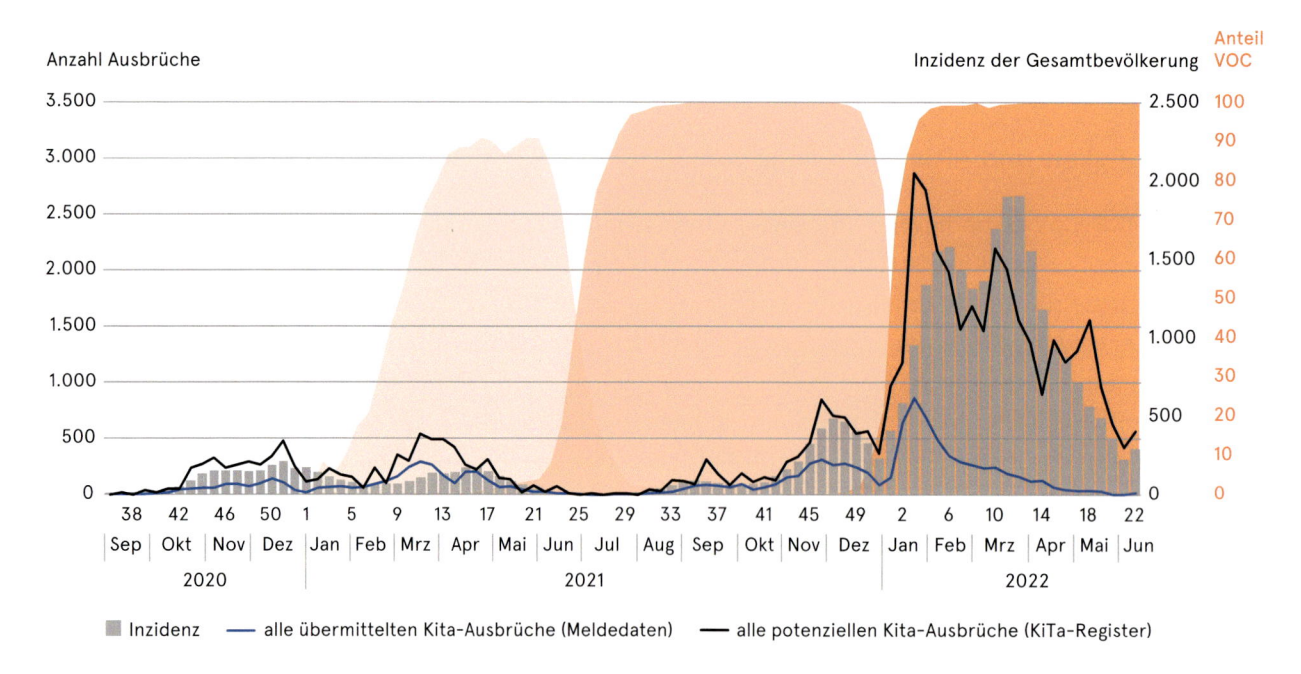

Abbildung 3.2-3:
Anzahl der an das RKI übermittelten Kita-Ausbrüche (blaue Linie) und die über das KiTa-Register geschätzte Anzahl an potenziellen Kita-Ausbrüchen (schwarze Linie) im zeitlichen Verlauf von KW 36/2020–22/2022 sowie die wöchentliche COVID-19-Inzidenz der Gesamtbevölkerung (graue Balken, 1. Y-Achse rechts) und in angegebener Reihenfolge der Anteil von VOC Alpha/Delta/Omikron (orangefarbener Bereich; 2. Y-Achse rechts; (vgl. Robert Koch-Institut (RKI), 2022a). KW 53/2020 und KW 52/2021 wurden ausgeschlossen, da diese im KiTa-Register nicht abgefragt wurden.

Die Zahl der auf Basis des KiTa-Registers geschätzten potenziellen Ausbrüche steigt in den Hochinzidenzphasen deutlich höher als die Zahl der von den Gesundheitsämtern übermittelten Ausbrüche in Kitas, insbesondere während der Omikron-Phase im Frühjahr 2022. Dieser deutlich höhere Anstieg entspricht in der Größenordnung eher dem Verlauf der wöchentlichen Inzidenz in der Gesamtbevölkerung. Weiterhin fällt auf, dass während die Zahl der übermittelten Ausbrüche seit Mitte Januar 2022 kontinuierlich zurückging, die Kurve der potenziellen Ausbrüche einen zweigipfligen Verlauf nahm (erster Gipfel nach den Winterferien; zweiter Gipfel nach Ostern).

Die unterschiedlichen Ausbruchshäufigkeiten spiegeln wider, auf welcher Basis sie zustande kommen. Bei hohen Inzidenzen in der Gesamtbevölkerung fällt es Gesundheitsämtern nicht nur immer schwerer, Ausbrüche zu ermitteln, sondern es wird naturgemäß auch immer schwieriger, ausbruchsassoziierte von „spontan" (in der Bevölkerung) entstandenen Fällen zu unterscheiden, d. h., der epidemiologische Zusammenhang wird immer schwerer erkennbar. Zudem erhalten – angesichts des eher leichten Erkrankungsverlaufs bei Kindern – Settings mit Risikogruppen für einen schweren Verlauf (z. B. Krankenhäuser, Altenpflegeheime) eine viel größere Bedeutung. Bei den KiTa-Registerdaten wiederum entstehen die „Ausbrüche" aufgrund der oben skizzierten statistischen Regeln, aber sie können gut den Grad des Infektionsdrucks darstellen, der von den Kitas bewältigt werden muss.

Rolle von Kindern und Beschäftigten in Kita-Ausbrüchen

Der Anteil der in Kita-Ausbrüchen betroffenen Kinder im Alter von 0 bis 5 Jahren verschob sich im Vergleich zu den Erwachsenen (15 Jahre und älter) im Verlauf der Pandemie. So betrafen während der Wildtyp-Phase etwa 36 % der dem RKI übermittelten Kita-Ausbruchsfälle Kinder im Kita-Alter. Zum Vergleich: Bei Ausbrüchen von Influenza in Kitas lag dieser Anteil im Zeitraum von 2016–2019 bei etwa 83 %. Der Anteil der Kinder in SARS-CoV-2-bedingten Kita-Ausbrüchen erhöhte sich während der Alpha-Phase auf etwa 47 % und stieg weiter auf etwa 62 % zum Ende des Jahres 2021 an (über drei Wochen geglättete Werte; Abbildung 3.2-4). Der Anteil der 6 bis 10 Jahre alten Kinder betrug gegen Jahresende 2021 etwa 12 %. Gleichzeitig verringerte sich der Anteil der Erwachsenen in Kita-Ausbrüchen von etwa 57 % im Herbst 2020 auf etwa 26 % zum Jahresende 2021. Das von der Wildtyp- zur Delta-Phase ansteigende Verhältnis von Kindern zu Erwachsenen in Kita-Ausbrüchen ist wahrscheinlich mit der ansteigenden (Booster-)Impfquote unter dem pädagogischen Personal assoziiert. Seit Mitte Januar 2022 ging der Anteil der Kinder in Kita-Ausbrüchen allerdings wieder auf etwa 45 % im Mai 2022 zurück. Diese Entwicklung könnte möglicherweise auf eine nachlassende Wirkung des Impfschutzes beim Personal gegenüber Infektionen hinweisen, wobei Studien gezeigt haben, dass der impfungsvermittelte Schutz vor schweren Erkrankungen sowohl bei Infektionen mit der Delta- als auch der Omikron-Variante hoch ist (vgl. Lauring et al., 2022).

Sowohl Kinder als auch Erwachsene waren in ca. 60–70 % der übermittelten Ausbrüche (Meldedaten) beteiligt. Diese Daten verdeutlichen, dass Kinder während der gesamten Pandemie Teil von Ausbruchsgeschehen in Kitas waren.

Zusammenfassend zeigen die Daten aus dem Meldesystem, dass die Dynamik von SARS-CoV-2-bedingten Ausbrüchen in Kitas dem Infektionsgeschehen in der Bevölkerung folgt. Sowohl der Anstieg der Ausbruchshäufigkeit zu Beginn der jeweiligen Wellen als auch die zunehmende Rolle von Kindern im Kita-Setting sind dabei recht ähnlich zum Verlauf der altersspezifischen Meldeinzidenzen (vgl. Kap. 3.1.1). Dies weist darauf hin, dass es aufgrund des allgemeinen Infektionsgeschehens vermehrt zu Ausbrüchen in Kitas kam, in denen zu Beginn der Pandemie vorwiegend Erwachsene involviert waren, während in der Delta- und Omikron-Phase in der Mehrheit Kinder in Kita-Ausbrüchen betroffen waren. Eine ähnliche

Entwicklung ließ sich auch bei den an das RKI übermittelten Schulausbrüchen erkennen, bei denen in der Delta- und Omikron-Phase, in denen Kinder im Schulalter die höchsten Meldeinzidenzen hatten, noch höhere Ausbruchshäufigkeiten beobachtet werden konnten und der Anteil der Ausbruchsfälle im Alter von 6 bis 14 Jahren deutlich angestiegen war (von etwa 62 % während der Alpha-Phase auf etwa 80 % während der Delta- und Omikron-Phase; vgl. Robert Koch-Institut (RKI), 2022b). Der auch noch im Frühjahr 2022 zu verzeichnende hohe Anteil an Ausbrüchen mit Fällen aus pädagogischem Personal und Kindern zeigt, dass die Empfehlung einer strikten Gruppentrennung in Kitas und Schulen sinnvoll war und bei wieder ansteigenden Inzidenzen in Kitas und Schulen angewandt werden könnte, um so viel Kitabetrieb bzw. Schulunterricht wie möglich aufrecht erhalten zu können.

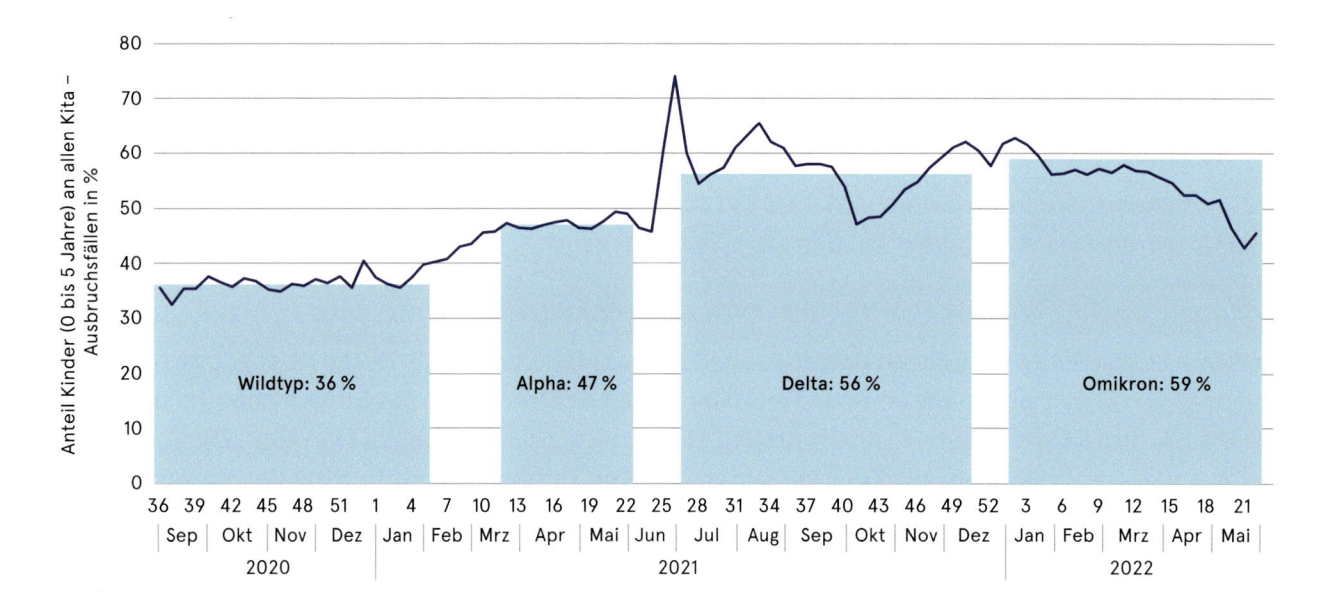

Abbildung 3.2-4:
Anteil Kinder im Alter von 0 bis 5 Jahren an allen in Kita-Ausbrüchen übermittelten Fällen im zeitlichen Verlauf (Linie; über drei Wochen geglättete Werte) sowie nach Phase (Balken). Datenquelle: Meldedaten.

Die Auswertungen machen deutlich, dass die beiden Systeme sowohl übereinstimmende als auch sich ergänzende Informationen erzeugen können und es von großem Vorteil ist, mehr als eine Datenquelle für die Bewertung des SARS-CoV-2-Infektionsgeschehens in Kitas heranziehen zu können. Beide Systeme haben dabei ihre eigenen Stärken. Das KiTa-Register beschränkt den Blick auf die Kita an sich und könnte damit möglicherweise den Infektionsdruck in Hochinzidenzphasen besser wiedergeben. Es ermöglicht zudem einen detaillierteren Einblick in das Infektionsgeschehen in den Einrichtungen. Durch die Erfassung von infektionspräventiven Maßnahmen bietet es zudem die Möglichkeit der Analyse einer Assoziation mit der Häufigkeit des Auftretens von Fällen (vgl. Neuberger et al., 2022a, vgl. Kap. 3.6.8). Im Meldesystem werden neben den Ausbruchsinformationen noch viele weitere klinische und epidemiologische Angaben zu den bei Ausbrüchen betroffenen Personen übermittelt, die für die epidemiologische (Lage-)Einschätzung relevant sind. Kita-Ausbrüche können zudem mit Ausbrüchen anderer Settings ausgewertet und bewertet werden (vgl. Buda et al., 2020). Weiterhin können auf lokaler Ebene z. B. im Rahmen der Ermittlungen Vernetzungen zwischen einzelnen Ausbrüchen erkannt werden, die dann als zusammengehöriges Ausbruchsgeschehen übermittelt und gemanagt werden können.

3.2.3 Vergleich der Kita-Schließungen aus dem KiTa-Register mit den übermittelten Kita-Ausbrüchen aus den Meldedaten

Die im Rahmen des KiTa-Registers erhobenen Daten von Kitas zu Schließungen aufgrund von Verdachts- oder Infektionsfällen wurden ausgewertet und den ans RKI übermittelten Kita-Ausbrüchen (Meldedaten) gegenübergestellt. Es wird zum einen in der Abbildung 3.2-5 der Anteil an Einrichtungen, die eine neue Gruppen- oder Einrichtungsschließung für die jeweilige KW berichtet haben, als Balken dargestellt (Daten aus dem KiTa-Register). Zum anderen zeigt die Kurve die Anzahl übermittelter Kita-Ausbrüche, zu denen mindestens zwei bestätigte COVID-19-Fälle gemeldet wurden (Meldedaten). Es ist zu beachten, dass Einrichtungsschließungen sowohl wegen Verdachts- als auch wegen Infektionsfällen vorgenommen worden sein können. Die beiden Datenquellen sind daher nicht direkt miteinander vergleichbar, allerdings verliefen die Kennzahlen beider Systeme im Pandemieverlauf relativ kongruent.

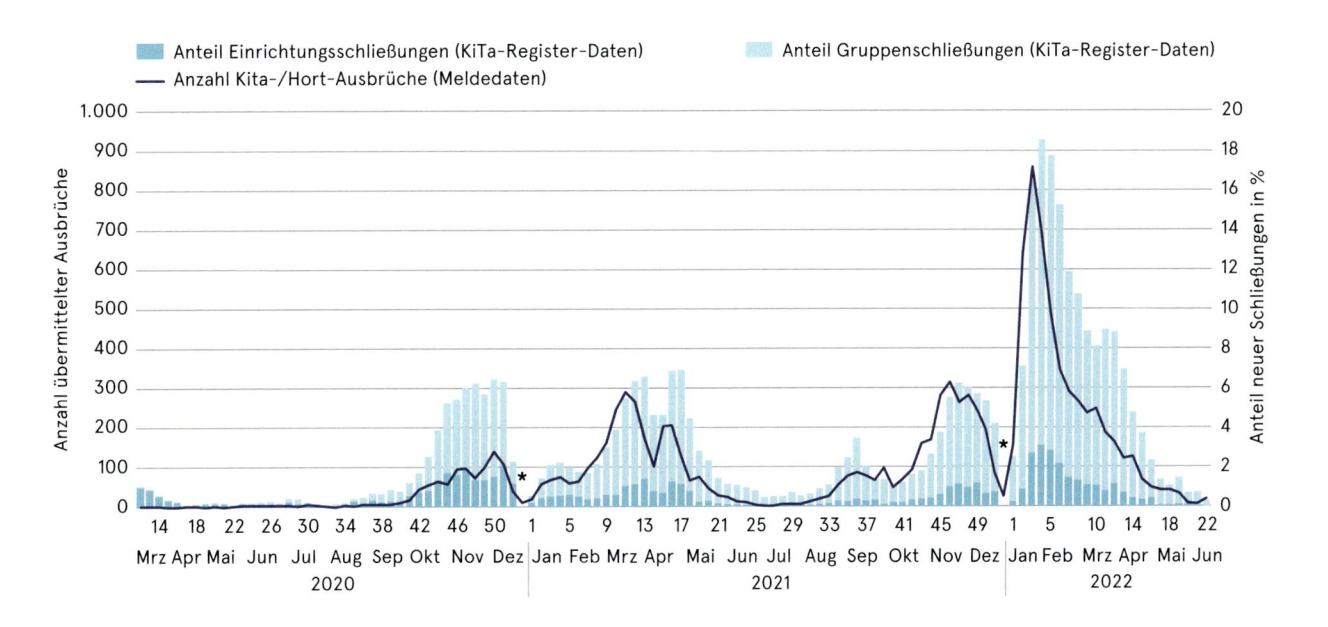

Abbildung 3.2-5:
Anzahl der an das RKI übermittelten Kita-Ausbrüche (Linie) und Anteil neuer Gruppen- und Einrichtungsschließungen aufgrund eines Verdachts- oder Infektionsfalls (Balken), die mit dem KiTa-Register des DJI erfasst werden. Einrichtungen, die in derselben Woche sowohl eine Gruppen- als auch eine Einrichtungsschließung vorgenommen haben, werden nur bei den Einrichtungsschließungen gezählt. Da die Anzahl an Einrichtungen, die in der jeweiligen Woche an der Abfrage des KiTa-Registers ab dessen Start teilgenommen haben, im Verlauf der Coronapandemie mitunter differiert, kann die gleiche Anzahl an Schließungen jeweils einen kleineren oder größeren prozentualen Anteil ausmachen. Informationen über die KW 12–32/2020 (16.03.–09.08.2020) wurden retrospektiv erfasst. * Für KW 53/2020 und 52/2021 wurden keine Daten im KiTa-Register abgefragt.

So zeichnen sich beim Kurvenverlauf beider Parameter deutlich die jeweiligen Wellen ab. Es fällt allerdings auf, dass während der Anteil an (Gruppen- oder Kita-)Schließungen zu Hoch-Zeiten während der Wildtyp- (Herbst 2020), Alpha- (Frühjahr 2021) und Delta-Phase (Sommer/Herbst 2021) mit etwa 6 % ähnlich hoch war, sich die Zahl der ans RKI übermittelten Ausbrüche in der Alpha- und Delta-Phase im Vergleich zur Wildtyp-Phase etwa verdoppelte. Möglicherweise führten kleinere Ausbrüche sowie Einzel- oder Verdachtsfälle in Kitas in der zweiten Welle im Herbst 2020 noch häufiger als im späteren Verlauf der Pandemie zu Gruppen- und insbesondere Kita-Schließungen. Diese Beobachtung findet eine

Parallele im Anteil der Gruppenschließungen an allen Schließungen, der seit Pandemiebeginn kontinuierlich zunahm (vgl. Abbildung 3.2-6). Betrafen im Herbst 2020 etwa 65 % aller Schließungen nur einzelne Gruppen, so lag der Anteil seit dem Frühjahr 2021 bei über 80 %. Dies könnte u. a. damit zusammenhängen, dass eine zunehmende Gruppentrennung immer seltener eine Schließung erforderlich machte und Kitas zunehmend lernten, mit den Fall-Häufungen umzugehen bzw. diese zu limitieren, ohne dass die gesamte Kita geschlossen werden musste.

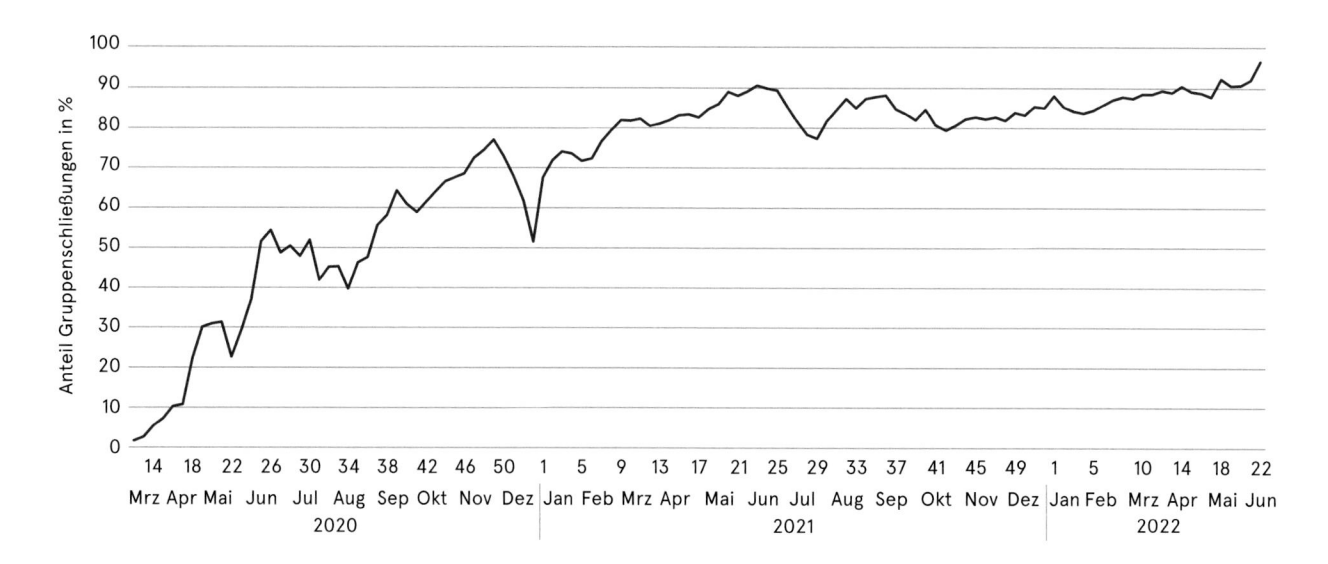

Abbildung 3.2-6:
Anteil von Gruppenschließungen an allen Schließungen (Gruppen- und Einrichtungsschließungen), die über das KiTa-Register erfasst wurden. Es wurden über 3 Wochen geglättete Werte verwendet.

3.2.4 Fazit

Verdachts- und Infektionsfälle wurden direkt bei den Einrichtungsleitungen über das KiTa-Register erfragt. Die Zahl der Verdachtsfälle überstieg zunächst in der zweiten Welle noch die Zahl der Infektionsfälle, allerdings wurden Infektionsfälle schon in der dritten Welle zunehmend sicherer als solche erkannt. Verdachtsfälle spielten, wohl aufgrund einer zunehmenden Verfügbarkeit von Tests im Verlauf der Pandemie, eine immer geringere Rolle. Die Zahl der Infektionsfälle erreichte zu Beginn der Omikron-Phase die mit Abstand höchsten Werte, wobei hier insbesondere Infektionen bei Kindern eine zunehmend größere Rolle spielten.

Kita-Ausbrüche wurden über das Meldesystem an das RKI übermittelt und konnten über das KiTa-Register (als potenzielle Ausbrüche) ebenfalls abgeschätzt werden. Die Zahl der Ausbrüche bzw. potenziellen Ausbrüche erreichte ebenfalls zu Beginn der Omikron-Phase die mit Abstand höchsten Werte und ging danach kontinuierlich zurück. Bei hohen Infektionszahlen steigt der Infektionsdruck in Kitas, andererseits können Kita-assoziierte Ausbrüche immer schwerer als solche erkannt werden. In der Wildtyp-Phase betrug der Anteil der 0- bis 5-jährigen Kinder an allen Ausbruchsfällen lediglich 36 % (im Vergleich zu 83 % bei Influenza-Ausbrüchen in Kitas vor der Pandemie). Nach Beginn der Impfungen stieg der Anteil der Kinder an den Ausbruchsfällen an. Der über den Pandemieverlauf ansteigende Anteil der Gruppenschließungen an allen Schließungen erreichte ab Frühjahr 2021 80 % und spiegelt vermutlich wider, dass Kitas zunehmend lernten, mit den Fall-Häufungen umzugehen bzw. diese (z. B. durch Anwendung der Test-to-stay-Strategie) zu limitieren.

3.3 Die Rolle von Kindern und Kita-Beschäftigten bei der Ausbreitung der SARS-CoV-2-Infektion

Die Rolle von Kindern und Kitas im SARS-CoV-2-Infektionsgeschehen wurde seit dem Beginn der COVID-19-Pandemie auch in der medialen Öffentlichkeit kontrovers diskutiert. Lange gab es nur vereinzelte Daten zu SARS-CoV-2-Übertragungen in Kitas (Schoeps et al., 2021).

3.3.1 Suszeptibilität und Infektiosität von Kindern im Vergleich zu Erwachsenen während des Wildtyps, der Alpha- und Delta-Variante

Hintergrund

Im Vergleich zu Kindern und Jugendlichen haben Erwachsene ein höheres Risiko für schwere Verläufe einer COVID-19-Erkrankung, insbesondere solche mit bereits bestehenden Begleiterkrankungen, höherem Alter und anderen Risikofaktoren. Zu Beginn der Pandemie bestand die Sorge, dass Kinder eine wesentliche, unentdeckte Quelle für die Übertragung von SARS-CoV-2 in der Bevölkerung sein könnten, da sie milder erkranken und häufiger asymptomatische Infektionen aufweisen als Erwachsene.

Ein besseres Verständnis der Suszeptibilität (Empfänglichkeit, Ansteckbarkeit) und Infektiosität (Ansteckungsfähigkeit) von Kindern hilft, die richtige Breite der Maßnahmen zur Infektionskontrolle in der Kindertagesbetreuung und Schulen zu finden, wo viele Kinder nicht geimpft sind.

Mit dem weltweiten Auftauchen neuer besorgniserregender Varianten (VOC) verändern sich auch deren epidemiologische Auswirkungen. Neue Varianten können übertragbarer und evtl. sogar virulenter sein als frühere Varianten. Die meisten Studien wurden jedoch unter Erwachsenen durchgeführt, und es ist unklar, wie sich die virale Evolution auf die Suszeptibilität und Ansteckungsfähigkeit von Kindern und Jugendlichen ausgewirkt hat.

Ein gängiger Ansatz zur Bewertung der epidemiologischen Eigenschaften eines bestimmten Infektionserregers ist die Messung der Übertragung unter Haushaltsmitgliedern nach Eintragung des Erregers durch einen Primärfall. Haushalte können als Minikohorten betrachtet werden, in denen sowohl die Suszeptibilität als auch die Infektiosität von Kindern und Jugendlichen untersucht werden kann, wobei die Haushaltsmitglieder der Erwachsenen als Bezugspunkte dienen. Vor diesem Hintergrund zielte der folgende Studienteil darauf ab, basierend auf Haushaltskontaktdaten, die relative Suszeptibilität und Ansteckungsfähigkeit von SARS-CoV-2 bei Kindern (0 bis 9 Jahre) und Jugendlichen (10 bis 19 Jahre) im Vergleich zu Erwachsenen zu bestimmen, beispielhaft dargestellt für die Virusvarianten (Wildtyp, Alpha und Delta). Der komplette Artikel ist in Englisch auf medRxiv erschienen (Uthman et al., 2022).

Methodik

Bei der Studie handelte es sich um eine systematische Übersichtsarbeit und Meta-Analyse, die den üblichen Richtlinien für die Berichterstattung über Studien (PRISMA) folgte und in der PROSPERO-Datenbank vorregistriert war. Ein positiver Haushaltskontakt wurde durch einen positiven RT-PCR-Test identifiziert. Die sekundäre Infektionsrate im Haushalt (SAR) wurde definiert als alle Sekundärfälle im Haushalt. Um in die Übersichtsarbeit eingeschlossen zu werden, mussten verschiedene Kriterien erfüllt sein, z. B. dass die Studien SAR berichteten, einen Vergleich zwischen Kindern und Erwachsenen zuließen, mindestens alle symptomatischen Haushaltskontakte getestet wurden und Ergebnisse für Wildtyp-, Alpha- oder Delta-Varianten enthielten. Da in der Delta-Phase Impfstoffe schon breit verfügbar waren, war hier die Voraussetzung, dass der Indexfall und die Haushaltskontaktpersonen ungeimpft waren. Die Suchstrategie wurde unabhängig von der Sprache oder dem Veröffentlichungsstatus in den drei Literaturdatenbanken Embase, MEDLINE und MedRxiv angewandt. Zwei Reviewer führten unabhängig voneinander die Auswahl der Studien, die Datenextraktion und die Qualitätsbewertung nach vorher festgelegten Kriterien durch.

Kinder wurden als 0 bis 9 Jahre, Jugendliche als 10 bis 19 Jahre und Erwachsene als 20+ Jahre definiert. Als relatives Maß für die Suszeptibilität wurden Odds Ratios (OR; Chancenverhältnis) geschätzt, indem die SAR von Kindern und/oder Jugendlichen mit der SAR von erwachsenen Personen verglichen wurden. Als relatives Maß für die Infektiosität wurde die SAR von Haushaltskontaktpersonen jeglichen Alters, wenn Kinder bzw. Jugendliche der Indexfall waren, mit der SAR von Haushaltskontaktpersonen verglichen, wenn Erwachsene der Indexfall waren.

Ergebnisse

Die Suche nach systematischen Übersichten ergab 6.341 Artikel. Nach der Identifikation redundanter Artikel (Deduplizierung), dem Screening der Artikel und der Anwendung von Ausschluss- und Einschlusskriterien wurden 28 Artikel mit 308.857 Teilnehmenden in die Meta-Analyse aufgenommen. Die Studien basierten zumeist auf Daten aus Surveillance- oder Kohortenstudien. In den meisten Studien wurden über Daten zum Wildtyp-Virus oder der Alpha-Variante berichtet. Die Studienqualität variierte von 5 bis 9 Punkten (von maximal 9 möglichen Punkten).

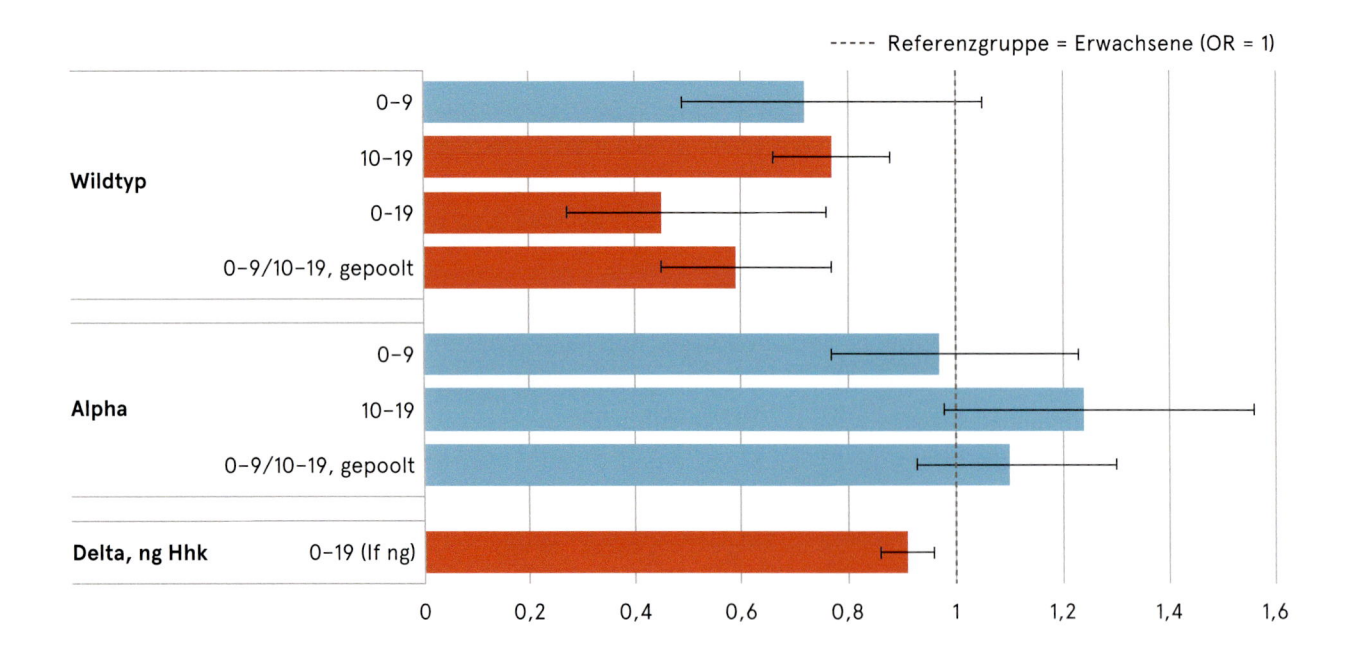

Abbildung 3.3-1:
Suszeptibilitätsanalyse – Odds Ratios (OR) für SARS-CoV-2-Infektionen bei Kindern und Jugendlichen im Vergleich zu Erwachsenen, stratifiziert nach Wildtyp-, Alpha- und Delta-Variante. Die gestrichelte Linie stellt die Referenzgruppe der Erwachsenen dar (OR = 1). Rote Balken repräsentieren statistisch signifikante OR. Hhk = Haushaltskontakte; ng = nicht geimpft; If = Indexfälle.

Bezüglich der Suszeptibilität für eine Infektion variierten die SAR stark zwischen den Studien; für jede der drei Altersgruppen zeigte sich eine große Heterogenität. Für die Infektion mit dem Wildtyp-Virus gab es Hinweise auf eine geringere Suszeptibilität sowohl in der Altersgruppe der 0- bis 9-Jährigen (um 28 % reduziert) als auch der 10- bis 19-Jährigen (um 23 % reduziert) im Vergleich zu Erwachsenen. Es gab aber keine Hinweise auf eine unterschiedliche Suszeptibilität für eine Infektion mit der Alpha-

Variante. Für die Delta-Variante konnte nur eine große dänische Studie identifiziert werden (vgl. Lyngse et al., 2022). Diese zeigte eine (um 7 %) reduzierte Suszeptibilität bei 0- bis 19-Jährigen im Vergleich zu Erwachsenen (vgl. Abbildung 3.3-1).

Auch bezüglich der Infektiosität nach Infektion mit dem Wildtyp-Virus wurde eine große Heterogenität der SAR festgestellt. Die zusammengefasste Schätzung deutete auf eine niedrigere Infektiosität hin, sowohl wenn Kinder als auch wenn Jugendliche der Indexfall waren; dies wurde aber erst signifikant (reduziert um 30 %), wenn beide Altersgruppen gepoolt wurden. Für die Alpha-Variante ergaben die Schätzungen für Kinder und Jugendliche (0 bis 19 Jahre gepoolt) keine statistisch unterschiedliche Infektiosität im Vergleich zu Erwachsenen. Bei der Delta-Variante stand aus der dänischen Studie nur die Auswertung für die 0- bis 19-Jährigen zur Verfügung, welche eine um 29 % reduzierte Infektiosität gegenüber Erwachsenen ergab (vgl. Abbildung 3.3-2).

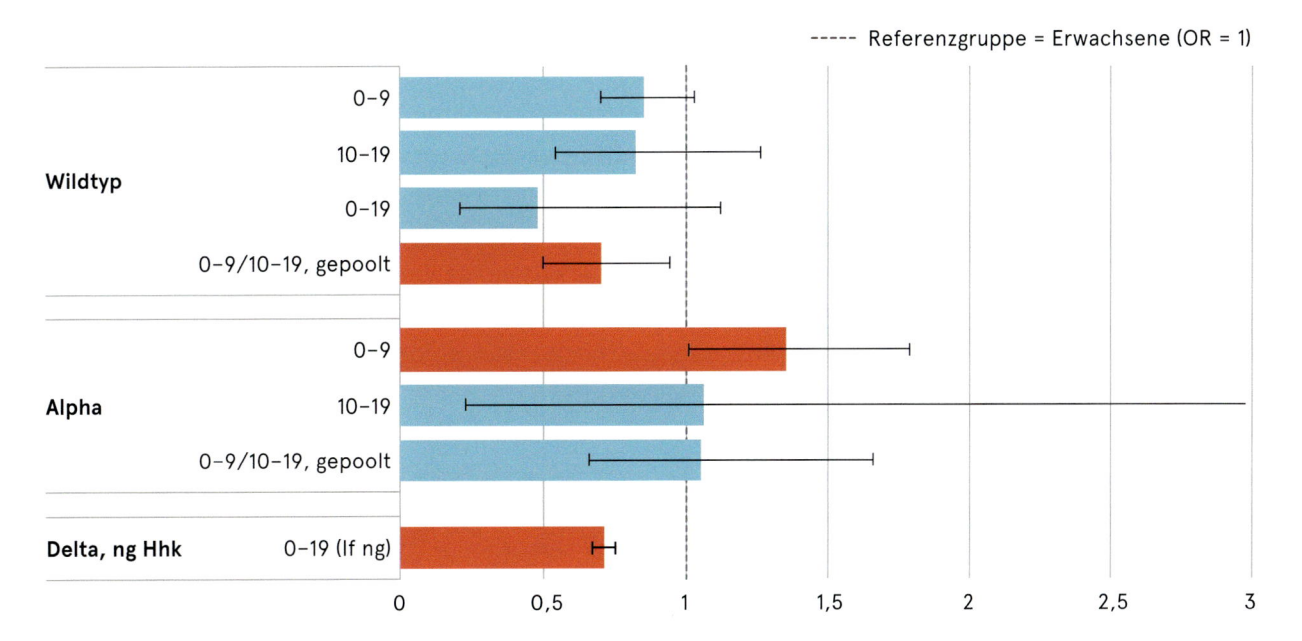

Abbildung 3.3-2:
Infektiositätsanalyse – Odds Ratios (OR) für SARS-CoV-2-Infektionen, wenn Kinder vs. Erwachsene, Jugendliche vs. Erwachsene oder 0- bis 19-Jährige zusammen vs. Erwachsene Indexfälle waren; stratifiziert nach Wildtyp-, Alpha- und Delta-Variante. Die gestrichelte Linie stellt die Referenzgruppe der Erwachsenen dar (OR = 1). Rote Balken repräsentieren statistisch signifikante OR. Hhk = Haushaltskontakte; ng = nicht geimpft; If = Indexfälle.

Insgesamt stieg die SAR in Haushalten von ca. 15–25 % (Wildtyp-Virus) zu 45–50 % (Alpha-Variante) an und fiel dann zu ungefähr 25–35 % (Delta-Variante).

Diskussion und Schlussfolgerung

Die Feststellung, dass Kinder im Alter von 0 bis 9 Jahren und Jugendliche im Alter von 10 bis 19 Jahren weniger suszeptibel für den Wildtyp-Stamm von SARS-CoV-2 waren als Erwachsene, aber genauso empfänglich für die Alpha-Variante wie Erwachsene, ist kongruent mit zwei umfassenden Übersichtsarbeiten und Meta-Analysen von Haushaltsstudien (vgl. Madewell et al., 2021; Zhu et al., 2021). Es gibt mehrere Hypothesen, warum die SAR bei Kindern niedriger ist als bei Erwachsenen, z. B. eine geringere Testwahrscheinlichkeit, eine geringere Viruslast oder -aktivität, eine angeborene Immunität oder ein indirekter Schutz (engl. cross protection) durch zelluläre Immunität aufgrund einer früheren Exposition gegenüber schon vor der Pandemie zirkulierenden, saisonalen „Erkältungs"-Coronaviren, wie z. B. OC43.

Neben der geringeren Suszeptibilität waren Kinder und Jugendliche auch bezüglich des Wildtyps weniger infektiös als Erwachsene.

Die Evidenz bezüglich der Varianten nach dem Wildtyp ist weniger klar. Die Verbreitung der Alpha-Variante scheint im Allgemeinen sowohl bei Kindern als auch bei Jugendlichen mit einer wesentlich höheren SAR verbunden gewesen zu sein, ähnlich hoch wie bei Erwachsenen, und auch ähnlich bezüglich Suszeptibilität und Infektiosität. Die Bewertung der Delta-Variante wurde durch die zunehmende Durchimpfung und frühere Infektionen erschwert. Die Daten aus der großen dänischen Studie, in der nur nicht geimpfte Indexfälle und nicht geimpfte Haushaltskontakte eingeschlossen wurden, weisen aber darauf hin, dass die Suszeptibilität und Infektiosität von Kindern und Jugendlichen im Vergleich zu Erwachsenen möglicherweise wieder reduziert ist, wenn auch nicht so stark wie beim Wildtyp.

Einschränkend ist zu sagen, dass in der Meta-Analyse keine Aussage zu der Gruppe der 0 bis 5 Jahre alten Kinder gemacht werden konnte, da über diese spezifische Altersgruppe zu wenige Daten vorliegen.

Zusammengefasst legt die Analyse nahe, dass sich die Suszeptibilität und Infektiosität von Kindern und Jugendlichen im Vergleich zu Erwachsenen von Variante zu Variante verändert hat, jedoch nicht in der gleichen Richtung und Größenordnung.

Diese Ergebnisse zeigen, wie wichtig es ist, die Übertragbarkeit auf sowie die Übertragungsfähigkeit von Kindern und Jugendlichen relativ zu derjenigen von Erwachsenen variantenspezifisch zu verstehen. Infolgedessen sollte die relative Suszeptibilität und Infektiosität von Kindern und Jugendlichen für jede neue Variante oder gar Untervariante neu bewertet werden.

3.3.2 Übertragungsrisiko (SAR) durch Kinder und Erwachsene in Kitas

Das Modul 4 der Corona-KiTa-Studie, die COALA-Studie (vgl. Kap. 2.4), sollte dazu beitragen, Übertragungen von SARS-CoV-2 in Kitas besser zu verstehen. Hierfür wurde zwischen Oktober 2020 und Juni 2021 das Infektionsgeschehen in 30 Kita-Gruppen untersucht, in denen ein akuter SARS-CoV-2-Fall gemeldet worden war. In die Analysen gingen die Labor- und Befragungsdaten von insgesamt 421 Kindern und 522 Erwachsenen ein. Die engmaschige Beprobung ermöglichte es zu erkennen, ob es zu einer sogenannten sekundären Übertragung gekommen war, d. h., ob eine positiv getestete Person eine Kontaktperson aus der Kita-Gruppe oder dem Haushalt mit SARS-CoV-2 angesteckt hatte.

Die Ergebnisse wurden im letzten Quartalsbericht 2021 der Corona-KiTa-Studie dargestellt und in einem wissenschaftlichen Journal veröffentlicht (Loss et al. 2022).

Analysen in COALA: Primärfälle als Ausgangspunkt des Infektionsgeschehens

In 17 der 30 einbezogenen Kita-Gruppen wurden dem Gesundheitsamt als erster Fall (Indexfall) ein Kind gemeldet (bzw. zwei Kinder, die Geschwister waren und am selben Tag positiv getestet wurden), in 13 Kita-Gruppen war eine Beschäftigte oder ein Beschäftigter der Indexfall (bzw. zwei Beschäftigte, die am selben Tag positiv getestet wurden).

Anhand der Ergebnisse der während der COALA-Studie durchgeführten Labortests und Interviews wurden die Infektionswege in jeder Kita-Gruppe und jedem Haushalt rekonstruiert. Ziel dieser Analysen war es, den wahrscheinlichsten Primärfall zu identifizieren, d. h. den SARS-CoV-2-Fall, von dem das Infektionsgeschehen in der Kita-Gruppe bzw. im Haushalt ausging.

Auf der Grundlage der identifizierten Primärfälle wurde die sekundäre Infektionsrate (SAR) in Kitas bzw. Haushalten berechnet. Die sekundäre Infektionsrate bezeichnet den Anteil an engen Kontaktpersonen, die sich beim Primärfall angesteckt haben. Sie wird berechnet, indem die Sekundärfälle in dem jeweiligen Setting (Kita bzw. Haushalt) durch die Gesamtzahl der teilnehmenden Kontaktpersonen dividiert werden.

Ansteckungen in Kitas

In den 30 untersuchten Kita-Gruppen wurden insgesamt 343 Kontaktpersonen der Primärfälle untersucht – unter ihnen wurden 33 Ansteckungen (= sekundäre Fälle) festgestellt. Die Anzahl der Folgefälle unterschied sich stark zwischen den einzelnen untersuchten Kitas. In den meisten Kita-Gruppen (22/30) steckte sich keine weitere teilnehmende Person an. In drei Kita-Gruppen wurde eine Ansteckung beobachtet, in den verbleibenden fünf Kita-Gruppen drei oder mehr, bis hin zum Höchstwert von elf Ansteckungen in einer Kita-Gruppe. Werden alle sekundären Fälle zusammengefasst, haben sich in den untersuchten Kita-Gruppen 33/343 Kontaktpersonen angesteckt, im Schnitt also 9,6 %. Dieser Wert wird auch als gepoolte sekundäre Infektionsrate bezeichnet. Das heißt, in einer Kita-Gruppe, in der zehn Personen zusammenkommen, steckte eine infizierte Person durchschnittlich etwa eine Person aus der Gruppe an. Ob ein Kita-Kind oder eine in der Kita beschäftigte Person der Primärfall war, ergab dabei keinen statistisch signifikanten Unterschied (Abbildung 3.3-3). Im Januar 2021, in den ersten Monaten des Untersuchungszeitraums der COALA-Studie, trat in Deutschland die besorgniserregende SARS-CoV-2-Virusvariante (variant of concern, VOC) Alpha auf; sie wurde im Verlauf der COALA-Studie zur vorherrschenden Variante. Es gab einen deutlichen Unterschied im Übertragungsrisiko zwischen den Kita-Gruppen, in denen die Alpha-Variante nachgewiesen wurde (n = 15, sekundäre Infektionsrate 15,9 %), und den Kita-Gruppen ohne Nachweis einer besorgniserregenden Variante (n = 15, sekundäre Infektionsrate 5,1 %; vgl. Abbildung 3.3-3; Loss et al. 2021).

Wie viel Prozent der Kontaktpersonen steckt ein SARS-CoV-2-Fall in der Kita an?

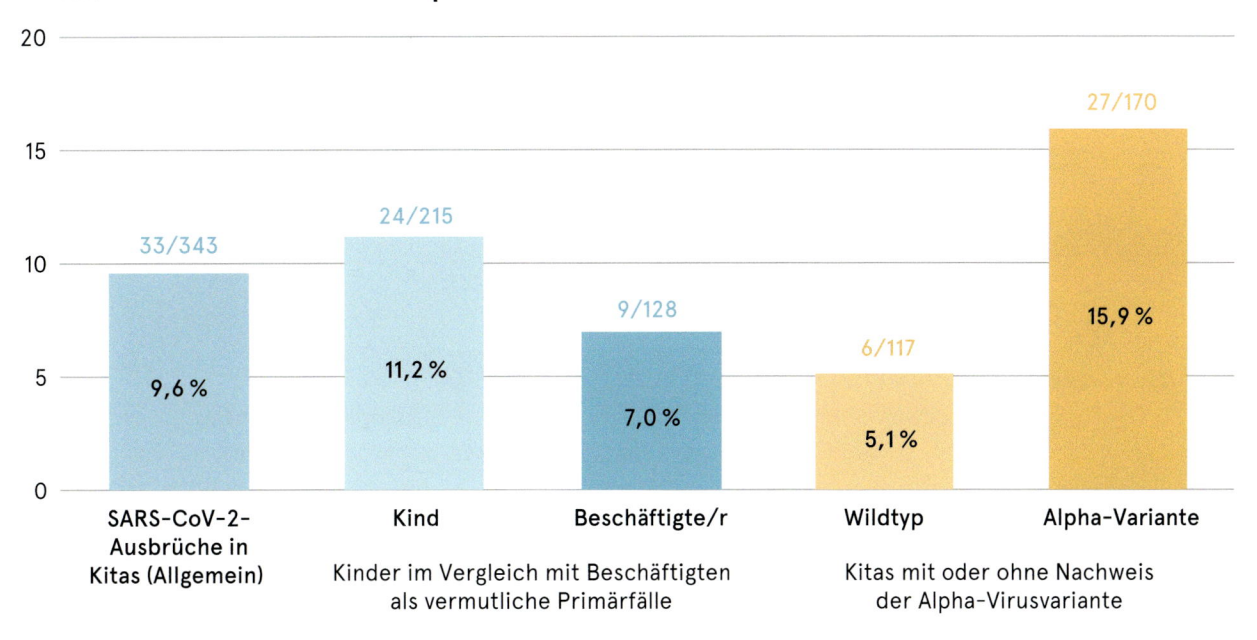

Kategorie	Wert	Anteil
SARS-CoV-2-Ausbrüche in Kitas (Allgemein)	33/343	9,6 %
Kind	24/215	11,2 %
Beschäftigte/r	9/128	7,0 %
Wildtyp	6/117	5,1 %
Alpha-Variante	27/170	15,9 %

Kinder im Vergleich mit Beschäftigten als vermutliche Primärfälle

Kitas mit oder ohne Nachweis der Alpha-Virusvariante

Abbildung 3.3-3:
Sekundäre Infektionsrate der teilnehmenden Kontaktpersonen in COALA nach wahrscheinlichen Primärfällen und nach Wildtyp/Alpha-Variante (in %).

Gepoolt über alle Kitas steckte eine infizierte Person 9,6 % ihrer Kontakte an. Kinder mit SARS-CoV-2 steckten 11,2 % ihrer Kontakte an, bei dem Kitapersonal lag das Übertragungsrisiko bei 7,0 %. Die Unterschiede zwischen den Primärfällen und Virusvarianten sind nicht signifikant.

Ansteckungsrisiko von Kindern und Erwachsenen im Falle eines SARS-CoV-2 Ausbruchs

Unter den Kontaktpersonen hatten Kinder eine signifikant geringere Wahrscheinlichkeit, sich mit SARS-CoV-2 anzustecken, als Erwachsene. Die Wahrscheinlichkeit einer Ansteckung betrug bei Kindern 7,7 %. Bei den erwachsenen Kontaktpersonen war die Wahrscheinlichkeit mit 15,5 % etwa doppelt so hoch.

3.3.3 Übertragung in die Haushalte

Ergebnisse aus COALA

Die Kinder (n = 20) und Mitarbeitenden (n = 13), die sich in der Kita mit SARS-CoV-2 infiziert hatten (Sekundärfälle), lebten in 24 Haushalten mit 45 engen Kontaktpersonen. Zwei infizierte Beschäftigte lebten allein und wurden bei den Berechnungen nicht berücksichtigt. In sechs der verbleibenden 22 Haushalte lebten zwei oder mehr infizierte Kita-Kinder oder -Mitarbeitende in einem Haushalt zusammen. Insgesamt wurden in zwölf der 22 Haushalte Ansteckungen bei weiteren Haushaltsmitgliedern beobachtet, und zwar insgesamt bei 24 aller 45 Kontaktpersonen. Im Mittel wurden somit 53,3 % aller Haushaltskontakte angesteckt. Das Übertragungsrisiko in Haushalten war höher als das in Kitas (9,6 %) (signifikanter Unterschied, vgl. Abbildung 3.3-4).

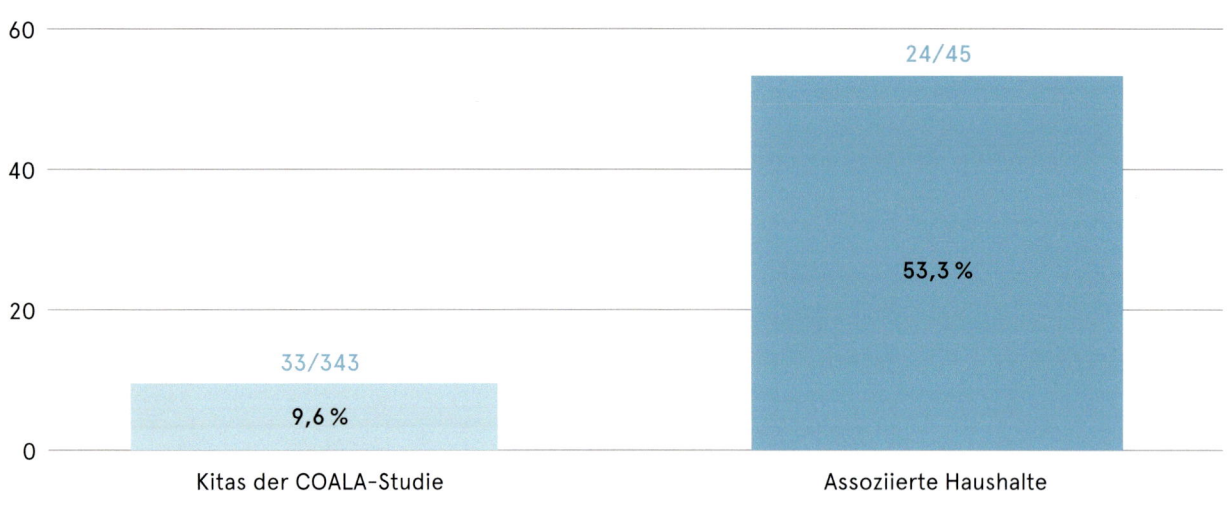

Wie viel Prozent der Kontaktpersonen eines SARS-CoV-2-Falles stecken sich in dem jeweiligen Umfeld an?

	Kitas der COALA-Studie	Assoziierte Haushalte
	33/343 – 9,6 %	24/45 – 53,3 %

Abbildung 3.3-4:
Sekundäre Infektionsrate in Kita-Gruppen und Haushalten (in %; Kontaktpersonen in Kita-Gruppen: 343, Kontaktpersonen in Haushalten: 45)

Ergebnisse weiterer Ausbruchsuntersuchungen

Anlässlich dreier Ausbrüche in Kitas, bei denen das RKI im Landkreis Bergstraße (Heppenheim) um Amtshilfe gebeten wurde, konnte auch der Eintrag und die Übertragung von SARS-CoV-2 in Haushalten zu Beginn der Alpha-Phase im Januar/Februar 2021 untersucht werden. Die hier beschriebene Untersuchung wurde im Fachblatt Eurosurveillance veröffentlicht (Loenenbach et al., 2021) und ging auch in die Meta-Analyse im Kapitel 3.3.1 ein. Haushaltsmitglieder wurden nicht systematisch getestet, jedoch wurde allen Haushaltskontaktpersonen ein Test angeboten, kurz nachdem der Primärfall positiv getestet worden war. Die Haushalte wurden kontaktiert, um das Auftreten von Symptomen zu überwachen, symptomatische Personen wurde grundsätzlich getestet. Haushaltskontaktpersonen mit einem negativen Test oder die – in Abwesenheit eines Tests (19/92; 21 %) – kein Ergebnis hatten, wurden als „Nichtfälle" gezählt. Nach Ausschluss von Haushalten, z. B. wegen eines anderen möglichen Primärfalls, wurden 38 Haushalte mit 92 Kontaktpersonen eingeschlossen. Die gepoolte sekundäre Infektionsrate (SIR) in den Haushalten betrug 37 % (95 % Konfidenzintervall (KI): 28–47). Wenn die Haushaltskontaktperson ein Kind war (32 %; 95 % KI: 18–51), war die SIR niedriger, aber nicht signifikant anders als für erwachsene Kontaktpersonen (39 %; 95 % KI: 28–51). Die SIR in Haushalten war (auch nicht signifikant) höher, wenn der Primärfall ein Kind war (N = 22; 39 %; 95 % KI: 28–52) gegenüber 33 % (N = 16; 95 % KI: 20–50) für erwachsene Primärfälle.

Dieses Ergebnis ist ein Beispiel für den Befund des in Kapitel 3.3.1 vorgestellten systematischen Reviews, dass die Übertragbarkeit der VOC Alpha generell im Vergleich zum vorher zirkulierenden Wildtyp angestiegen ist. Die Punktschätzungen der Haushalts-SIR waren sowohl bei den Kindern (32 %; 95 % KI: 18–51) als auch bei den Erwachsenen (39 %; 95 % KI: 28–51) höher als die aus der Zeit vor der VOC zusammengestellten Meta-Analyse von Madewell et al., 2020 (17 %; 95 % KI: 12–22 bzw. 28 %; 95 % KI: 20–37). Des Weiteren konnte daraus abgelesen werden, dass sich Kinder und Erwachsene sowohl bezüglich der Suszeptibilität (ähnliche SIR bei Kindern und Erwachsenen) als auch der Infektiosität (ähnliche SIR bei Haushaltskontaktpersonen, wenn Kinder vs. Erwachsene Primärfälle waren) im Rahmen der Infektionen durch die VOC Alpha zumindest angenähert hatten. Auch dieses Ergebnis bestätigte sich im Rahmen der Auswertung weiterer Studien, wie in Kapitel 3.3.1 beschrieben.

3.3.4 Fazit

Die COALA-Studie, die in 30 Kitas SARS-CoV-2-Fälle bzw. -Ausbrüche untersuchte, offenbarte eine große Heterogenität der Ansteckungsraten in Kitas. Die gepoolte sekundäre Infektionsrate war in Haushalten mit 50 % höher als in Kitas (ca. 10 %). Auf Grundlage eines systematischen Reviews (ergänzt durch eine eigene Untersuchung dreier zeitgleicher Kita-Ausbrüche in einem Landkreis und weiterer Feldstudien in Kitas) zeigte sich, dass sich die Suszeptibilität und Infektiosität gegenüber SARS-CoV-2 bei Kindern im Vergleich zu Erwachsenen von Variante zu Variante geändert hat. Die während des Wildtyps deutlich niedrigere Suszeptibilität und Infektiosität von Kindern im Vergleich zu Erwachsenen zeigte sich während der Zirkulation der Alpha-Variante nicht mehr, sie könnten möglicherweise während der Zirkulation der Delta-Variante wieder gesunken sein. Idealerweise sollten die relative Suszeptibilität und Infektiosität von Kindern und Jugendlichen für jede neue Variante oder gar Untervariante neu erhoben und bewertet werden.

3.4 Ergebnisse zur Infektiosität und Immunität von Kindern und Erwachsenen

3.4.1 Dauer bis zur Virusfreiheit, Viruslast im zeitlichen Verlauf

Im Zusammenhang mit der Beurteilung von Krankheitsverläufen und Quarantäne- und Isolationsdauer ist es wichtig einzuschätzen, wie lange Kinder (und Erwachsene), die mit SARS-CoV-2 infiziert sind, als infektiös, also ansteckend, gelten müssen. Um die Infektiosität einer Person zu beurteilen, kann man in

Abstrichen aus dem Atemwegstrakt die Menge an vorhandener Virus-RNA bestimmen. Man spricht von Viruslast (VL), d. h. der Menge an viralem Genmaterial (hier RNA), das in Proben nachgewiesen wird. Ein positives PCR-Ergebnis ist dabei nicht gleichbedeutend mit der Infektiosität der getesteten Person. Wenn die Viruslast sehr gering ist, spricht man zwar noch von einem „positiven" Test, geht aber davon aus, dass die Virusmenge zu gering ist, um eine Kontaktperson anzustecken. Für SARS-CoV-2 wurde im Laufe der Pandemie ein Schwellenwert von SARS-CoV-2-RNA-Kopien/ml ermittelt (Vierbaum et al., 2022), ab dem davon ausgegangen werden kann, dass die Menge des viralen Materials für eine Übertragung auf andere ausreicht. Ist nach einer Infektion kein Virus mehr im Atemwegstrakt nachweisbar, spricht man von „viraler Clearance" (VC) oder Virusfreiheit. Virale Clearance ist erreicht, wenn es bei einer Person zu einem negativen PCR-Test nach einem oder mehreren positiven PCR-Tests kommt.

Das COALA-Studiendesign sah vor, dass bei jeder teilnehmenden Person an insgesamt fünf festgelegten Zeitpunkten über einen Zeitraum von zwölf Tagen Proben entnommen wurden. Die erste Beprobung erfolgte beim Hausbesuch durch das Studienteam, vier bis sechs Tage nachdem der Indexfall des SARS-CoV-2-Ausbruchs positiv getestet wurde. Je nachdem, wann die Teilnehmenden sich angesteckt hatten bzw. ob es sich um den (bereits vor mehreren Tagen erstmals positiv getesteten) Indexfall handelte, fiel der Hausbesuch und damit der gesamte zwölftägige Untersuchungszeitraum bei den Teilnehmenden auf jeweils verschiedene Perioden innerhalb des individuellen Infektionsverlaufs. Basierend auf Informationen zu Testdatum, Symptomen und Exposition wurde für jede teilnehmende Person das wahrscheinliche Infektionsdatum mit SARS-CoV-2 bestimmt und dieses als Ausgangspunkt für die Analysen zur viralen Clearance und Viruslast verwendet.

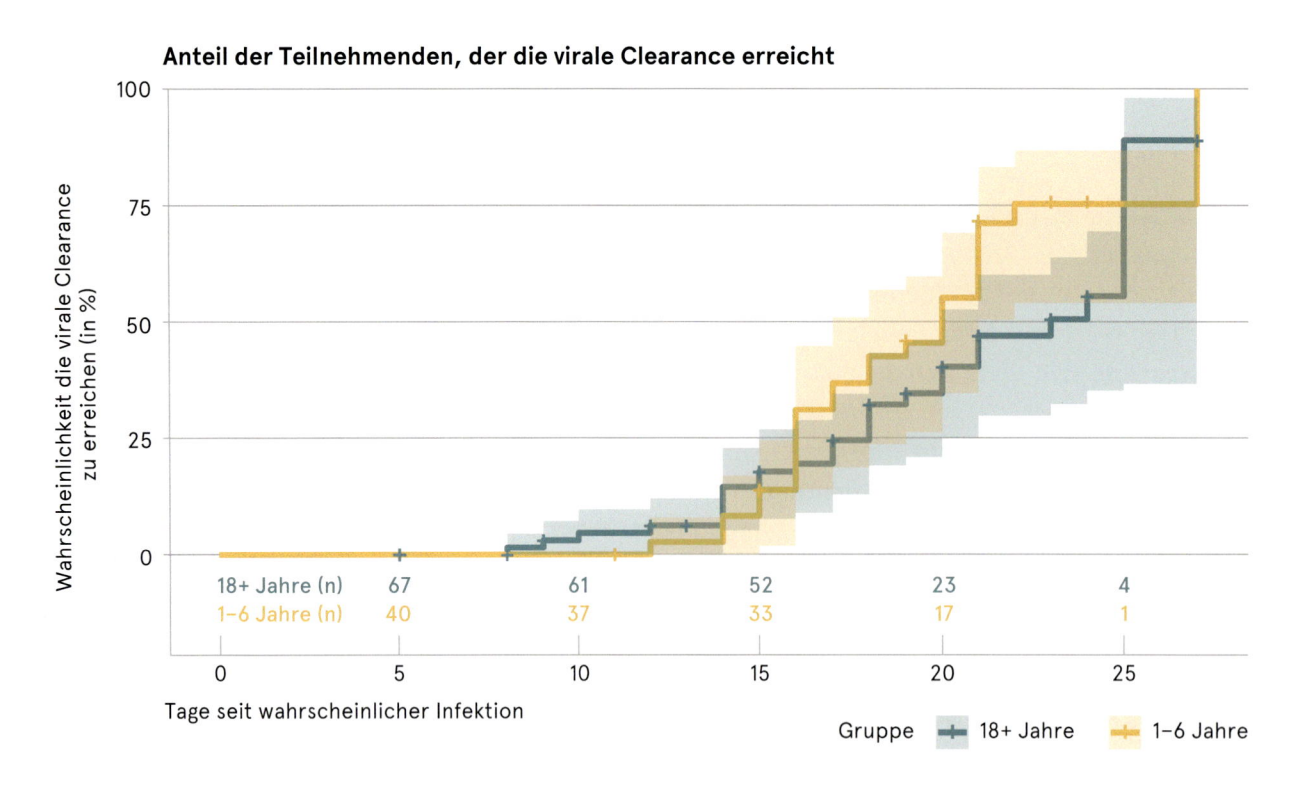

Abbildung 3.4-1:
Gemäß Kaplan-Meier-Überlebensanalyse geschätzter Prozentsatz der Kinder in Kindertageseinrichtungen und der Erwachsenen, die zu den jeweiligen Zeitpunkten im Verlauf der SARS-CoV-2-Infektion eine Virusfreiheit erreicht haben. Gezählt werden die Tage seit dem Tag der angenommenen Infektion (Tag Null). Zahlen in türkis und orange: Anzahl der Teilnehmenden, die unmittelbar vor dem jeweiligen Zeitpunkt noch positiv waren. Schattierte Fläche: 95 % KI.

Um Unterschiede in der viralen Clearance und Viruslast zwischen Kindern und Erwachsenen aus dem Kitasetting zu berechnen, wurden alle Kinder im Alter von 1 bis 6 Jahren (n = 40) und Erwachsene im Alter von 18 bis 77 Jahren (n = 67) eingeschlossen, die im Rahmen des SARS-CoV-2 Ausbruches in der jeweiligen Kita eine akute Infektion hatten.

Der Probenrücklauf durch die Teilnehmenden war sehr hoch. Pro Person konnten durchschnittlich Proben aus vier von fünf Beprobungszeitpunkten in die Berechnungen einbezogen werden.

Es zeigte sich, dass Kinder im Median 20 Tage nach dem wahrscheinlichen Infektionszeitpunkt erstmals wieder negativ getestet wurden, d. h. eine virale Clearance erreichten (95 % KI 17–21 Tage, Kaplan-Meier-Analyse). Bei Erwachsenen wurde im Median nach 23 Tagen (95 % KI 20–25 Tage) virale Clearance erreicht (Unterschied nicht signifikant, vgl. Abbildung 3.4-1).

Die Viruslast nahm sowohl bei Kindern als auch bei Erwachsenen im Laufe der Zeit ab, wobei sich die Verläufe der mittleren Viruslast zwischen den beiden Gruppen statistisch nicht unterschieden. Nur ein kleiner Teil der positiv getesteten Personen hatte im Untersuchungszeitraum (noch) eine Viruslast von mehr als 1 Million Kopien/ml, und lag damit über dem geltenden Schwellenwert für die Infektiosität (vgl. Abbildung 3.4-2).

Kaplan-Meier-Berechnungen zeigen, dass ab Tag 15 (95 % KI 13–15) nach vermuteter Infektion 50 % aller Teilnehmer eine Viruslast aufwiesen, die nicht mehr infektiös oder negativ war.

Viruslast im Infektionsverlauf

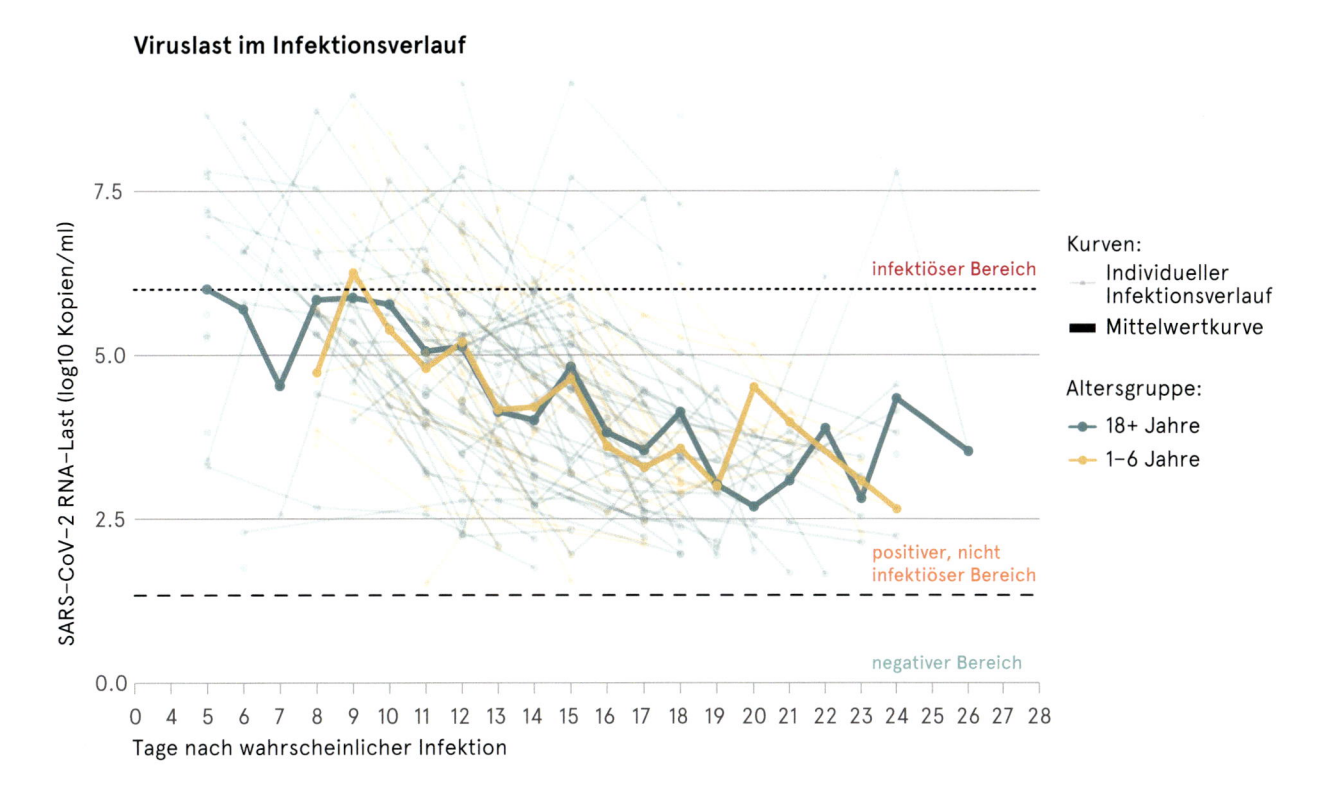

Abbildung 3.4-2:
Viruslastverläufe von Kita-Kindern und Erwachsenen im Infektionsverlauf.

Die Beobachtung, dass es bei Kindern im Alter von 1 bis 6 Jahren in der Regel mehrere Wochen dauert, bis SARS-CoV-2 aus den Atemwegen eliminiert ist, unterstreicht, dass SARS-CoV-2-Fälle bei Kindern in Kindertageseinrichtungen ernst genommen werden sollten und dass die Isolierung infizierter Kinder und die Quarantäne von (nicht immunisierten) engen Kontaktpersonen über einen angemessenen Zeitraum eingehalten werden muss.

Andererseits zeigen die Daten auch, dass anhaltend positive Tests nicht unbedingt mit der Ansteckungsfähigkeit eines Kindes übereinstimmen. Die überwiegende Mehrheit der positiven SARS-CoV-2-PCR-Testergebnisse wies nach dem 15. Tag nach der wahrscheinlichen Infektion eine Viruslast auf, die weit unter dem Schwellenwert von 1 Million Kopien/ml lag; diese Personen gelten somit als nicht mehr infektiös.

Die Viruslast ist als wichtige Determinante des Übertragungsrisikos anerkannt (Watanabe et al., 2010), und nach den hier vorliegenden Daten gibt es wahrscheinlich nur wenige Tage, an denen die Virusausscheidung eines Kindes hoch genug ist, um das Virus auf andere zu übertragen. Diese Ergebnisse können andere Daten ergänzen, die als Entscheidungsgrundlage für die Länge der Isolationszeiten für Kinder und Erwachsene dienen. Neben der Virusausscheidung spielen auch andere Faktoren (Art des Kontakts, Atemvolumen, Husten usw.) eine entscheidende Rolle bei der Übertragung, die Viruslast allein kann nicht mit der Übertragung gleichgesetzt werden.

3.4.2 Antikörper-Bildung, Serokonversion

Durch die Immunantwort, die eine Infektion mit SARS-CoV-2 auslöst, kommt es zu unterschiedlichen zellulären Reaktionen, an deren Ende u. a. eine Antikörperbildung steht. Die Antikörper im Blut neutralisieren bei einem weiteren Kontakt mit SARS-CoV-2 den Erreger und bieten so Schutz vor einer erneuten Erkrankung. Auch eine Impfung bewirkt, dass Antikörper gebildet werden. Der Antikörperstatus kann daher als Indikator zum Nachweis einer durchlaufenen Infektion oder einer Impfung genutzt werden. Die Bildung der Antikörper kann unterschiedlich lange dauern und wird als Serokonversion bezeichnet. Das Vorliegen von Antikörpern im Blut (Serum) nach erfolgter Serokonversion wird Seropositivität genannt.

Bei einer SARS-CoV-2-Infektion sind bei den meisten Infizierten nach etwa zwei Wochen Antikörper nachweisbar (Okba et al., 2020; To et al., 2020). In bisher durchgeführten Studien bildete nur ein sehr geringer Anteil der SARS-CoV-2-Infizierten keine Antikörper (Lagunas-Rangel & Chávez-Valencia, 2021). Die natürliche Dynamik der Antikörperbildung bei SARS-CoV-2 bewirkt allerdings auch, dass die im Blut nachweisbare Konzentration der Antikörper innerhalb einiger Monaten wieder abnimmt (Seow et al., 2020).

In der COALA-Studie wurden die positiv auf SARS-CoV-2 getesteten Teilnehmenden frühestens drei Wochen nach der ersten positiven PCR-Testung ein weiteres Mal zu Hause besucht. Es wurde ihnen Blut abgenommen, das auf Antikörper (IgG) gegen das Virus untersucht wurde. Zur Bestimmung von IgG-Antikörpern wurde der kommerzielle Labortest „Anti-SARS-CoV-2-ELISA (IgG)" der Firma Euroimmun eingesetzt (Euroimmun Medizinische Labordiagnostik AG). Dieser Labortest bestimmt Antikörper gegen das „S-Antigen" und weist sowohl eine Immunantwort nach einer Infektion mit SARS-CoV-2 als auch nach einer erfolgten Impfung nach. Die Testergebnisse sind semiquantitativ, d. h., sie können nur als positiv (≥ 0,94 Ratio) oder negativ (< 0,94 Ratio) bewertet werden, ohne eine Quantifizierung im Sinne einer Titer-Bestimmung (Neuhauser et al., 2021).

In die Auswertung der Serokonversionsrate wurden die Messergebnisse von 38 positiv getesteten Kindern im Kita-Alter und 53 positiv getesteten Erwachsenen einbezogen.

Der zweite Hausbesuch, in dem die kapilläre Blutentnahme erfolgte, lag durchschnittlich 48,60 Tage (42–56 Tage) nach dem wahrscheinlichen Infektionszeitpunkt (zur Berechnung des wahrscheinlichen Datums der Infektion = Tag 0 vgl. Kap. 3.4.1).

Die Untersuchungen ergaben, dass bei 97,37 % (n = 37/38) der Kinder im Kita-Alter Antikörper gegen SARS-CoV-2 nachweisbar waren. Dieser Anteil war deutlich höher als bei Erwachsenen, bei denen nur in 66,04 % (n = 35/53) Antikörper nachgewiesen werden konnten (vgl. Abbildung 3.4-3). Der Unterschied war signifikant (p < 0,001).

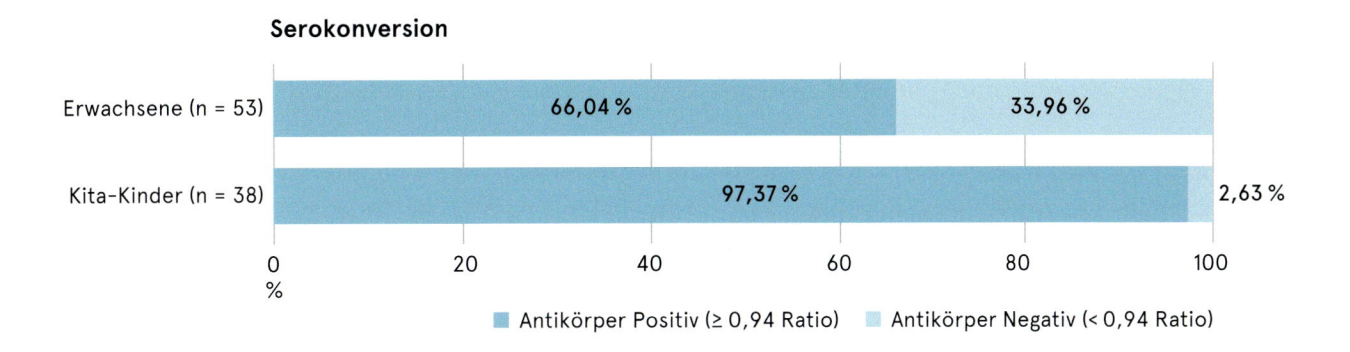

Serokonversion

	Antikörper Positiv (≥ 0,94 Ratio)	Antikörper Negativ (< 0,94 Ratio)
Erwachsene (n = 53)	66,04 %	33,96 %
Kita-Kinder (n = 38)	97,37 %	2,63 %

Abbildung 3.4-3:
Anteil der positiv und negativ auf SARS-CoV-2 getesteten Kinder im Kita-Alter (n = 38) und Erwachsenen (n = 55), bei denen nach einer positiven PCR-Testung S-Antigen-Antikörper im Blut nachgewiesen werden konnten (in %).

Bei der Betrachtung möglicher Gründe für die niedrigere Serokonversionsrate bei Erwachsenen ergaben sich keine deutlichen Unterschiede zwischen den beiden Gruppen (Erwachsene mit positivem Antikörpernachweis n = 35 vs. negativem Antikörpernachweis n = 18), z. B. hinsichtlich Alter, dem Vorliegen von Symptomen, dem zeitlichen Abstand der Messung zur Infektion, der Viruslast, der Anzahl an positiven PCR-Proben oder dem Geschlecht.

Der zeitliche Abstand zwischen wahrscheinlichem Infektionszeitpunkt und Messzeitpunkt der Antikörperbestimmung betrug bei den untersuchten Kita-Kindern 49,7 Tage, bei Erwachsenen 48,1 Tage. Es ist nicht davon auszugehen, dass innerhalb dieses Zeitfensters etwaige bereits gebildete Antikörper nicht mehr nachweisbar waren. Andererseits war der Abstand so gewählt, dass es unwahrscheinlich ist, dass die Antikörper noch nicht ausgebildet wurden.

3.4.3 Fazit

Die Dynamik der Viruslast während des Infektionsverlaufs in den Atemwegen von Kleinkindern ähnelt der von Erwachsenen, was für die Beibehaltung von Eindämmungsmaßnahmen in Kindertageseinrichtungen spricht, um Kinder und Personal zu schützen. Die Ergebnisse aus COALA ergänzen eine bislang unzureichende und sehr heterogene Studienlage. Die Angaben zur Serokonversionsrate bisheriger Studien reichen bei Erwachsenen von 57,7 % über 76,6 % bis 90 % (Renk et al., 2022; Schuler et al., 2021; Toh et al. 2022), bei Kindern im Kita-Alter liegen die berichteten Serokonversionsraten zwischen 37 % und 80 % (Toh et al., 2022).

3.5 Zum Wohlbefinden und zur gesundheitlichen Situation von Kindern in der Pandemie

Die über zwei Jahre andauernde Coronapandemie hatte zeitweise deutliche Auswirkungen auf die Lebens- und Alltagswelten von jungen Kindern. Dies betraf zum einen wiederkehrende, monatelange Einschränkungen beim Besuch gewohnter Bildungs- und Betreuungsorte, wie der Kindertagesbetreuung (KiTa), aber auch die Nutzung non-formaler Förderangebote, beispielsweise von Vereinen, Musikschulen, Kirchen, Bibliotheken, Eltern-Kind-Gruppen oder anderen Initiativen für Kinder. Auch viele Freizeit- und Spielangebote sowie Veranstaltungen für junge Kinder, wie der Besuch von (Indoor-)Spielplätzen, Kletterhallen, Museen, Tier- oder Wildparks, wurden im Rahmen der gesetzlichen Regelungen zum Infektionsschutz insbesondere in den ersten eineinhalb Jahren der Pandemie über längere Zeiträume immer wieder verboten oder nur unter besonderen Rahmenbedingungen erlaubt.

Damit war für viele Kinder nicht nur der Kontakt zu wichtigen außerfamilialen Bezugspersonen, wie z. B. Erzieherinnen oder Kindertagespflegepersonen, meist wochenlang eingeschränkt, sondern aufgrund der allgemeinen Kontaktbeschränkungen in der Bevölkerung betraf dies oftmals auch Kontakte zu Familienmitgliedern außerhalb der Kernfamilie (z. B. zu den Großeltern), Nachbarschaftskontakte sowie Kontakte zu gleichaltrigen Freunden und Spielpartnern. Kinder mussten in der Pandemiezeit zudem auch mit sich kontinuierlich verändernden innerfamilialen Gewohnheiten und Routinen umgehen. Dazu gehörten Einschränkungen im Besuch von Kindertageseinrichtungen und Schulen, die Betroffenheit der Eltern von beruflichen Veränderungen wie Homeoffice, Kurzarbeit oder Arbeitslosigkeit, aber auch ein veränderter Alltag durch Reise- oder Kontaktbeschränkungen sowie Quarantäneregelungen, der sich oftmals negativ auf das elterliche Stress- und Belastungserleben auswirkte (vgl. Kap. 3.9, u. a. Huebener et al., 2021; Döpfner et al., 2021). Für Kinder führten Lockdownphasen und pandemiebedingte Veränderungen im familialen Alltag ebenfalls zu besonderen Belastungen und erhöhtem Stresserleben (Ravens-Sieberer et al., 2020; Schlack et al., 2020; Buheji et al., 2020; Panda et al., 2021). Insbesondere Familien mit geringeren finanziellen und bildungsbezogenen Ressourcen berichteten im ersten Lockdown häufiger, dass ihr Kind nicht gut mit der Pandemiesituation zurechtkommt (Langmeyer et al., 2020).

Neben den entwicklungsbezogenen und psychosozialen Folgen der Pandemie waren seit Beginn der COVID-19-Pandemie Kinder in allen Altersgruppen von Infektionen mit SARS-CoV-2 betroffen (vgl. Kap. 3.1.1). Das klinische Bild ist dabei hoch variabel, und die Art und Schwere der Symptome unterscheiden sich zwischen den Altersgruppen (Hashmi & Asif, 2020). Für Kinder wurde wiederholt beschrieben, dass eine SARS-CoV-2-Infektion meist mild verläuft und ein großer Anteil der Kinder asymptomatisch bleibt (Mantovani et al., 2021). Schwere oder letale Krankheitsverläufe sind im Kindesalter selten. Die Art der Symptome ist unterschiedlich; häufig berichtete Symptome bei Kindern sind Fieber, Kopfschmerzen und Husten. Allerdings gab es vor der Corona-KiTa-Studie keine Studien, die sich auf Kinder im Kita-Alter beschränkt haben; die untersuchten Altersgruppen waren in der Regel viel älter. Um eine SARS-CoV-2-Ausbreitung in Kitas zu vermeiden, ist es daher relevant, die Symptomatik bei Kita-Kindern im Rahmen einer SARS-CoV-2-Infektion einordnen zu können.

Erste Studien zeigen außerdem, dass auch Langzeitsymptome nach einer SARS-CoV-2-Infektion bei Kindern auftreten. Laut der aktuellen Definition der Weltgesundheitsorganisation (WHO) werden unter dem sogenannten Post-COVID-Syndrom Anzeichen und Symptome zusammengefasst, die während oder nach einer SARS-CoV-2-Infektion auftreten, mindestens zwölf Wochen andauern und nicht durch eine andere Diagnose erklärt werden können. Die WHO weist darauf hin, dass sich diese Falldefinition ändern kann und nach neuen wissenschaftlichen Erkenntnissen regelmäßig aktualisiert werden muss

(WHO 2021). Die WHO hat noch keine Definition von Post-COVID für Kinder festgelegt. Aktuell veröffentlichte Studien zu einer Post-COVID-Symptomatik beziehen sich überwiegend auf Erwachsene, im Vergleich dazu ist über die Prävalenz von Langzeit-Beschwerden bei Kindern deutlich weniger bekannt, so dass die Datenlage bisher eingeschränkt ist.

Im Rahmen der elf Befragungszeitpunkte der KiBS-Elternbefragung des Moduls 1 „CoKiss" der Corona-KiTa-Studie zu Herausforderungen und Lösungen vor Ort (vgl. Kap. 2.1.2) wurden unter anderem pandemiebedingte Veränderungen des kindlichen Alltags, wie z. B. lockdownbedingte Zugangsbeschränkungen zur Kindertagesbetreuung sowie die Entwicklung des kindlichen Wohlbefindens in den Blick genommen. Im Folgenden werden die Betroffenheit der Kinder von KiTa-Schließungen sowie die psychosozialen Auswirkungen der Pandemie auf Kinder im Alter bis zum Schuleintritt bilanzierend diskutiert. Anschließend wird auf Basis der Meldedaten (Modul 3) sowie der Erhebungen des Moduls 4 „COALA" mit seinen anlassbezogenen Untersuchungen in Kitas dargestellt, welche Symptome Kinder mit einer SARS-CoV-2-Infektion aufweisen und – auf Basis der Erhebungen aus dem Januar/Februar 2022 – wie hoch der Anteil der betroffenen Kinder mit Langzeitsymptomen war.

3.5.1 Betroffenheit der Kinder von KiTa-Schließungen und reduzierten Betreuungszeiten

Über den gesamten Zeitraum der Pandemie lassen sich drei längere Schließungsphasen von Kindertageseinrichtungen und teilweise Kindertagespflegestellen erkennen (vgl. ausführlich Kap. 3.7.1), die sich auf den Zugang von Kindern zu Kindertagesbetreuungsangeboten auswirkten. Zunächst erfolgte eine erste Kita[3]-Schließungsphase im Rahmen des ersten bundesweiten Lockdowns ab Mitte März 2020, die bis in den Sommer 2020 anhielt und in der auf Basis eher restriktiver Zugangsbeschränkungen vor allem Kinder ihre Kindertageseinrichtungen besuchen durften, deren Eltern sogenannte systemrelevante Berufe ausübten oder die zu einer Risikogruppe gehörten (z. B. Kinder mit besonderem Förderbedarf). In dieser Zeit lag die Auslastung in den Kitas nur bei etwa 10 bis 30 %, d. h., 70 bis 90 % der Kita-Kinder wurden nicht betreut (vgl. Autorengruppe Corona-KiTa-Studie 2020c). Während der zweiten Kita-Schließungsphase im Zuge des zweiten bundesweiten Lockdowns zwischen Mitte Dezember 2020 und Anfang März 2021 kehrten acht Bundesländer zur Notbetreuung zurück, wobei fünf dieser Bundesländer die Zugangskriterien – verglichen mit der Situation im ersten Lockdown – deutlich erweiterten, und nur drei Bundesländer restriktive Kriterien (v. a. Eltern mit systemrelevanten Berufen) ansetzten. Die übrigen acht Bundesländer führten formal gesehen keine Notbetreuung ein, appellierten aber an die Eltern, ihr Kind aus Gründen des Infektionsschutzes möglichst nicht institutionell betreuen zu lassen (Autorengruppen Corona-KiTa-Studie 2021b). Aufgrund der Infektionsentwicklung in der dritten Pandemiewelle folgte nach wenigen Wochen KiTa-Regelbetrieb ab ca. Ende März bis Ende Mai 2021 eine weitere Kita-Schließungsphase, in der allerdings auf Basis der sogenannten bundeseinheitlichen Notbremse lediglich die Kitas in die eingeschränkte Betreuung wechseln mussten, die sich in Regionen mit hohen Inzidenzwerten befanden. So waren in dieser Zeit vor allem Kinder in bestimmten Regionen von Einschränkungen im Zugang zu Kitas betroffen. Nach der Rücknahme der Restriktionen im Juni 2021 aufgrund von niedrigen Inzidenzen wurde seit dem Sommer 2021 auf weitere Kita-Schließungen verzichtet, da negative Konsequenzen für die kindliche Entwicklung und das kindliche Wohlbefinden befürchtet wurden, so dass sich die Abwägung zwischen Infektionsschutz und psychosozialen Folgen für die Kinder verschoben hat.

---

3 Im Folgenden wird die Abkürzung Kita verwendet, wenn speziell auf Einrichtungen der frühkindlichen Bildung und Betreuung (Krippe, Kindergarten, Kindertageseinrichtung) Bezug genommen wird. Beziehen sich die Ausführungen hingegen auf den gesamten Bereich der Kindertagesbetreuung, d. h. sowohl auf die unterschiedlichen Einrichtungsformen als auch auf eine Betreuung im Rahmen der Kindertagespflege (z. B. bei einer Tagesmutter/einem Tagesvater), wird die Abkürzung KiTa verwendet.

Auf Basis der KiBS-Elternbefragung des CoKiss-Moduls 1, in der Eltern von Kindern im Alter von 0 Jahren bis zum Schuleintritt im Zeitraum November 2021 bis August 2021 monatlich sowie abschließend zwischen Januar und Mai 2022 einmalig befragt wurden, lässt sich nachzeichnen, wie viele Kinder im Pandemieverlauf ihre Kindertagesbetreuung besuchen konnten (vgl. Abbildung 3.5-1). Während der Anteil von Kindern, die generell nicht öffentlich betreut werden, erwartungsgemäß niedrig und konstant war (6–9 %), unterlag der Anteil der KiTa-Kinder, die ihre Kindertagesbetreuung auch während der Pandemiezeit besuchen konnten, deutlichen Schwankungen. Im November 2020, als sich die meisten Einrichtungen im Regelbetrieb unter Pandemiebedingungen befanden, konnten 87 % aller Kinder ihre Kindertagesbetreuung besuchen. Nur 4 % der Kinder blieben in dieser Zeit aufgrund der Coronapandemie oder anderer Gründe (z. B. Urlaub, Krankheit des Kindes) zu Hause, obwohl sie normalerweise eine Kindertagesbetreuung besuchen. Während der zweiten Kita-Schließungsphase, in der die Länder teilweise Notbetreuung einführten und teilweise an die Eltern appellierten, ihr Kind nicht institutionell betreuen zu lassen, sank der Anteil der Kinder mit KiTa-Nutzung im Januar 2021 auf 47 % aller Kinder bis zum Schuleintritt und 55 % im Februar 2021. In dieser Zeit konnten demnach fast die Hälfte aller Kinder (45 %) bzw. über ein Drittel der Kinder (37 %) nicht ihre Kindertagesbetreuung besuchen. In der dritten, inzidenzabhängigen Kita-Schließungsphase im April und Mai 2021 stieg der Anteil der Kinder mit KiTa-Nutzung wieder auf über 70 % an, so dass in dieser Zeit noch etwa ein Fünftel der Kinder (20–23 %), die normalerweise eine Kindertagesbetreuung besuchen, zu Hause blieben.[4] Insgesamt wird deutlich, dass insbesondere in der ersten und zweiten KiTa-Schließphase viele Kinder aufgrund der restriktiven Zugangsregelungen jeweils mehrere Monate lang nicht ihre gewohnte Kindertagesbetreuung besuchen konnten.

Ab Juni 2021 konnten nahezu alle Kita-Kinder in ihre Kindertagesbetreuung zurückkehren. Während der sinkende Anteil in der Kita-Nutzung in den Sommermonaten 2021 insbesondere auf Ferienzeiten zurückzuführen ist (vgl. auch Autorengruppe Corona-KiTa-Studie 2021i), zeigt die letzte Elternbefragung zwischen Januar und Mai 2022, dass in dieser Zeit immerhin 18 % der KiTa-Kinder zum Erhebungszeitpunkt nicht ihre Kindertagesbetreuung besuchen konnten. In diesem Zeitraum gab es zwar hohe Infektionszahlen aufgrund der fünften Pandemiewelle (vgl. Kap. 3.1), allerdings blieben Kindertagesbetreuungsangebote und Schulen aufgrund ihrer Bedeutung für die kindliche Entwicklung offen. Nähere Analysen zeigen, dass 73 % der Eltern dieser Kinder angeben, dass ihr Kind aufgrund der Pandemie, z. B. wegen Quarantäne oder Infektionsfällen, derzeit nicht in die Kindertagesbetreuung gehen kann. Da in der fünften Pandemiewelle aufgrund der leichteren Übertragbarkeit der Omikron-Variante die Infektionsfälle bei Kita-Kindern, Eltern und Personal sowie die infektionsbedingten Schließungen neue Höchststände erreichten (vgl. Kap. 3.2), wird deutlich, dass trotz des Verzichts auf lockdownbedingte KiTa-Schließungen ab Juni 2021 dennoch viele Kinder weiterhin von kürzeren oder längeren KiTa-Ausfällen durch Quarantäne oder z. B. Personalmangel aufgrund von erkrankten Beschäftigten (vgl. Kap. 3.7.2) betroffen waren. Dabei war zu beobachten, dass der Kita-Ausfall in Einrichtungen mit einer großen Anzahl an Kindern aus sozial benachteiligten Familien höher war als in Einrichtungen mit weniger sozial benachteiligten Kindern (vgl. Kap. 3.7.1).

Um einen Überblick über die individuelle Betroffenheit von KiTa-Schließungen zu bekommen, wurden die in der KiBS-Elternbefragung befragten Eltern bei der letzten Erhebung im Januar bis Mai 2022, also rund zwei Jahre nach Beginn der Pandemie, gefragt, wie viele Monate ihr Kind seit März 2020 pandemiebedingt nicht in die Kindertagesbetreuung gehen konnte. Hier wird deutlich, dass der größte Teil der KiTa-Kinder im Alter ab 3 Jahren (31 %) seit März 2020 einen KiTa-Ausfall von zusammengenommen drei bis vier Monaten erlebt hat. 24 % der KiTa-Kinder haben insgesamt fünf bis sechs Monate keine Kinder-

---

4 Vgl. auch die Ergebnisse des KiTa-Registers in Kap. 3.7.1. Die Anteilswerte in Kap. 3.7.1. beziehen sich allerdings auf alle Kita-Kinder, also auf die Auslastung in den Kitas, während sich die Ergebnisse der KiBS-Elternbefragung auf alle Kinder beziehen und damit auch Kinder, die grundsätzlich nicht öffentlich betreut werden, einschließen. Die Ergebnisse sind somit nicht direkt vergleichbar, bilden aber beide das Ausmaß der Kita-Schließungen ab.

tagesbetreuung besucht. Knapp 17 % der KiTa-Kinder waren sieben Monate und länger nicht in ihrer Kindertagesbetreuung. Kürzere KiTa-Ausfälle von insgesamt ein bis zwei Monaten bzw. weniger als einem Monat erlebten 11 bzw. 18 % der KiTa-Kinder ab 3 Jahren. So wird deutlich, dass mehr als zwei Drittel der KiTa-Kinder ab 3 Jahren über mehrere Monate auf die institutionelle Bildung und Betreuung verzichten mussten, was unter anderem mit Befürchtungen über langfristige Folgen für die kindliche Entwicklung verbunden war (vgl. hierzu Kap. 3.7.3). Detaillierte Analysen zur Frage, ob einzelne Kinder, z. B. jene mit nichtdeutscher Familiensprache, mehr oder weniger KiTa-Ausfälle erlebt haben, ergaben keine Hinweise darauf, dass bestimmte soziale Gruppen überproportional von KiTa-Ausfällen betroffen waren.

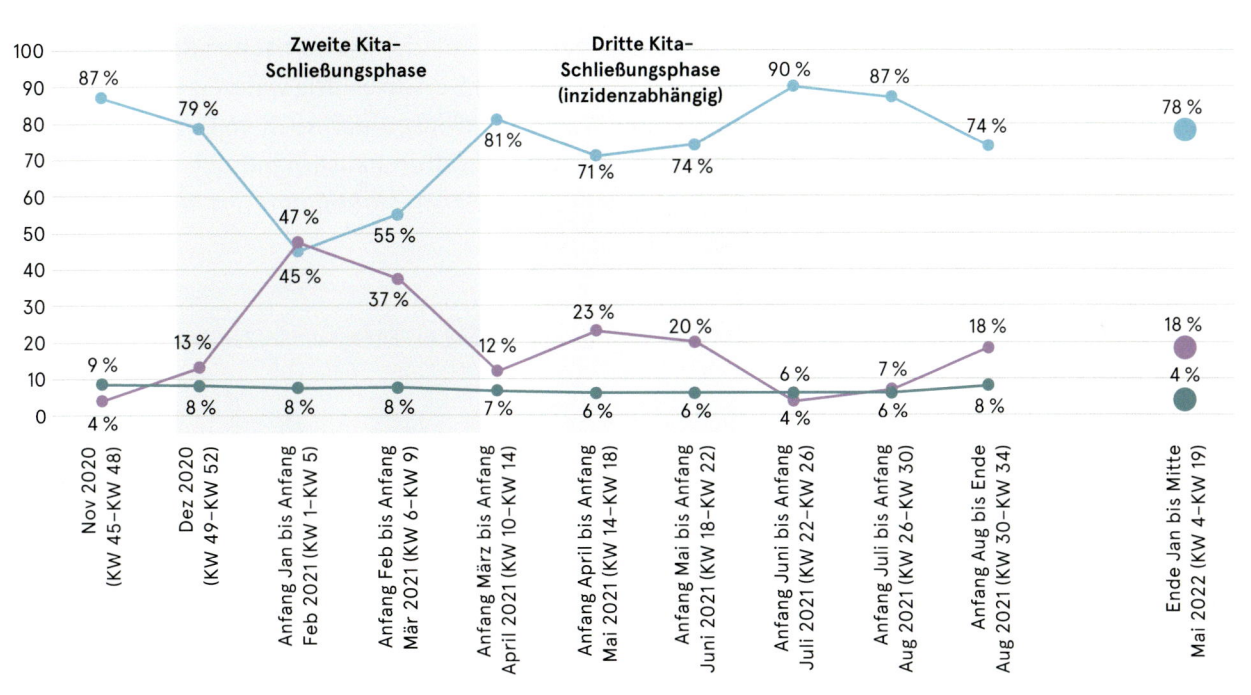

Betreuungssituation von Kindern im Alter von 0 Jahren bis zum Schuleintritt von November 2020 bis Ende August 2021 und Ende Januar bis Mitte Mai 2022

Abbildung 3.5-1:

Anteile der betreuten und nicht betreuten Kinder bis zum Schuleintritt von November 2020 bis Ende August 2021 (KW 45/2020–34/2021; 02.11.2020–29.08.2021) und im Zeitraum Ende Januar bis Mitte Mai 2022 (KW 4–19; 24.01.–15.05.2022). KiBS-Elternbefragung, Datenstand: 30.05.2022, ungewichtete Daten. Die Abbildung bezieht sich auf je nach Messzeitpunkt auf Angaben von 8.917–3.747 Eltern. Zur Gruppe der „generell nicht öffentlich betreuten Kinder" zählen auch Fälle, bei denen Eltern zwar eine Platzzusage für ihr Kind in einer Kindertagesbetreuung erhalten haben, die Eingewöhnung zum Zeitpunkt der Befragung jedoch noch nicht stattgefunden hatte. Dies betrifft in allen Befragungszeiträumen zwischen 1,5 % und 1,7 % der befragten Familien. Die prozentualen Schwankungen in der Gruppe der generell nicht öffentlich betreuten Kinder von Monat zu Monat gehen vorrangig auf Stichprobenausfälle zurück und nicht, weil Kinder in der Zwischenzeit eingewöhnt wurden.

Eine vertiefte Analyse der Betreuungszeiten von Kindern, die auch während der Pandemie kontinuierlich ihre Kindertageseinrichtung oder Kindertagespflegestelle besuchten[5], zeigte, dass vor allem während

---

5 Hierbei handelt es sich in der KiBS-Elternbefragung um 1.040 Kinder, die im Zeitraum November 2020 bis Anfang Mai 2021 (zu insgesamt sechs Erhebungszeitpunkten) kontinuierlich ihre Kindertagesbetreuung besucht haben. Im Zeitraum Januar bis Mitte Mai 2022 waren von diesen noch 593 im Sample. Einzelne dieser Kinder waren zu diesem Zeitpunkt bereits eingeschult.

der zweiten KiTa-Schließungsphase die genutzten Betreuungstage und -stunden deutlich abgenommen haben (Autorengruppe Corona-KiTa-Studie 2022), so dass der Anteil der ganztägig betreuten Kinder in dieser Zeit mit knapp 30 % deutlich geringer war als im Zeitraum vor der Pandemie (51 %) (vgl. Abbildung 3.5-2). Fast ein Drittel der Kinder wurde in dieser Zeit höchstens 25 Stunden pro Woche betreut. Im weiteren Frühjahr 2021 nahm während der dritten KiTa-Schließungsphase vor allem die Betreuung im Rahmen eines erweiterten Halbtagesplatzes (mehr als 25 Stunden und höchstens 35 Stunden) zu, während weiterhin nur etwa ein Drittel der Kinder ganztägig betreut wurden. Dies verdeutlicht, dass auch diejenigen Kinder, die kontinuierlich ihre Kindertagesbetreuung nutzten, dies überwiegend in einem geringeren Stundenumfang taten als vor der Pandemie. Dabei bleibt unklar, ob dies eine elterliche Entscheidung war (z. B. aufgrund des Appells zur möglichst geringfügigen Nutzung der Kindertagesbetreuung) oder aufgrund von eingeschränkten Betreuungszeiten seitens der Einrichtungen (z. B. aufgrund von Personalausfällen) geschah. Vertiefte Analysen zeigten, dass Kinder in städtischen Regionen sowie Kinder, deren Eltern im Homeoffice arbeiteten oder derzeit nicht erwerbstätig waren (auch Kurzarbeit oder Nutzung von Kinderkrankentagen), mit höherer Wahrscheinlichkeit nur noch im Umfang eines erweiterten Halbtagesplatzes betreut wurden, während Kinder aus Elternhäusern mit überdurchschnittlichen Nettoeinkommen häufiger weiterhin ganztägig, d. h. mehr als 35 Stunden pro Woche, betreut wurden (vgl. Autorengruppe Corona-KiTa 2022).

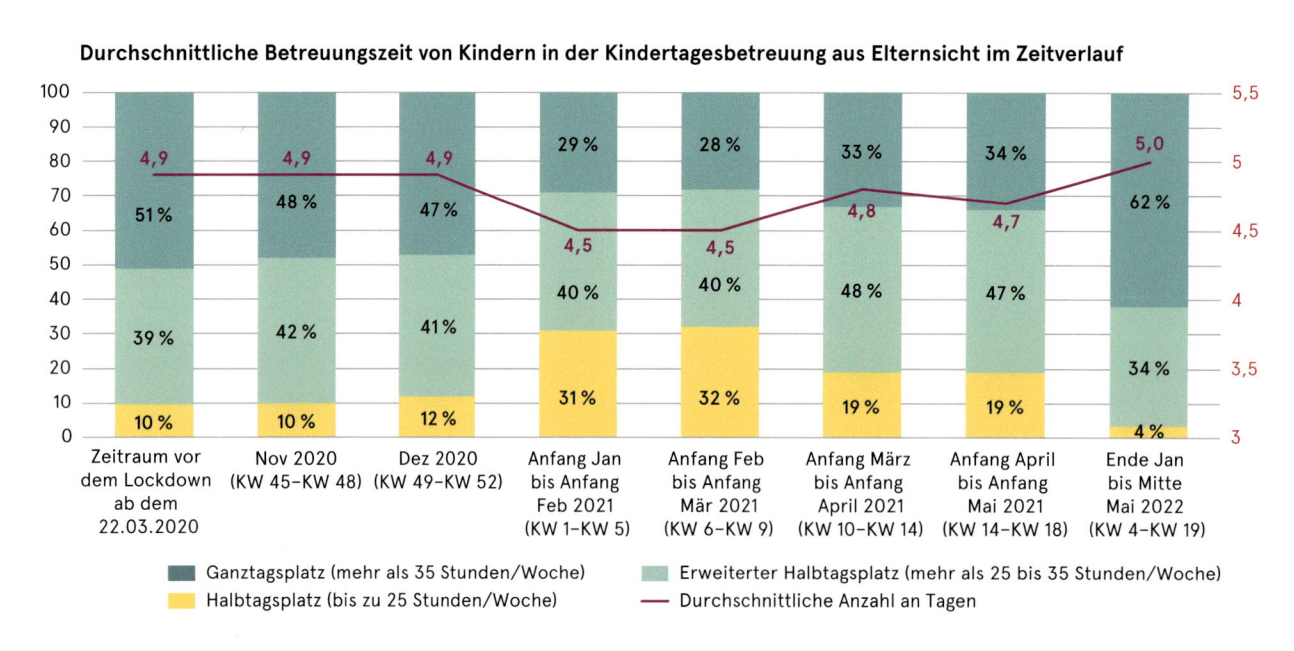

Durchschnittliche Betreuungszeit von Kindern in der Kindertagesbetreuung aus Elternsicht im Zeitverlauf

Zeitraum	Ganztagsplatz (mehr als 35 Stunden/Woche)	Erweiterter Halbtagsplatz (mehr als 25 bis 35 Stunden/Woche)	Halbtagsplatz (bis zu 25 Stunden/Woche)	Durchschnittliche Anzahl an Tagen
Zeitraum vor dem Lockdown ab dem 22.03.2020	51 %	39 %	10 %	4,9
Nov 2020 (KW 45-KW 48)	48 %	42 %	10 %	4,9
Dez 2020 (KW 49-KW 52)	47 %	41 %	12 %	4,9
Anfang Jan bis Anfang Feb 2021 (KW 1-KW 5)	29 %	40 %	31 %	4,5
Anfang Feb bis Anfang Mär 2021 (KW 6-KW 9)	28 %	40 %	32 %	4,5
Anfang März bis Anfang April 2021 (KW 10-KW 14)	33 %	48 %	19 %	4,8
Anfang April bis Anfang Mai 2021 (KW 14-KW 18)	34 %	47 %	19 %	4,7
Ende Jan bis Mitte Mai 2022 (KW 4-KW 19)	62 %	34 %	4 %	5,0

Abbildung 3.5-2:
Durchschnittliche Betreuungszeit von Kindern, die im abgebildeten Zeitraum durchgehend betreut wurden, im Alter zwischen 0 Jahren bis zum Schuleintritt in Stunden und Tagen in einer zu diesem Zeitpunkt normalen Woche im Zeitverlauf (von November 2020 bis Anfang Mai 2021, KW 45/2020-KW 18/2021; 02.11.2020-09.05.2021) und im Zeitraum Ende Januar bis Mitte Mai 2022 (KW 4-19; 24.01.-15.05.2022); KiBS-Elternbefragung, Datenstand: 30.05.2022, n = 593-1.040, ungewichtete Daten. Die durchschnittliche Betreuungszeit (Stunden, Tage) in einer normalen Woche vor dem ersten Lockdown beantworteten die Eltern retrospektiv.

Vergleicht man auf Basis des elften Messzeitpunkts die Betreuungszeiten dieser Kinder im Zeitraum Januar bis Mitte Mai 2022, also fast ein Jahr später, so wird deutlich, dass die Einschränkung der Betreuungszeiten nur vorübergehend war und die genutzten Stundenumfänge auf längere Sicht wieder zugenommen haben. Die Gruppe der betrachteten Kinder, die während der zweiten und dritten Schließungsphase kontinuierlich ihre Kindertagesbetreuung besuchten, nutzte im Zeitraum Januar bis Mai

2022 wieder an fünf Tagen in der Woche ihre Kindertagesbetreuung (vgl. Abbildung 3.5-2). 62 % dieser Kinder wurde im Rahmen eines ganztägigen Platzes betreut, 34 % im Rahmen eines erweiterten Halbtagesplatzes und nur noch 4 % im Rahmen eines Halbtagesplatzes. Dies ist ein Hinweis darauf, dass sich die Betreuungssituation tendenziell wieder der Zeit vor der Pandemie angeglichen hat.

3.5.2 Wohlbefinden von Kindern bis zum Schuleintritt in der Pandemie

Die pandemiebedingten Einschränkungen nicht nur im Bereich der Kindertagesbetreuung, sondern auch hinsichtlich der Möglichkeit, soziale Kontakte aufrechtzuerhalten oder Freizeit- und Spielangebote zu nutzen, gingen auch für Kinder mit Verschlechterungen des Wohlbefindens einher (u. a. Ravens-Sieberer et al. 2020; Pandet et al. 2021). Daher stand bei der zehnmonatigen KiBS-Elternbefragung auch die Frage im Vordergrund, wie gut Kinder im Alter bis zum Schuleintritt mit der Pandemiesituation zurechtkommen, und wovon die Entwicklung des kindlichen Wohlbefindens abhängt. Mit Blick auf die elterliche Einschätzung zur Frage, wie gut das Kind mit der Pandemiesituation zurechtkommt, wird deutlich, dass die in der Elternbefragung erfassten Kinder insgesamt gut mit der Situation im Zeitraum November 2020 bis August 2021 zurechtkamen (vgl. Abbildung 3.5-3, gelbe Linie). Allerdings ist vor allem im Zeitraum der zweiten und dritten Kita-Schließungen ein leichter Rückgang des kindlichen Wohlbefindens zu beobachten.

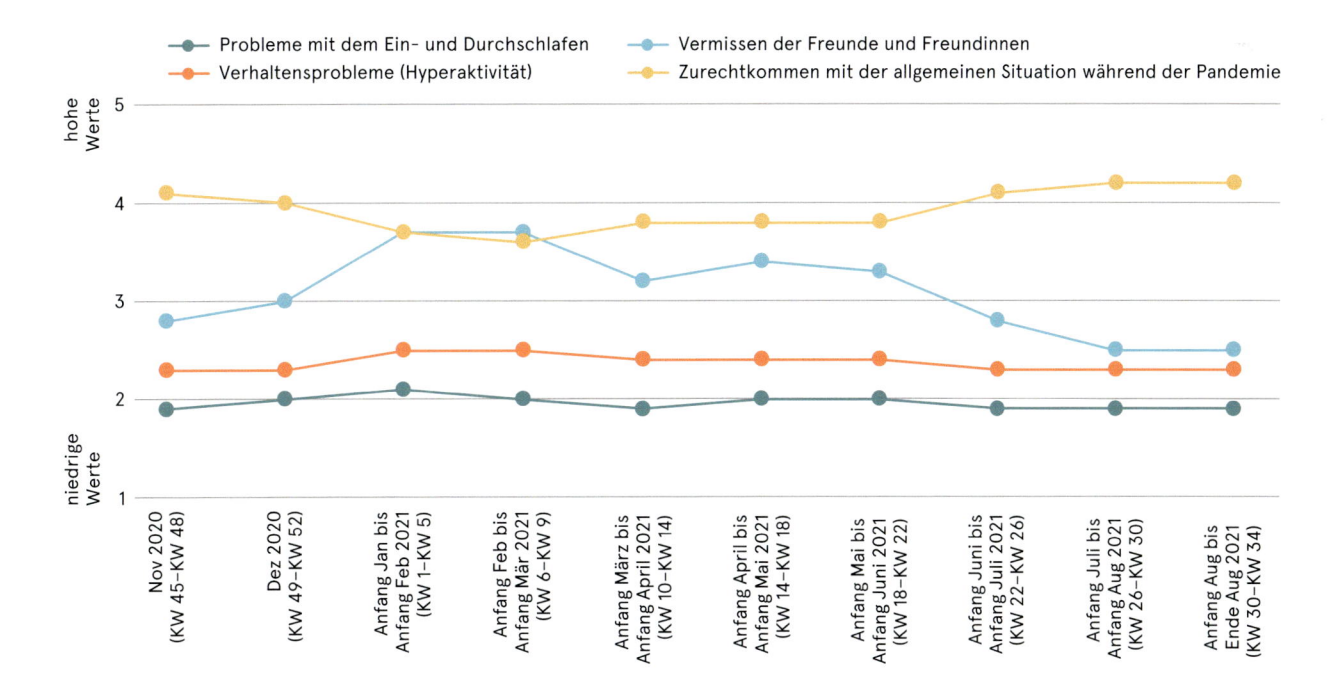

Abbildung 3.5-3:

Aspekte des Wohlbefindens und von Verhaltensproblemen von Kindern im Alter zwischen 0 Jahren bis zum Schuleintritt im Zeitraum von November 2020 bis Ende August 2021 (KW 45/2020–34/2021; 02.11.2020.–29.08.2021), angegeben sind Mittelwerte. KiBS-Elternbefragung, Datenstand: 30.08.2021, ungewichtete Daten. Die Abbildung bezieht sich je nach Messzeitpunkt auf Angaben von 8.917 – 3.747 Eltern.

Um die Folgen der auch die Familien betreffenden Kontaktbeschränkungen zu untersuchen, wurden Eltern darüber hinaus gefragt, wie sehr ihr Kind seine Freunde während der Pandemie vermisst, d. h. unter den Kontaktbeschränkungen leidet. Insbesondere das Spielen mit Gleichaltrigen ist bedeutsam für die kindliche Entwicklung in den ersten Lebensjahren (Heimlich 2017). Auch an dieser Stelle wird deutlich, dass die Einschätzung Schwankungen in Abhängigkeit der Pandemiesituation aufweist (vgl. blaue Linie).

In Zeiten der zweiten und dritten Kita-Schließungsphase (Januar bis Mai 2021), in denen aufgrund der hohen Inzidenzzahlen Kontaktbeschränkungen für die Bevölkerung eingeführt oder verschärft wurden, kam es zu einem höheren Einsamkeitserleben bei allen erfassten Kindern als in Zeiten, in denen die Beschränkungen wieder aufgehoben wurden, wie dies im Sommer 2021 der Fall war. Weitere Analysen ergaben, dass Familien während der zweiten und dritten Kita-Schließungsphase den regelmäßigen Kontakt zu anderen Familien deutlich eingeschränkt hatten, was das Einsamkeitserleben der Kinder zusätzlich beförderte (vgl. hierzu Autorengruppe Corona-KiTa-Studie 2021f).

Während die allgemeine Einschätzung zum kindlichen Wohlbefinden sowie zum kindlichen Einsamkeitserleben über die Pandemiezeit schwankte, bewegen sich die elterlichen Einschätzungen zu hyperaktivem Verhalten des Kindes als ein Aspekt von Verhaltensproblemen sowie zu Problemen beim Ein- und Durchschlafen auf konstantem und niedrigem Niveau (vgl. Abbildung 3.5-3, orange und türkise Linien), so dass hier wenige Auffälligkeiten in der Pandemiezeit zu beobachten waren. Vergleichszahlen zur Situation vor der Pandemie liegen nicht vor.

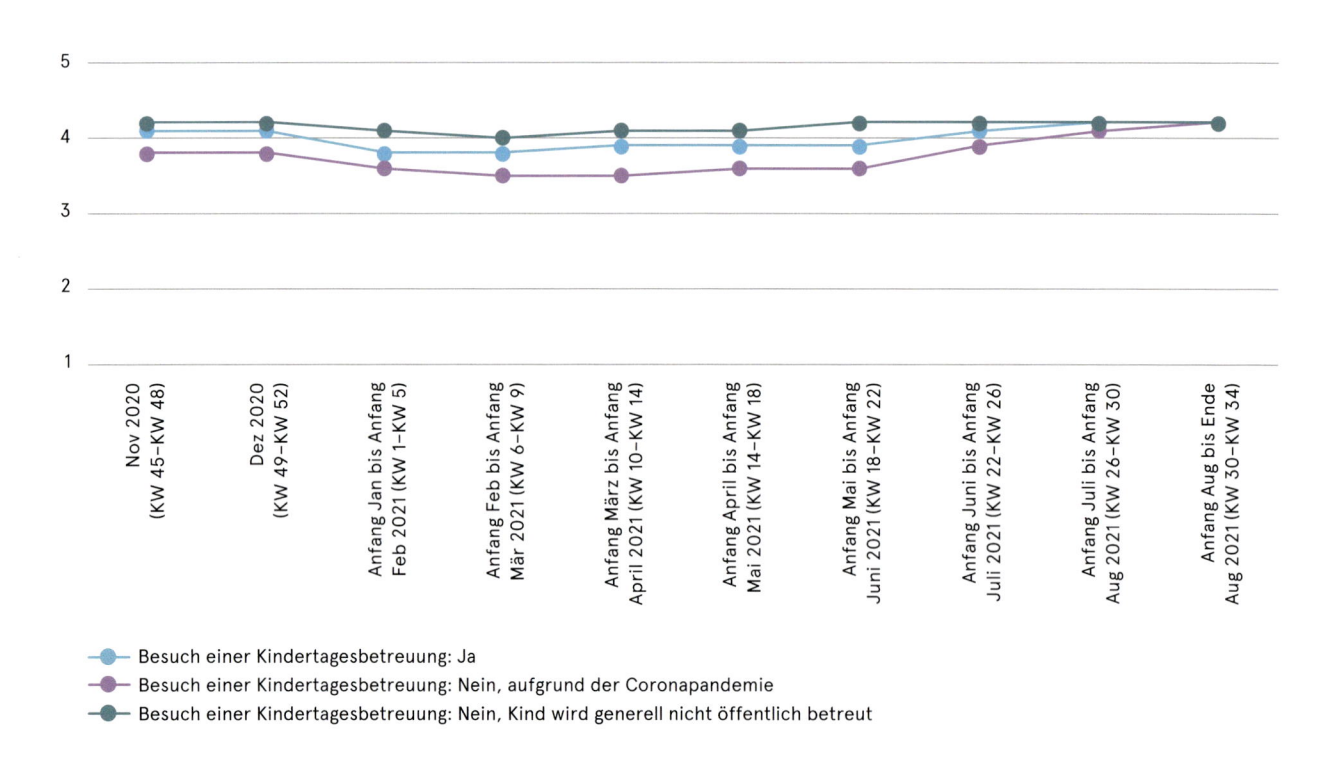

— Besuch einer Kindertagesbetreuung: Ja
— Besuch einer Kindertagesbetreuung: Nein, aufgrund der Coronapandemie
— Besuch einer Kindertagesbetreuung: Nein, Kind wird generell nicht öffentlich betreut

Abbildung 3.5-4:
Einschätzung der Eltern, wie das Kind mit der Situation während der Coronapandemie zurechtkommt; im Befragungszeitraum von November 2020 bis Ende August 2021 (KW 45/2020–34/2021; 02.11.2020.– 29.08.2021). Datenstand: 30.08.2021, ungewichtete Daten. Bewertung auf einer Skala von 1 „Gar nicht gut" bis 5 „Sehr gut" und differenziert danach, ob das Kind öffentlich betreut wurde. Die Informationen beziehen sich auf Angaben von insgesamt 8.913–3.745 Eltern. Das Ausmaß des Wohlbefindens des Kindes beruht jeweils auf den berechneten Mittelwerten.

Insgesamt zeigen die Ergebnisse der KiBS-Elternbefragung, dass die Möglichkeit, auch in der Pandemiezeit die gewohnten Betreuungssettings besuchen zu können, mit einem größeren Wohlbefinden der Kinder einhergeht (vgl. Abbildung 3.5-4). Zwar zeigen Kinder, die generell keine Angebote der Kindertagesbetreuung nutzen, die höchsten Werte im eingeschätzten Wohlbefinden, doch handelt es sich hierbei vor allem um sehr junge Kinder, die noch in der Familie betreut werden. KiTa-Kinder, die in Zeiten eingeschränkter Betreuung und allgemeiner Kontaktbeschränkungen weiterhin in die Kindertagesbetreuung gehen können, zeigen hohe Werte im kindlichen Wohlbefinden, während KiTa-Kinder, die pandemiebedingt derzeit keine Kindertagesbetreuungsangebote besuchen, also derzeit von den Eltern oder anderen Personen betreut werden, die geringsten Werte im Wohlbefinden zeigen. Damit waren diese Kinder am meisten von den Auswirkungen der Pandemie betroffen. Mit der Rückkehr in die KiTas und dem generellen Aufheben der Beschränkungen ging dann wieder ein Anstieg des Wohlbefindens einher. Dies trifft auch auf die elterliche Einschätzung zum Einsamkeitserleben zu, wobei davon auch Kinder betroffen waren, die regelmäßig ihre Kindertagesbetreuung besuchen konnten. Auch diese Kinder hatten mit Einschränkungen ihrer gewohnten Kontakte im privaten und im KiTa-Umfeld umzugehen, da aufgrund der Schließungsphasen nicht alle KiTa-Kinder anwesend sein konnten (vgl. Autorengruppe Corona-KiTa-Studie 2021f).

Ähnliches lässt sich auch für das Ausmaß an überaktivem Verhalten von Kindern ab 2 Jahren bestätigen. Es zeigte sich eine Verringerung des von Eltern eingeschätzten überaktiven Verhaltens, wenn Kinder nach einer Phase der Nicht-Betreuung wieder in ihre Kindertagesbetreuung zurückkehren konnten. Neben den bereits bekannten Ergebnissen, dass Mädchen und Kinder aus Elternhäusern mit hohem Bildungsstand seltener überaktives Verhalten zeigen, wurde zudem deutlich, dass mehr Bewegungs- und Spielmöglichkeiten in der Umgebung ebenfalls mit geringerem Ausmaß an beobachteter Hyperaktivität einhergingen (vgl. Autorengruppe Corona-KiTa-Studie 2021i). Dies verdeutlicht, dass in der Pandemie neben der Möglichkeit, Angebote der Kindertagesbetreuung zu besuchen, auch Faktoren des familialen Umfeldes, wie die Möglichkeit, Kontakte zu anderen Kindern zu pflegen, oder Bewegungs- und Spielmöglichkeiten in der Umgebung zu nutzen, das kindliche Wohlbefinden von Kindern im Alter bis zur Einschulung beeinflusst haben. So ist davon auszugehen, dass Kinder, die nicht ihre Kindertagesbetreuung nutzen konnten sowie wenig Bewegungsmöglichkeiten im häuslichen Wohnumfeld haben, in besonderem Maße in ihrem Wohlbefinden beeinträchtigt waren.

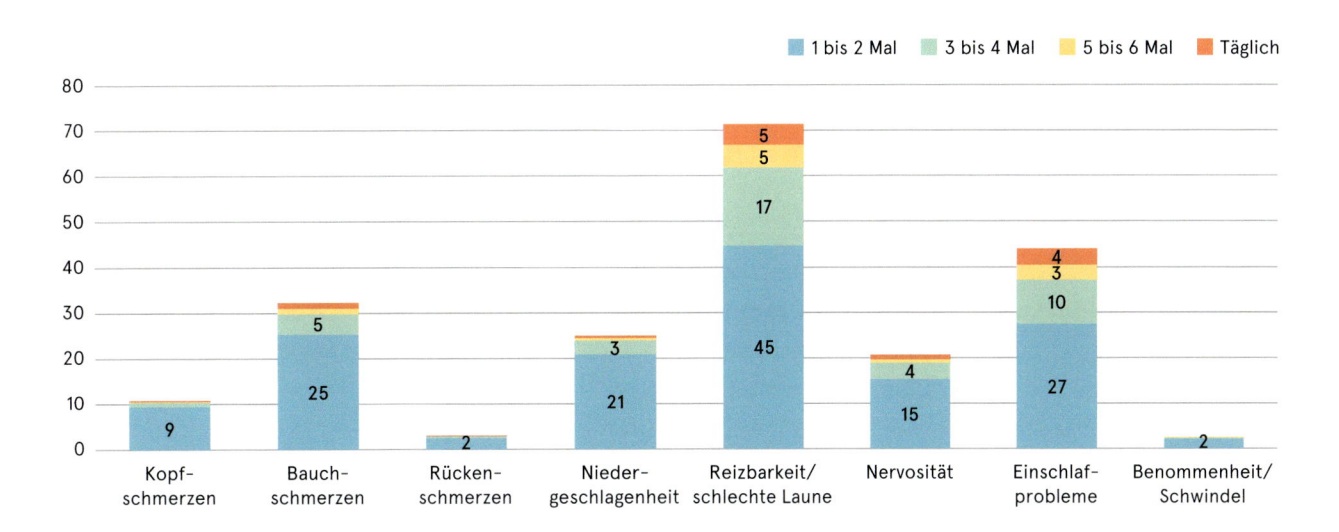

Abbildung 3.5-5:
Einschätzung der Eltern zur Häufigkeit des Auftretens verschiedener psychosomatischer Beschwerden in der letzten Woche (in % der Kinder), Befragungszeitraum Ende Januar bis Mitte Mai 2022 (KW 4-19; 24.01.-15.05.2022), Datenstand: 30.05.2022, n = 4.610, ungewichtete Daten.

Neben allgemeinen Einschätzungen zum kindlichen Wohlbefinden können bestimmte körperliche Symptome auf psychosomatische Beschwerden und damit ebenfalls Einschränkungen beim kindlichen Wohlbefinden hinweisen. Die COPSY-Studie hat bereits für Kinder und Jugendliche im Alter von

7 bis 17 Jahren aufgezeigt, dass sich die Pandemiesituation in Deutschland negativ auf die mentale Gesundheit ausgewirkt hat, sodass verglichen zur Zeit vor der Pandemie unter anderem eine Zunahme psychosomatischer Beschwerden wie Reizbarkeit, Niedergeschlagenheit, Bauch- oder Kopfschmerzen zu beobachten ist, die zwischen einem Drittel und 50 % der 7- bis 17-Jährigen mindestens einmal pro Woche betroffen haben (Ravens-Sieberer et. al. 2021). Aus diesem Grund wurde im Rahmen des letzten Messzeitpunkts der KiBS-Elternbefragung zwischen Januar und Mai 2022, also zur Zeit der fünften Pandemiewelle, die auch Kinder im KiTa-Alter stark betraf (vgl. Kap. 3.1), ebenfalls auf Basis der gleichen Instrumente erhoben, ob und welche psychosomatischen Beschwerden Kinder im Alter bis zum Schuleintritt in der letzten Woche aufwiesen (vgl. Abbildung 3.5-5). Während die COPSY-Studie auch auf Ergebnisse zur Zeit vor der Pandemie zurückgreifen kann, ist ein derartiger Vergleich der Entwicklung psychosomatischer Beschwerden vor und in der Pandemie auf Basis der KiBS-Elternbefragung nicht möglich.

Die Ergebnisse zeigen, dass im Zeitraum Januar bis Mai 2022 auch einige Kinder im Alter bis zum Schuleintritt bereits psychosomatische Symptome aufwiesen, die auf ein vermindertes Wohlbefinden hinweisen. Etwa 70 % der Eltern gaben an, dass ihr Kind in der letzten Woche mindestens einmal Reizbarkeit gezeigt hatte, 44 % berichteten über Einschlafprobleme, 32 % über Bauchschmerzen. Des Weiteren zeigten die Kinder Niedergeschlagenheit (25 %) oder Nervosität (21 %). Kopfschmerzen erlebten 11 % der Kinder. In Bezug auf die psychosomatischen Symptome der Reizbarkeit und Bauchschmerzen konnte in der KiBS-Elternbefragung für Kinder vor dem Schuleintritt bereits eine ähnlich hohe Betroffenheit in der Pandemiezeit festgestellt werden wie bei Kindern im Schulalter. Bei den übrigen Symptomen weisen Kinder im Schulalter höhere Werte auf. Während Einschlafprobleme eher bei jüngeren Kindern im Alter unter 3 Jahren beobachtet werden können, treten Symptome, wie Kopfschmerzen, Niedergeschlagenheit, Reizbarkeit und Bauchschmerzen häufiger bei Kindern ab 4 Jahren auf, was ein Hinweis darauf sein kann, dass ältere Kinder mehr Schwierigkeiten bei der Bewältigung der Pandemiesituation hatten.

3.5.3 Symptome von Kindern und Erwachsenen bei akuter SARS-CoV-2-Infektion

Sowohl in der COALA-Studie als auch in den Meldedaten werden die Symptome im Rahmen einer akuten SARS-CoV-2-Infektion erfasst. Die Art der Erfassung ist unterschiedlich.

In COALA wurde die Symptomatik der Teilnehmenden auf zwei Wegen erfasst: Vor dem Hausbesuch aufgetretene Symptome wurden retrospektiv in den Interviews erfasst. Nach dem Hausbesuch aufgetretene Symptome wurden von den Teilnehmenden über zwölf Tage in Symptomtagebüchern dokumentiert. Die Symptomangaben aus den Meldedaten stammen von den Gesundheitsämtern, die in der Meldesoftware die Möglichkeit haben anzugeben, ob Symptome bei den Betroffenen vorliegen. In einigen Fällen sind diese Informationen jedoch nicht vollständig, weil sie zum Zeitpunkt der Meldung noch nicht vorliegen, nicht Inhalt der Meldung sind und von den Gesundheitsämtern erst ermittelt werden müssen. Im Folgenden werden die Ergebnisse zur Akutsymptomatik der beiden Module verglichen. Es handelt sich um Symptome im Rahmen einer SARS-CoV-2-Infektion mit dem Wildtyp oder der Alpha-Variante.

Die vorliegenden Analysen wurden bereits in einem Quartalsbericht der Corona-KiTa-Studie (Autorengruppe Corona-KiTa-Studie 2021e) und in ausführlicher Form zur Veröffentlichung in einem wissenschaftlichen Journal eingereicht (Wurm et al., 2022).

Ergebnisse aus COALA

Für 289 Kinder (1 bis 6 Jahre) liegen Angaben aus der standardisierten retrospektiven Befragung und dem Symptomtagebuch vor. Darunter befanden sich 39 Kinder mit einem aktuellen SARS-CoV-2-Nachweis. Bei 64 % (n = 25) der infizierten 1- bis 6-Jährigen wurden Symptome angegeben. Insgesamt wiesen die infizierten Kinder durchschnittlich 1,9 verschiedene Symptome auf. Das häufigste Symptom der positiv getesteten Kinder war Schnupfen, gefolgt von Kopfschmerzen, Halsschmerzen und Fieber (vgl. Abbildung 3.5-6 und Tabelle 3.5-1). Riech- und Geschmacksstörungen wurden bei Kindern sehr selten dokumentiert. Auch für einen großen Teil der negativ auf SARS-CoV-2 getesteten Kinder (Kontaktpersonen aus der vom Ausbruch betroffenen Kitagruppe/Geschwisterkinder aus den Haushalten) wurden im Beobachtungszeitraum Symptome angegeben (40 %, n = 101). Schnupfen war auch in dieser Gruppe das häufigste Symptom und trat bei mehr als jedem vierten negativ getesteten Kind im zeitlichen Zusammenhang zum SARS-CoV-2-Infektionsgeschehen in der Kita auf. Kopfschmerzen, Halsschmerzen, Fieber und Gliederschmerzen traten bei den SARS-CoV-2 infizierten Kindern signifikant häufiger auf als bei nicht mit SARS-CoV-2 infizierten Kindern.

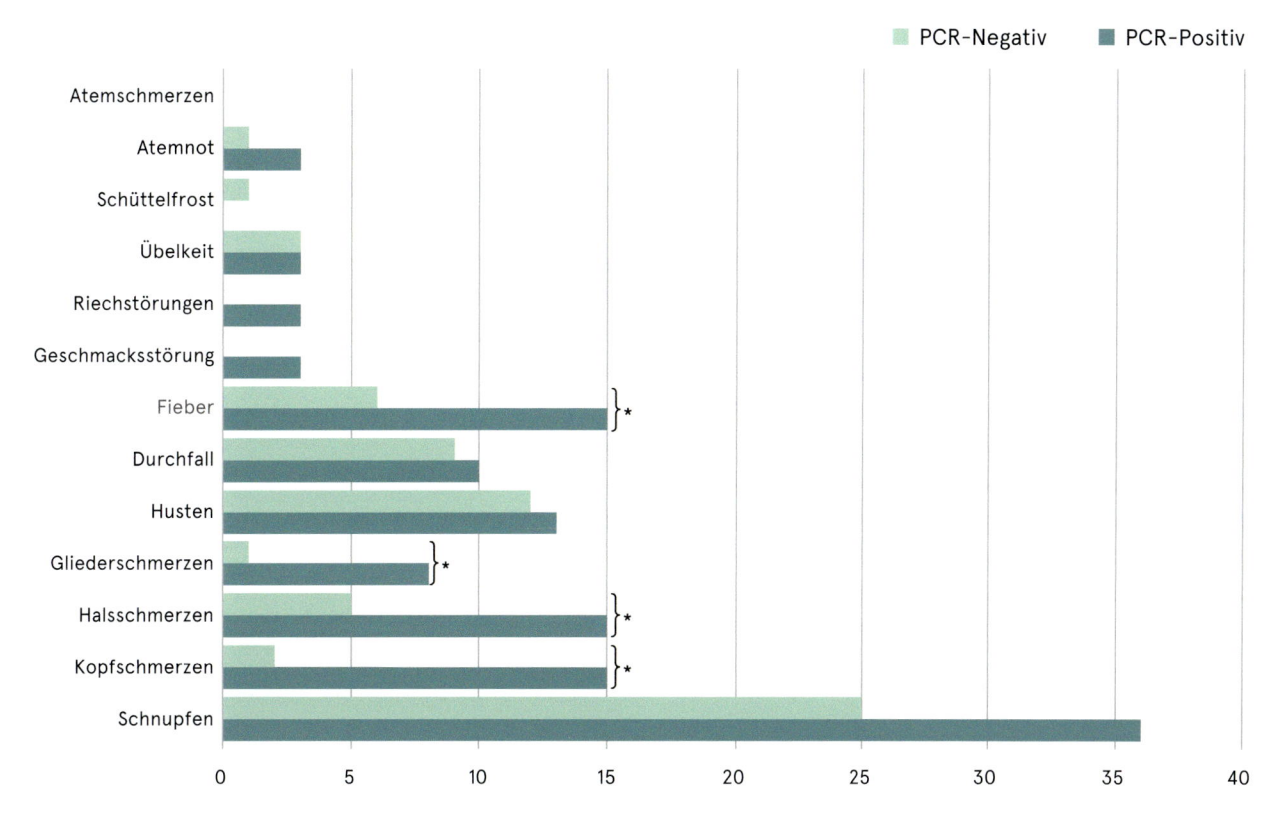

Abbildung 3.5-6:
Symptome von positiv und negativ auf SARS-CoV-2 getesteten Kindern (n = 39 positiv getestet, n = 250 negativ getestet) im Zusammenhang mit dem SARS-CoV-2-Ausbruch in der Kita (in %). *: statistisch signifikanter Unterschied im Auftreten des jeweiligen Symptoms zwischen den positiv und den negativ getesteten Kindern.

Ergebnisse aus den Meldedaten

Von Oktober 2020 bis Juni 2021 (Wildtyp- und Alpha-Phase) lagen für 84.371 (70 %) der insgesamt 120.215 übermittelten SARS-CoV-2-Fälle unter Kindern (1 bis 6 Jahren) auch klinische Informationen und damit Angaben zur Symptomatik bzw. zum Fehlen von Symptomen vor (Datenstand: 09.03.2022). Unter den Fällen, für die klinische Informationen übermittelt wurden, wurden bei 64 % (n = 54.382) COVID-19 relevante Symptome angegeben (symptomatische Fälle). Bei 26 % (n = 22.321) aller Fälle wurde nur ein einzelnes Symptom genannt, v. a. Fieber und Schnupfen (8 % bzw. 7 %). Insgesamt wiesen die infizierten Kinder durchschnittlich 1,2 verschiedene Symptome auf. Äußerst selten wurden in den Meldedaten Geschmacks- und Geruchsstörungen (jeweils 1 %) genannt, ebenso die schwerwiegenden klinischen Symptome wie akutes Lungenversagen (ARDS) oder Beatmungspflicht (< 1 %).

Tabelle 3.5-1 stellt die Symptomhäufigkeiten in der COALA-Stichprobe und in den Meldedaten gegenüber.

Tabelle 3.5-1:
Anzahl und Anteil der Nennungen von Symptomen bei SARS-CoV-2-Fällen von Kindern im Alter von 1 bis 6 Jahren; Vergleich der COALA-Studie (n = 39) und der Meldedaten (n = 84.371).

Symptom	Ausbruchsuntersuchungen[1] Fallzahl (n) Anteil (in Prozent)	Meldedaten[1] Fallzahl (n) Anteil (in Prozent)
Mindestens ein Symptom	25 64 %	54.382 64 %
Schnupfen	14 36 %	22.195 26 %
Kopfschmerzen	6 15 %	x
Halsschmerzen	6 15 %	6.427 8 %
Fieber	6 15 %	22.931 27 %
Husten	5 13 %	22.236 26 %
Durchfall	4 10 %	3.180 4 %
Gliederschmerzen	3 8 %	x
Geschmacksstörung/ Geschmacksverlust	1 3 %	958 1 %
Geruchsstörung/ Geruchsverlust	1 3 %	718 1 %
Übelkeit	1 3 %	x
Schüttelfrost	0 0 %	x
Atemnot	1 3 %	552 1 %
Atemschmerzen	0 0 %	x
Allgemeine Krankheitszeichen	x	18.196 22 %
Sonstige*	– –	264 0,3 %

[1]: Symptomnennung unter positiven Kindern; x = Diese Symptome wurden so nicht erfasst. *: Im Meldesystem konnten außerdem Pneumonie: 78 (0,1 %), ARDS: 93 (0,1 %), Beatmung: 9 (< 0,0 %), Tachykardie: 27 (< 0,0 %) und Tachypnoe: 57 (0,1 %) erfasst werden, die hier als „Sonstige" zusammengefasst wurden.

Auf Basis der Meldedaten wurde weiterhin untersucht, ob sich die Häufigkeit der einzelnen Symptome bei Kindern im Alter von 1 bis 6 Jahren über den Pandemieverlauf änderte. Anders als in den Analysen zuvor, wurden die Symptomnennungen hierfür nur bei den symptomatischen Kindern (mindestens ein Symptom wurde angegeben) ausgewertet. Der Grund für diesen Ansatz liegt darin, dass der Anteil der übermittelten Fälle, bei denen eine Angabe zur (auch wenn fehlenden) Symptomatik von der Alpha-

über die Delta- bis hin zur Omikron-Phase deutlich abnahm, aber auch, dass der Anteil der Fälle, die als „asymptomatisch" übermittelt wurden, zunahm. Dies ist möglicherweise durch eine unterschiedliche Intensität bei der Erfassung der Symptomatik aufgrund des gestiegenen Infektionsgeschehens begründet. Durch den Vergleich der symptomatischen Kinder soll eine mögliche Verzerrung (unbekannter Anteil von tatsächlich symptomatischen Kindern bei Kindern ohne Übermittlung von Angaben zur Symptomatik) ausgeschlossen werden.

In Abbildung 3.5-7 sind die am häufigsten genannten Symptome bei symptomatischen Kindern im Alter von 1 bis 6 Jahren auf Basis der Meldedaten dargestellt. Es ist zu sehen, dass in allen vier Phasen der Pandemie Husten (41–54 %), Fieber (41–53 %) und Schnupfen (40–54 %) zu den häufigsten Symptomen bei Kindern im Kita-Alter zählen. Halsschmerzen wurden nur bei etwa 13 % der symptomatischen Kinder angegeben, Durchfall bei etwa 5 %.

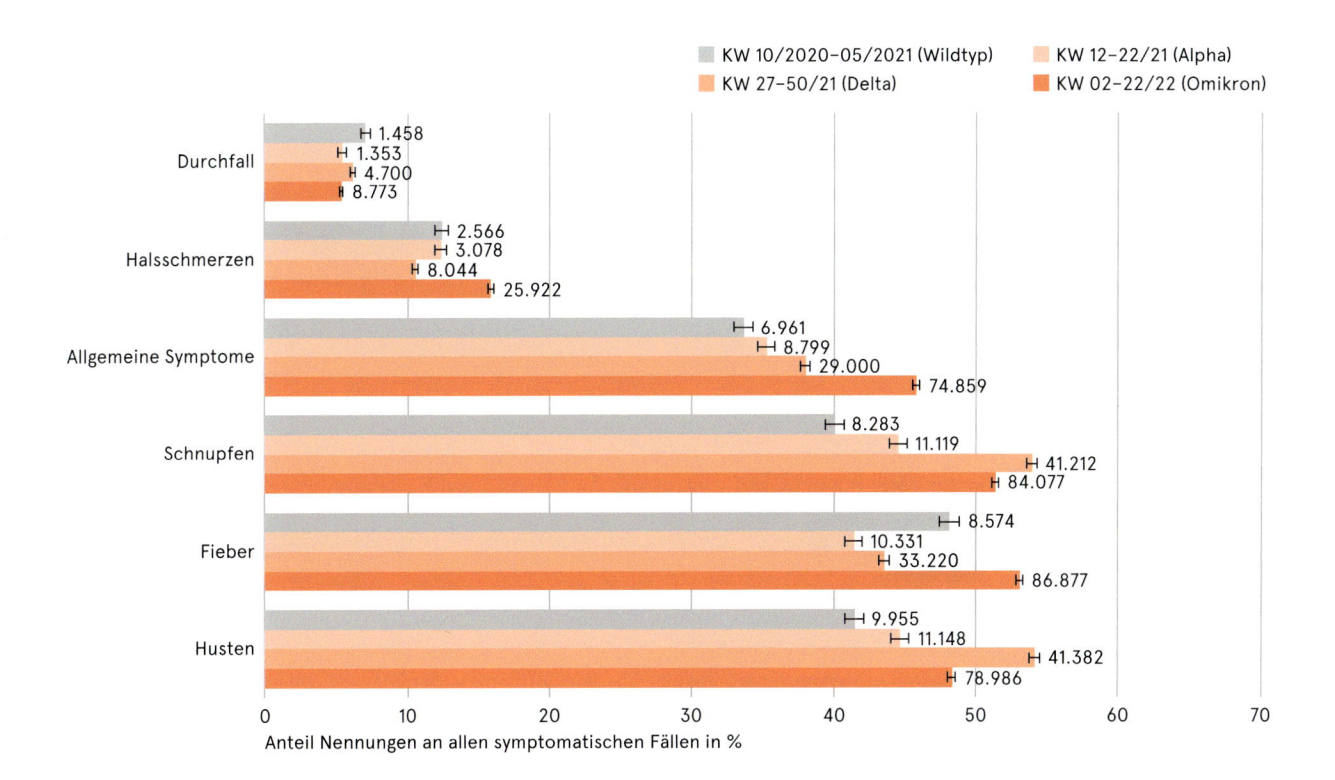

Abbildung 3.5-7:
Anzahl und Anteil der am häufigsten genannten Symptome bei symptomatischen Fällen im Alter von 1 bis 6 Jahren (mindestens ein Symptom wurde angegeben) nach wahrscheinlicher Variante (Meldedaten).

3.5.4 Symptome von Kindern im Langzeitverlauf

Sieben bis zwölf Monate nach der Ausbruchsuntersuchung im Rahmen von COALA 1 wurde ein telefonisches Interview zur gesundheitlichen Situation der teilnehmenden Kinder mit einer sorgeberechtigten Person im Haushalt durchgeführt, meistens einem Elternteil. In diesem Interview wurden anhaltende oder wiederholt auftretende Symptome der Kinder abgefragt. Es wurden die Häufigkeiten von klinischen Beschwerden der Kinder, die eine mehr als drei Monate zurückliegende SARS-CoV-2-Infektion hatten, mit den Kindern verglichen, die sich bislang nicht (wissentlich) mit SARS-CoV-2 infiziert hatten.

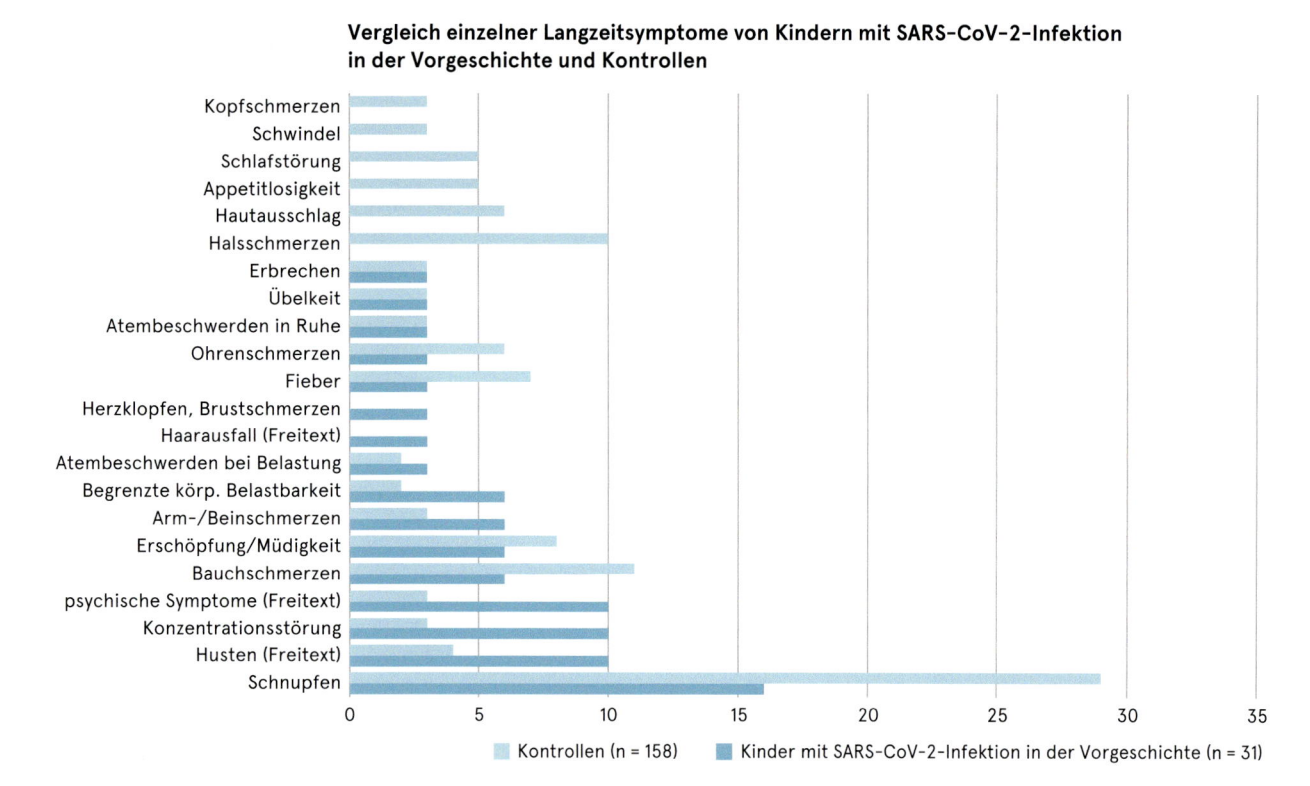

Vergleich einzelner Langzeitsymptome von Kindern mit SARS-CoV-2-Infektion in der Vorgeschichte und Kontrollen

Balkendiagramm mit Symptomen: Kopfschmerzen, Schwindel, Schlafstörung, Appetitlosigkeit, Hautausschlag, Halsschmerzen, Erbrechen, Übelkeit, Atembeschwerden in Ruhe, Ohrenschmerzen, Fieber, Herzklopfen/Brustschmerzen, Haarausfall (Freitext), Atembeschwerden bei Belastung, Begrenzte körp. Belastbarkeit, Arm-/Beinschmerzen, Erschöpfung/Müdigkeit, Bauchschmerzen, psychische Symptome (Freitext), Konzentrationsstörung, Husten (Freitext), Schnupfen. Legende: Kontrollen (n = 158), Kinder mit SARS-CoV-2-Infektion in der Vorgeschichte (n = 31).

Abbildung 3.5-8:
Vergleich der Prävalenzen einzelner Symptome zwischen den Kindern mit SARS-CoV-2 in der Vorgeschichte und den Kontrollen.

Vergleich von geclusterten Symptomen von Kindern mit SARS-CoV-2-Infektion in der Vorgeschichte und Kontrollen

Balkendiagramm mit: Hautsymptome, Magen-Darm-Trakt-Symptome, neuropsychiatrische Symptome, allgemeine Symptome, Atemwegssymptome. Legende: Kontrollen (n = 158), Kinder mit SARS-CoV-2-Infektion in der Vorgeschichte (n = 31).

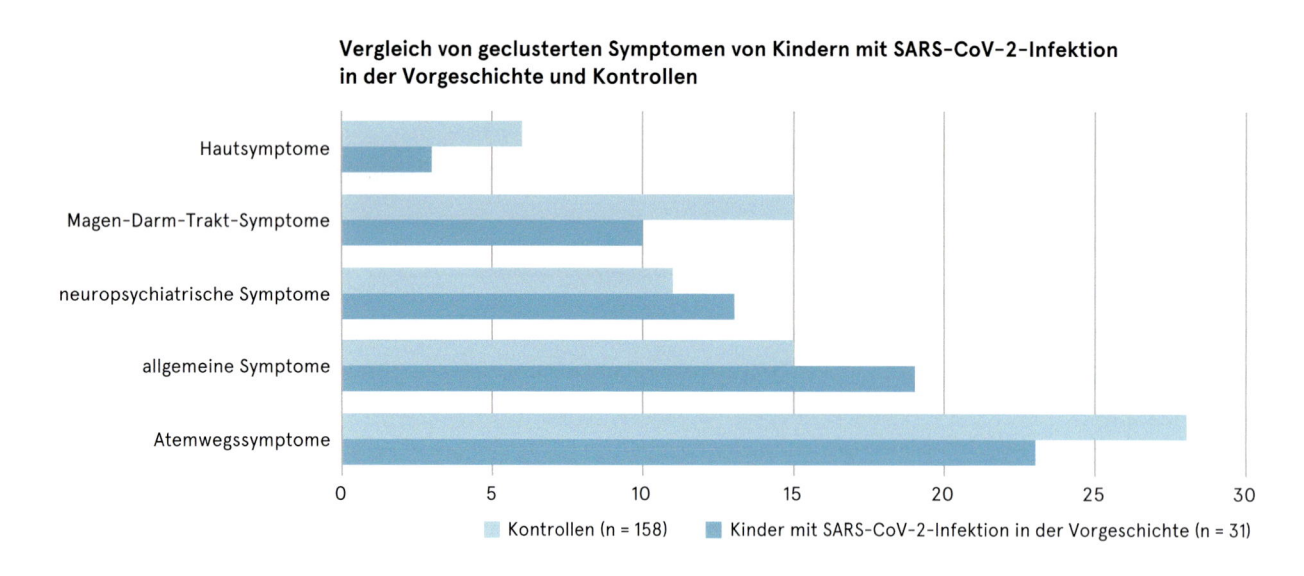

Abbildung 3.5-9:
Vergleich der Prävalenzen geclusterter Symptome zwischen den Kindern mit SARS-CoV-2 in der Vorgeschichte und den Kontrollen.

68/189 (36 %) aller in die Auswertung eingeschlossenen Kinder hatten ein oder mehrere Symptome, die über einen Zeitraum von mindestens zwei Monaten wiederkehrend oder anhaltend waren; dies betraf 8/31 (26 %) der Kinder mit einer SARS-CoV-2-Infektion in der Vorgeschichte und 60/158 (38 %) der Kontrollen (Unterschied nicht signifikant). In beiden Gruppen war Schnupfen das häufigste anhaltende oder wiederkehrende Symptom (vgl. Abbildung 3.5-8). Schnupfen wurde von 5/31 (16 %) der Kinder mit einer

SARS-CoV-2-Infektion in der Vorgeschichte und von 45/158 (28 %) der Kontrollen angegeben. Abbildung 3.5-8 zeigt die Häufigkeit der von den Teilnehmenden angegebenen Symptome. Hinsichtlich der einzelnen Symptome gab es keine signifikanten Unterschiede zwischen den beiden Gruppen. Wenn man die Symptome in Clustergruppen zusammenfasst (vgl. Abbildung 3.5-9), sind Atemwegssymptome in beiden Gruppen am häufigsten und betreffen jeweils etwa ein Viertel der Kinder, gefolgt von allgemeinen Symptomen, neuropsychiatrischen Symptomen und Magen-Darm-Symptomen. Dermatologische Symptome waren selten. Die Unterschiede im Vorkommen der geclusterten Symptome zwischen den Gruppen waren ebenfalls nicht signifikant.

3.5.5 Fazit

Die Ergebnisse der Erhebungen der Module 1 (KiBS-Elternbefragung), 3 (CATS) und 4 (COALA) haben verschiedene kurz- und längerfristige Wirkungen der Pandemie und einer akuten Infektion bei Kindern im Alter von 0 Jahren bis zum Schuleintritt aufzeigt. Dabei ist zwischen primären Pandemiefolgen durch eine SARS-CoV-2-Erkrankung von Kindern und sekundären Folgen als Folgen der Maßnahmen zur Pandemiebekämpfung zu differenzieren. Insbesondere die drei KiTa-Schließungsphasen haben zu mehrmonatigen KiTa-Ausfällen für viele KiTa-Kinder geführt. Dieser im Pandemieverlauf häufig mehrmalige Wechsel von der institutionellen in die in der Regel familial organisierte Betreuung führte bei KiTa-Kindern zu einem sinkenden Wohlbefinden und vermehrtem Einsamkeitserleben. Auch Kinder, die regelmäßig ihre Kindertagesbetreuung besuchen konnten, erlebten nicht nur eine Reduktion der gewohnten Betreuungszeiten, sondern vermissten ebenfalls ihre Peer-Kontakte. Dies bezieht sich vor allem auf Zeiten, in denen neben den KiTa-Schließungen auch allgemeine Kontaktbeschränkungen für Familien galten, die dazu führten, dass auch Familien ihre Freizeitkontakte deutlich einschränkten. Insgesamt wurde deutlich, wie wichtig der Besuch der Kindertagesbetreuung, nicht nur für das elterliche Wohlbefinden, im Sinne der Unterstützung der Vereinbarkeit von Familie und Beruf, sondern auch für das kindliche Wohlbefinden in Pandemiezeiten ist, die durch viel Unsicherheit, ungewohnte Routinen und innerfamiliale Veränderungen gekennzeichnet sind.

Auch konnten die Ergebnisse der KiBS-Elternbefragung während der fünften Pandemiewelle in den ersten Monaten des Jahres 2022 zeigen, dass bereits im Kita-Alter ein gehäuftes Auftreten von psychosomatischen Symptomen, insbesondere Reizbarkeit, Nervosität, Niedergeschlagenheit und Bauchschmerzen beobachtet werden kann, teilweise in ähnlich hohem Ausmaß wie im Schulalter. Da keine direkt vergleichbaren Ergebnisse zum Zeitpunkt vor der Pandemie vorliegen, kann nicht eingeschätzt werden, ob es hier in den letzten zwei Jahren zu einer Zunahme kam und wie anhaltend die Symptome bei jungen Kindern sind. Neben der noch nicht möglichen Abschätzung der psychosozialen Pandemiefolgen für Kinder gibt es lediglich Hinweise darauf, ob die Förderbedarfe der Kinder durch den wochen- bzw. monatelangen Ausfall an frühkindlicher Bildung langfristig zugenommen haben (vgl. dazu Kap. 3.7.3). Auch an dieser Stelle gibt es noch weiteren Forschungsbedarf, um die sekundären Pandemiefolgen für verschiedene Facetten der kindlichen Entwicklung und der kindlichen Gesundheit abschätzen zu können.

Die Analyse der akuten Symptome von Kindern zeigt, dass Kinder im Kita-Alter (1 bis 6 Jahre), die mit SARS-CoV-2 infiziert sind, meist oligo- oder asymptomatische klinische Verläufe haben. Sowohl in den Meldedaten als auch in der Ausbruchsuntersuchung wurde für 64 % der betroffenen Kinder mindestens ein Symptom angegeben. Dabei war Schnupfen eine der am häufigsten genannten klinischen Beschwerden. In der COALA-Studie zeigte sich allerdings, dass einige Symptome, z. B. Schnupfen und Husten, bei mit SARS-CoV-2 infizierten Kindern nicht häufiger auftraten als bei negativ auf SARS-CoV-2 getesteten Kindern derselben Kita-Gruppe. Infizierte Kita-Kinder hatten jedoch häufiger Kopfschmerzen als nicht mit SARS-CoV-2 infizierte Kinder.

Die Zusammenschau der beiden Module COALA und CATS ergab einen deutlichen Mehrwert: Erkenntnisse aus einer sehr großen Datenbasis, wie sie die Meldedaten liefern, wurden durch Erkenntnisse aus Kita-Ausbrüchen ergänzt, bei denen detaillierte prospektive Angaben zu infizierten Kita-Kindern mit denen nicht mit SARS-CoV-2 infizierter Kita-Kinder verglichen werden konnten.

Die Nachbefragung zur Erfassung von Langzeitsymptomen zeigte, dass mehr als ein Drittel der Kinder im Alter von 1 bis 8 Jahren, die in ihrer Kita-Gruppe einen SARS-CoV-2-Ausbruch erlebt haben, mehrere Monate später unter anhaltenden oder wiederkehrenden Symptomen litt. Schnupfen war das häufigste Symptom, aber eine breite Palette respiratorischer, allgemeiner, gastrointestinaler oder psychologischer Symptome wurde ebenfalls berichtet. Es wurden keine signifikanten Unterschiede zwischen Kita-Kindern, die in der Vorgeschichte eine Corona-Infektion gehabt hatten und Kindern, bei denen noch keine Infektion diagnostiziert worden war, festgestellt. Dieses Ergebnis ist vorsichtig zu betrachten, da die Stichprobengröße gering war.

3.6 Infektionsschutz vor dem Betreten und in der KiTa

Seit Beginn der Pandemie wurden die bisherigen landesspezifischen Hygienekonzepte der Kindertageseinrichtungen erweitert um spezifische Maßnahmen, die eine Verbreitung des SARS-CoV-2-Virus in Kindertageseinrichtungen verhindern sollen. Je nach Lage des Infektionsgeschehens und Möglichkeiten zur Umsetzbarkeit gab es Maßnahmen, die bereits im ersten Lockdown empfohlen oder verpflichtend eingeführt wurden, z. B. die Betreuung von Kindern in separierten Gruppen (z. B. AG Kita 2020; JFMK 2020), und Maßnahmen wie das Tragen von FFP2-Masken oder die regelmäßige Testung der Beschäftigten und Kinder, die beispielsweise erst mit der Verfügbarkeit entsprechender Mund-Nase-Bedeckungen oder geeigneter Schnelltests eingeführt werden konnten. Der Verpflichtungsgrad zur Umsetzung, d. h., die Frage, ob Maßnahmen in den Kitas empfohlen oder verbindlich vorgegeben waren, war in den letzten zweieinhalb Jahren hauptsächlich vom aktuellen Infektionsgeschehen und der Betroffenheit der Kitas von Infektionen sowie von den landesspezifischen Anpassungen der Hygienekonzepte abhängig, so dass Kindertageseinrichtungen immer wieder mit der verbindlichen Einführung, Möglichkeit zur freiwilligen Umsetzung oder der Lockerung von verschiedenen Maßnahmen umgehen mussten, im Rahmen derer sie ihren pädagogischen Alltag jeweils (re)organisieren mussten.

Die verschiedenen Schutz- und Hygienemaßnahmen in Kindertageseinrichtungen lassen sich unterscheiden in pharmazeutische und nicht-pharmazeutische Maßnahmen (vgl. auch Autorengruppe Corona-KiTa-Studie 2021b). Bei der Umsetzung der nicht-pharmazeutischen Maßnahmen ist vor allem eine Verhaltensanpassung des Menschen erforderlich (z. B. die Einhaltung der AHA-L-Regeln), während pharmazeutische Maßnahmen vor allem von der Entwicklung von Impfstoffen und Medikamenten abhängig sind. Hinsichtlich der Frage der Wirksamkeit von Maßnahmen erweist sich zudem eine Unterscheidung in Maßnahmen, die vor Betreten der Kindertageseinrichtung angewandt werden und solche, die im Kita-Alltag implementiert werden, als sinnvoll. Im Folgenden wird auf Basis der drei Messzeitpunkte der CoKiss-Leitungsbefragung sowie der KiTa-Register-Daten dargestellt, welche Schutzmaßnahmen Kitas[6] zu verschiedenen Zeitpunkten der Pandemie angewandt haben und wie Kita-Leitungen die Umsetzbarkeit verschiedener Maßnahmen einschätzten. Anschließend werden Befunde verschiedener Analysen zum Zusammenhang zwischen Umsetzung von Schutzmaßnahmen und dem Auftreten von Infektionen in Kitas dargestellt.

---

[6] Die Ergebnisse beziehen sich auf die Umsetzung von Schutzmaßnahmen in Kindertageseinrichtungen. Ergebnisse zur Kindertagespflege finden sich in Kap. 3.8. und in Autorengruppe Corona-KiTa-Studie (2022).

3.6.1 Umsetzung von Schutzmaßnahmen in Kindertageseinrichtungen

Da pharmazeutische Maßnahmen, unter anderem aufgrund zunächst nicht vorhandener Impfstoffe, über längere Zeit der Pandemie nicht anwendbar waren, lag der Fokus bei der Implementierung von neuen Schutzmaßnahmen in Kindertageseinrichtungen auf nicht-pharmazeutischen Maßnahmen gegen die Verbreitung des SARS-CoV-2-Virus. Die Anwendung dieser Maßnahmen, die in der Regel eine Verhaltensanpassung der Kinder, Beschäftigten und Eltern erfordern, kann unterstützt werden, indem z. B. organisatorische Rahmenbedingungen geschaffen werden (z. B. Betreuung von Kindern in räumlich getrennten Gruppen), die beispielsweise das Distanzhalten zwischen Kindern verschiedener Gruppen erleichtern.

Sortiert man die nicht-pharmazeutischen Maßnahmen hinsichtlich ihrer Zielsetzung, lassen sich vier Gruppen an Maßnahmen unterscheiden: (1) Maßnahmen zur Reduzierung von Kontaktmöglichkeiten in Kitas, (2) Maßnahmen zur Reduzierung des Risikos einer Tröpfchen-/Aerosolübertragung, (3) Maßnahmen zur Reduzierung des Risikos einer Kontaktübertragung und (4) Maßnahmen zum Umgang mit Symptomen und Symptomlosigkeit in Kitas.

Im Rahmen der CoKiss-Leitungsbefragung wurden die befragten Kita-Leitungen im Zeitraum Oktober 2020 bis Juni 2021 mehrmals gefragt, welche Schutzmaßnahmen sie in ihrer Einrichtung umsetzen und wie gut die Umsetzung der einzelnen Maßnahmen aus ihrer Sicht funktioniert (1 „sehr schlecht" bis 5 „sehr gut").[7] Es ist zu vermuten, dass es einen fließenden Übergang gibt zwischen als sehr schlecht umsetzbar eingeschätzten und gar nicht umgesetzten Maßnahmen. Im Frühjahr 2022 wurde bei der abschließenden Leitungsbefragung nochmals erhoben, welche Maßnahmen zur Zeit der fünften Pandemiewelle noch angewandt werden. Im Folgenden werden die Ergebnisse anhand der vier Gruppen an Maßnahmen dargestellt.

3.6.2 Maßnahmen zur Reduzierung von Kontaktmöglichkeiten im Kita-Alltag

Eine wesentliche Schutzmaßnahme in der COVID-19-Pandemie war die Einschränkung bzw. Vermeidung von Kontakten. Daher zielten viele der für Kindertageseinrichtungen empfohlenen Maßnahmen darauf ab, Kontakte zwischen Kindern, Beschäftigten und Eltern im Kita-Alltag deutlich zu reduzieren.[8] In diesem Zuge wurde beispielsweise auch die Bring- und Abholsituation in den meisten Einrichtungen in den Außenbereich oder den Eingangsbereich der Kita verlagert (Autorengruppe Corona-KiTa-Studie 2020d).

Da in der Kindertagesbetreuung (anders als im Bereich der Schule) die Betreuung von Kindern im offenen Konzept, d. h. ohne feste Gruppenstruktur, oder im halboffenen Konzept (zeitweise Gruppenstruktur, zeitweise Durchmischung, v. a. zu Randzeiten) überwiegt[9], ergab sich eine wichtige Möglichkeit zur Kontaktreduktion in der Einführung der Gruppentrennung, d. h. in der Betreuung von Kindern in festen Gruppen in üblicherweise eigenen Innen- und Außenräumen. Diese Maßnahme wurde bereits mit Beginn der Pandemie eingeführt (Autorengruppe Corona-KiTa-Studie 2020d). Auch durch die Zuweisung von Beschäftigten zu festen Gruppen ist es möglich, die Kontakte der Kinder und Beschäftigten weiter zu reduzieren.

---

7 Die Ergebnisse wurden auf Basis von temporären Daten in ähnlicher Form im dritten Quartalsbericht dargestellt (Autorengruppe Corona-KiTa-Studie 2021b).
8 Für eine Diskussion der pädagogischen Folgen dieser Distanzmaßnahmen vgl. Kap. 3.7.3.
9 Auf Basis der KiTa-Register-Daten zeigte sich, dass ca. 50% der Einrichtungen vor der Pandemie mit teiloffenem Konzept arbeiteten, ca. 17% mit offenem Konzept und ca. 33% mit geschlossener Gruppenstruktur (Autorengruppe Corona-KiTa-Studie 2020g).

Mit Blick auf die Umsetzung solcher kontaktreduzierenden Maßnahmen über die verschiedenen Phasen der Pandemie hinweg wird deutlich, dass diese mit Beginn der zweiten Pandemiewelle im Dezember 2020 deutlich häufiger umgesetzt wurden (vgl. Abbildung 3.6-1). Während im Oktober 2020 noch etwa 65 % der befragten Kita-Leitungen angaben, dass die Gruppen im Inneren des Hauses getrennt werden, geschah dies im Zeitraum Dezember 2020 bis Juni 2021, also bis hin zum Ende der dritten Pandemiewelle, in über 85 % der Kitas. In einzelnen Bundesländern war die Gruppentrennung zu dieser Zeit verbindlich vorgegeben. Die feste Zuweisung des Personals zu einzelnen Gruppen wurde in diesem Zeitraum etwa gleich häufig umgesetzt (in ca. 90 % der Kitas). Insgesamt wird deutlich, dass die überwiegende Mehrheit der Leitungen die Gruppentrennung oder Personalzuweisung als gut umsetzbar wahrgenommen und die positive Einschätzung zur Umsetzbarkeit in den Folgemonaten noch etwas zugenommen hat. Es ist zu vermuten, dass sich Beschäftigte und Kinder mit der Zeit an die Umsetzung der Maßnahmen gewöhnt haben. Das Markieren von Laufwegen dagegen gehörte zu den Maßnahmen, die nur rund 40 % der Einrichtungen angewandt haben. Hierbei ist zu bedenken, dass die Notwendigkeit dieser Maßnahme von der räumlichen und architektonischen Situation in der Einrichtung abhängt, so dass diese vermutlich nicht für alle Kitas relevant war. Zum letzten Befragungszeitraum im Frühjahr 2022 zeigt sich, dass während der fünften Pandemiewelle der Anteil der Einrichtungen mit Gruppentrennung bzw. fester Personalzuweisung auf etwa 70 bzw. 75 % zurückgegangen ist. Der etwas angestiegene Anteil der Leitungen, die angeben, dass diese Maßnahmen derzeit schlecht umsetzbar seien, sowie der gestiegene Anteil an Kitas, die diese Maßnahmen nicht (mehr) anwenden, kann ein Hinweis darauf sein, dass aufgrund des starken Anstiegs an Infektionsfällen bei Beschäftigten und Kindern in der Omikron-Welle (vgl. Kap. 3.2) einige Kindertageseinrichtungen an personelle Grenzen gestoßen sind, so dass das Personal in mehreren Gruppen eingesetzt werden musste.

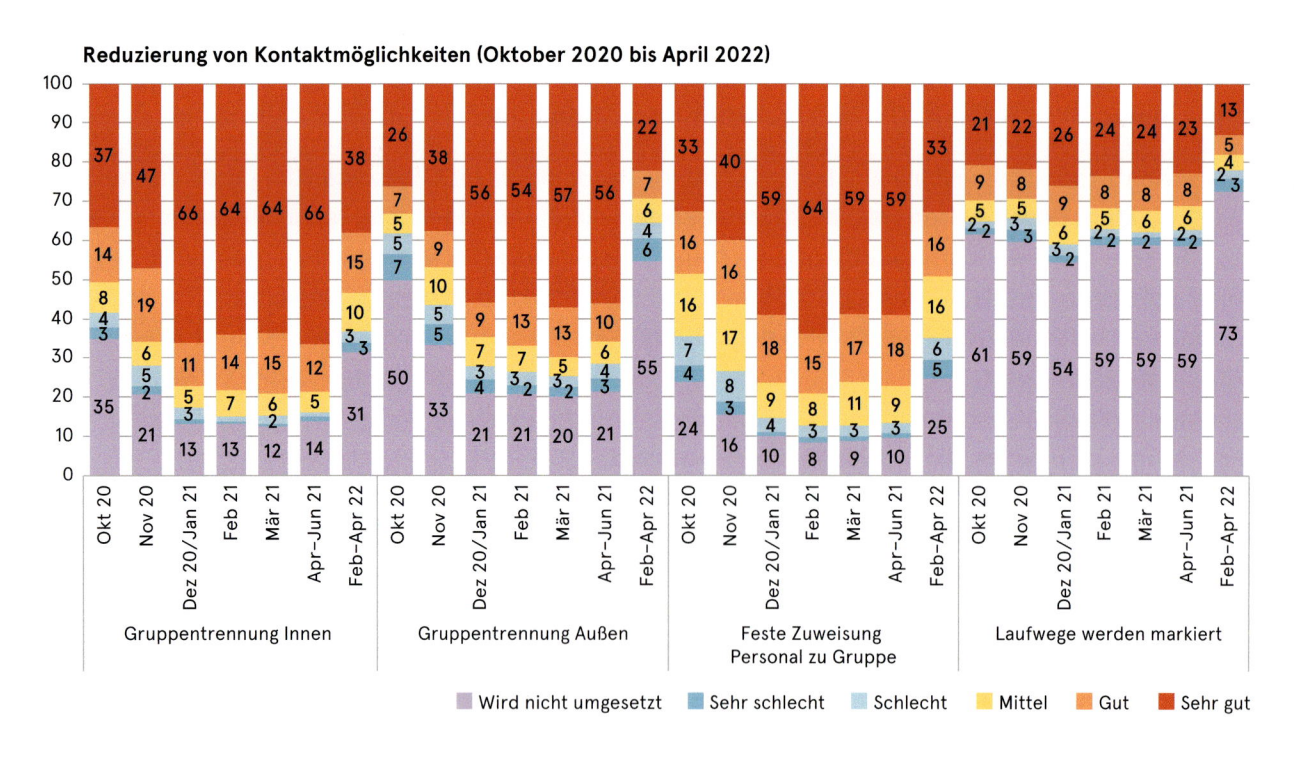

Abbildung 3.6-1:
Einschätzung der Einrichtungsleitungen zum Umsetzungsgrad verschiedener Maßnahmen zur Reduzierung von Kontaktmöglichkeiten in Kindertageseinrichtungen (in %), CoKiss-Leitungsbefragung, n = 6.216, Datenstand: 28.06.2022, ungewichtete Daten.

Ergebnisse der Corona-KiTa-Studie

3.6.3 Maßnahmen zur Reduzierung einer Tröpfchen-/Aerosolübertragung

Da bereits sehr früh in der Pandemie deutlich wurde, dass Übertragungen von SARS-CoV-2 häufig durch Tröpfchen oder Aerosole, also durch die Luft, stattfinden (Chu et al., 2020), wurden auch für Kindertageseinrichtungen Maßnahmen zur Reduzierung des Risikos einer entsprechenden Übertragung empfohlen. Durch Maßnahmen wie Abstand halten oder regelmäßiges Lüften soll das Infektionsrisiko in Kindertageseinrichtungen verringert werden.

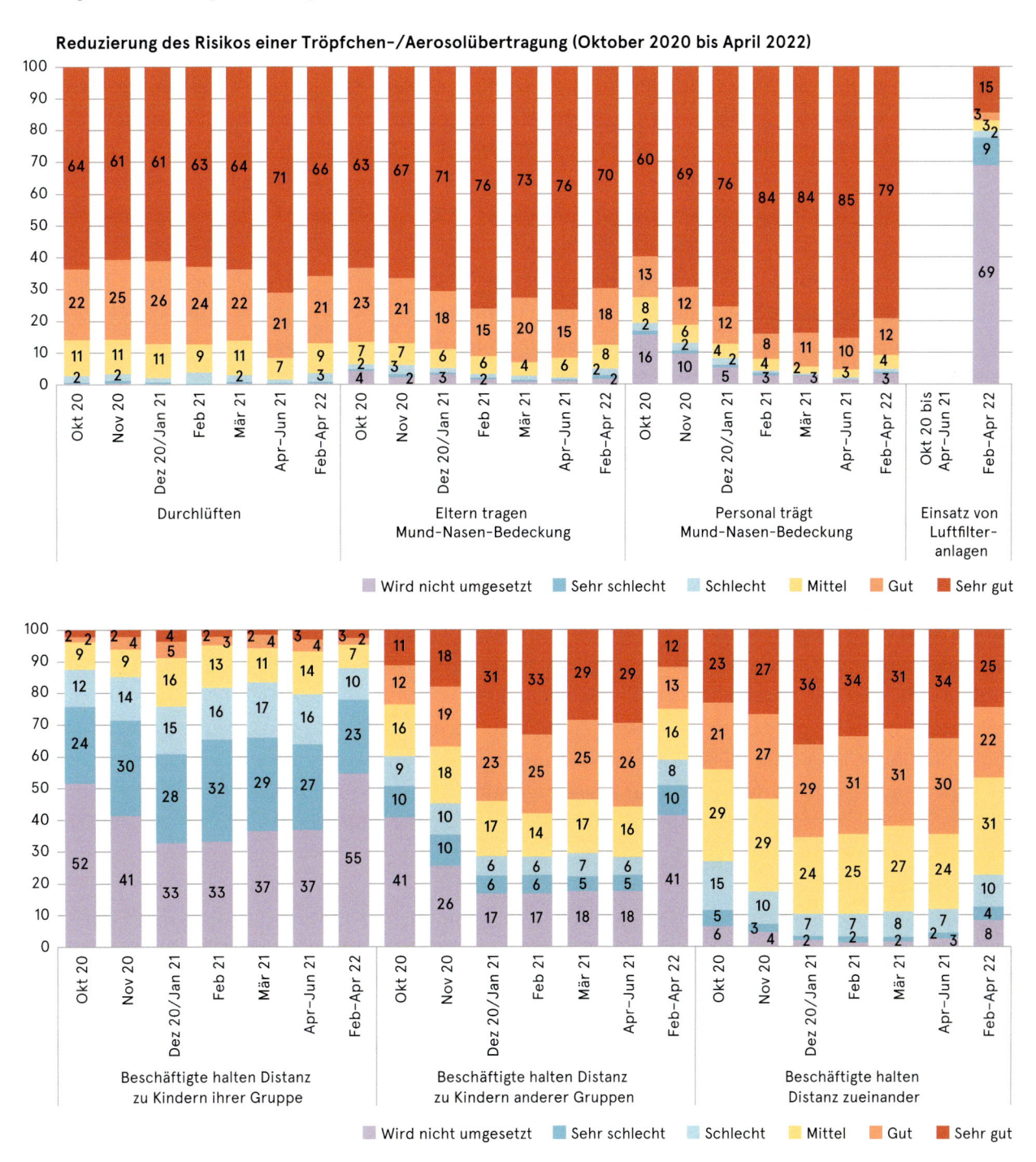

Abbildung 3.6-2:
Einschätzung der Einrichtungsleitungen zum Umsetzungsgrad verschiedener Maßnahmen zur Reduzierung von Tröpfchen-/Aerosolübertragungen in Kindertageseinrichtungen (in %), CoKiss-Leitungsbefragung, n = 6.216, Datenstand: 28.06.2022, ungewichtete Daten.

Die Ergebnisse der CoKiss-Leitungsbefragung zeigen, dass das regelmäßige Lüften sowie das Tragen von Mund-Nasen-Bedeckungen durch Eltern und Beschäftigte wichtige Schutzmaßnahmen in Kitas waren. In nahezu allen Einrichtungen wurde im Zeitraum Oktober 2020 bis Juni 2021 regelmäßig gelüftet und in nahezu allen Einrichtungen trugen Eltern beim Kontakt mit der Kita eine Mund-Nasen-Bedeckung (vgl. Abbildung 3.6-2). Beschäftigte verzichteten aus pädagogischen Gründen zu Beginn der Pandemie häufig auf das Tragen von Mund-Nasen-Bedeckungen (vgl. Autorengruppe Corona-KiTa-Studie 2020d). Mit Beginn der zweiten Pandemiewelle, in der aufgrund von zunehmend mehr Infektionen das Tragen von Mund-Nasen-Bedeckungen auch für Beschäftigte verbindlich eingeführt wurde, fingen dann in nahezu allen Einrichtungen auch Beschäftigte an, Mund-Nasen-Bedeckungen zu tragen. Dies geschah jedoch am häufigsten im Kontakt mit Eltern und seltener im Kontakt mit Kindern der eigenen Gruppe (Autorengruppe Corona-KiTa-Studie 2021b). Die Umsetzung dieser Maßnahmen wurde seitens der Leitungen sehr positiv eingeschätzt und diese wurden auch im Frühjahr 2022 noch flächendeckend angewandt (vgl. Abbildung 3.6-2). Zu diesem Zeitpunkt setzten zudem etwa 30 % der Einrichtungen Luftfilteranlagen ein, wobei etwa 18 % der Leitungen die Maßnahme als gut umgesetzt ansahen und etwa 12 % als schlecht umsetzbar.

Dagegen wurde das Abstandhalten in Kindertageseinrichtungen als große Herausforderung empfunden. Während noch nahezu alle Einrichtungen das Abstandhalten zwischen den Beschäftigten als Schutzmaßnahme umsetzten, versuchten während der zweiten und dritten Pandemiewelle etwa 80 % der Einrichtungen das Abstandhalten zwischen Beschäftigten und Kindern anderer Gruppen einzuführen (vgl. Abbildung 3.6-2). Zwei Drittel der befragten Leitungen gab zu diesem Zeitpunkt zudem an, dass Beschäftigte ebenfalls versuchen, Distanz zu Kindern ihrer eigenen Gruppe zu wahren. Bei diesen drei Maßnahmen zeigte sich allerdings, dass die Umsetzbarkeit von knapp 10 bis 15 % der Leitungen als schlecht angesehen wurde, dies galt auch beim Abstandhalten des Personals untereinander. Das Distanzhalten zu Kindern der eigenen Gruppe sahen über 40 % der Leitungen als nicht umsetzbar an. Nur etwa 50 % der Leitungen sahen das Distanzhalten zwischen Beschäftigten und Kindern anderer Gruppen während der zweiten und dritten Pandemiewelle als gut umgesetzt an. Für das Distanzhalten innerhalb einer Gruppe traf dies auf kaum 10 % der Leitungen zu, d. h., fast die Hälfte der Einrichtungen versuchte zwar auch innerhalb der eigenen Gruppe Distanz zu Kindern zu halten, schätzte aber die Umsetzbarkeit als schlecht an. Dies verdeutlicht, dass das Abstandhalten als in vielen anderen Lebensbereichen wichtige Maßnahme in Kindertageseinrichtungen als begrenzt umsetzbar einzuschätzen ist, da viele pädagogische oder pflegerische Situationen physische Nähe zu Kindern erfordern. Anzumerken ist, dass das Distanzhalten zu Kindern daher auch nicht zu den explizit für Kindertageseinrichtungen empfohlenen Maßnahmen gehörte.

3.6.4 Maßnahmen zum Schutz vor Kontaktübertragungen

Auch wenn Kontaktübertragungen des Sars-CoV-2-Virus deutlich seltener vorkommen als Übertragungen über Aerosole (RKI 2020b), gehören Maßnahmen wie die Desinfektion von Kontaktflächen, beispielsweise Türklinken, Wickelbereichen, Möbeln oder Spielzeugen, zur Basishygiene von Kindertageseinrichtungen, um die Verbreitung allgemeiner Infektionskrankheiten in Kitas zu verhindern. Auch das regelmäßige Händewaschen soll zur Vermeidung der Übertragung von Krankheitserregern über die Hände beitragen. Dementsprechend wurden diese präpandemischen Maßnahmen auch während der COVID-19-Pandemie beibehalten bzw. intensiviert. Nahezu 100 % der befragten Kita-Leitungen gaben an, dass Beschäftigte und Kinder regelmäßig Hände waschen und dass diese Schutzmaßnahme gut umsetzbar im Kita-Alltag ist (vgl. Abbildung 3.6-3). Diese Maßnahme wurde auch im Frühjahr 2022 nach wie vor angewandt. Ähnliches trifft für das Desinfizieren von Flächen, Möbeln oder Spielsachen zu, wobei hier je nach Zeitpunkt etwa ein Viertel bis ein Drittel der Leitungen die Umsetzbarkeit als mittelmäßig oder schlecht bewerteten. Die Ergebnisse einer qualitativen Studie zu Beginn der Pandemie gaben Hinweise darauf, dass vermehrtes Desinfizieren von Flächen mit einem sehr hohen Aufwand für die Beschäftigten und/oder das Reinigungspersonal verbunden ist, die in der Regel jeweils begrenzte zeitliche Ressourcen zur Verfügung haben (Autorengruppe Corona-KiTa-Studie 2020d).

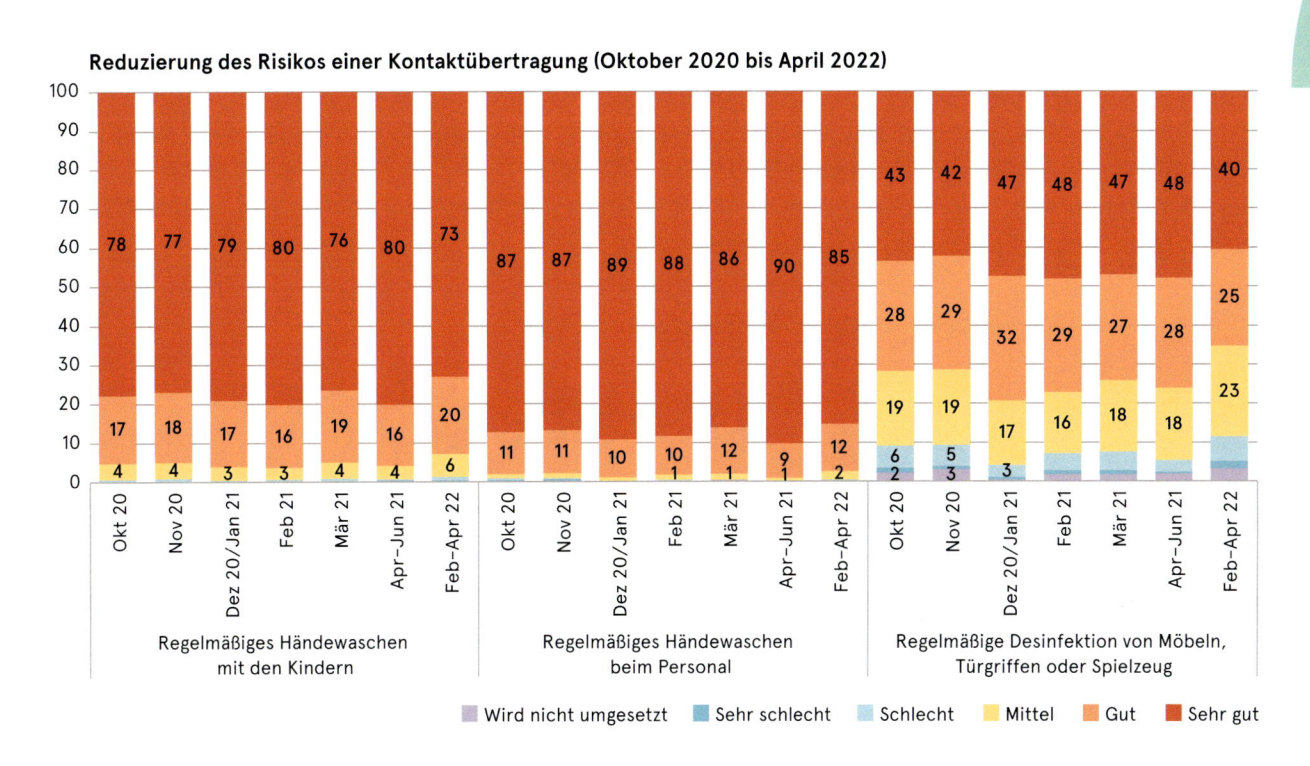

Reduzierung des Risikos einer Kontaktübertragung (Oktober 2020 bis April 2022)

Abbildung 3.6-3:
Einschätzung der Einrichtungsleitungen zum Umsetzungsgrad verschiedener Maßnahmen zur Reduzierung einer Kontaktübertragung in Kindertageseinrichtungen (in %), CoKiss-Leitungsbefragung, n = 6.216, Datenstand: 28.06.2022, ungewichtete Daten.

3.6.5 Maßnahmen zum Umgang mit Symptomen und Symptomlosigkeit

Während die dargestellten Maßnahmen sich auf den Kita-Alltag in den Einrichtungen beziehen, setzen Maßnahmen zum Umgang mit Symptomen oder Symptomlosigkeit an einer frühzeitigen Entdeckung einer SARS-CoV-2-Infektion bei Kindern und Beschäftigten an. Daher finden derartige Maßnahmen in der Regel vor dem Besuch von Kindertageseinrichtungen statt. Da eine SARS-CoV-2-Infektion sowohl mit Symptomen wie Schnupfen, Husten oder Fieber einhergehen kann, also mit Symptomen klassischer Erkältungskrankheiten, als auch ohne Symptome möglich ist, stellte dies die Kindertageseinrichtungen vor größere Herausforderungen. Insbesondere der Umgang mit Kindern mit leichtem Schnupfen oder Husten, d. h. die Entscheidung, ob und unter welchen Voraussetzungen diese Kinder die Kindertagesbetreuung besuchen dürfen, wurde mehrfach neu geregelt und sorgte vor Ort für Konflikte und schwierige Aushandlungsprozesse (vgl. Autorengruppe Corona-KiTa-Studie 2021b).

Die Ergebnisse der Leitungsbefragung zeigen, dass nur sehr wenige Einrichtungen regelmäßig die Temperatur von Kindern gemessen haben bzw. die Beschäftigten selbst eine regelmäßige Temperaturmessung bei sich vornahmen. Nur etwa 15 bis 20 % der Einrichtungen führten diese Maßnahme ein, wobei nur sehr wenige Leitungen die Umsetzbarkeit als gut einschätzen (vgl. Abbildung 3.6-4). Mit der zunehmenden Verfügbarkeit von Schnelltests wurde im Frühjahr 2021 zunächst die regelmäßige Testung der Beschäftigten empfohlen und ab dem Sommer 2021 auch die Testung der Kita-Kinder. Hier wird deutlich, dass mit Beginn der flächendeckenden Testungen von Beschäftigten ab März 2021 noch etwa ein Viertel der Leitungen die Umsetzbarkeit als mittelmäßig oder schlecht beurteilten. Dies besserte sich zunehmend in den Folgemonaten, so dass das Testen von Beschäftigten auch im Frühjahr 2022 zu den als sehr gut umsetzbaren Maßnahmen gezählt werden kann. Die Daten der Leitungsbefragung aus dem Frühjahr 2022 zeigen zudem, dass in etwa 80 % der Einrichtungen auch die Kinder getestet wurden. Etwa zwei Drittel der Leitungen schätzten die Umsetzbarkeit als gut ein. Dabei war es in Einrichtungen, die im Frühjahr 2022 das Testen als Maßnahme umsetzen, so geregelt, dass in 76 % dieser Einrichtungen die Eltern selbst ihre Kinder (in der Regel zu Hause) testeten, in 22 % der Einrichtungen die Kinder von den Beschäftigten mittels Einzeltestung vor Ort und in 11 % der Einrichtungen, ähnlich wie in den Schulen, mittels Pool-Testungen vor Ort getestet wurden.[10]

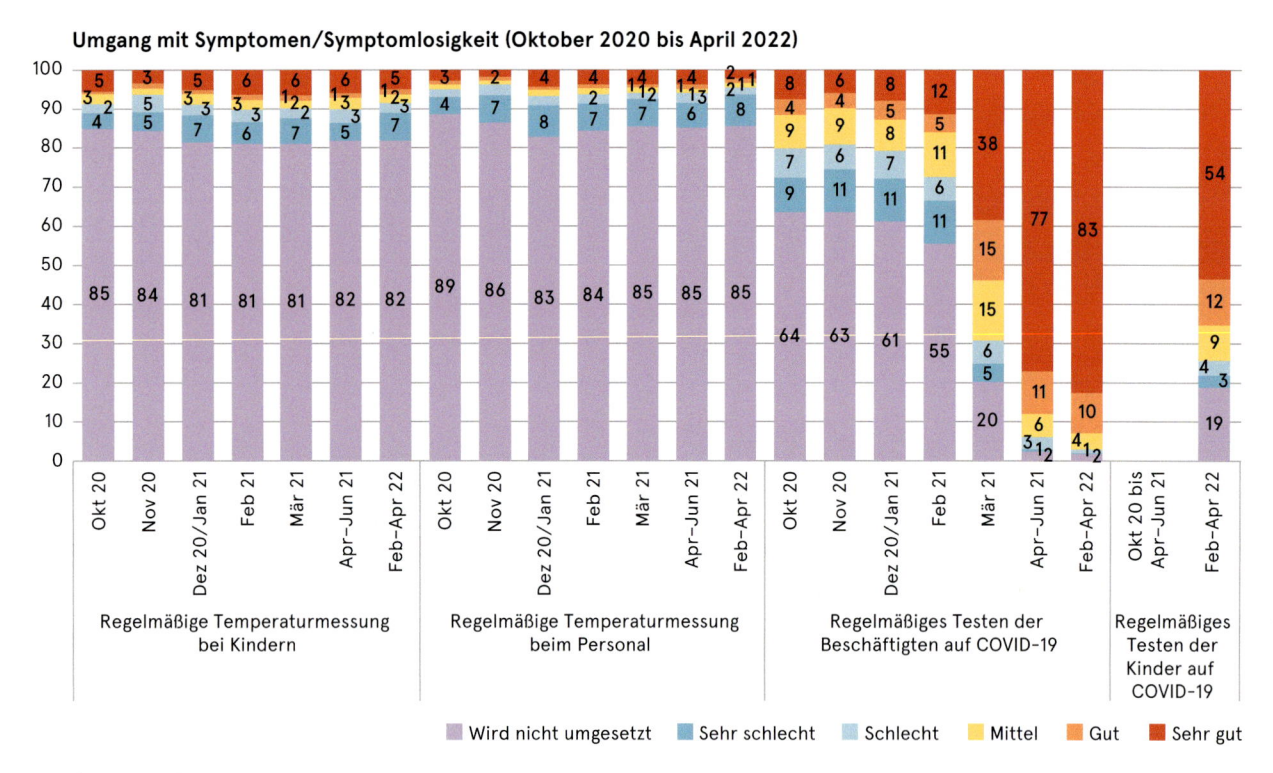

Abbildung 3.6-4:
Einschätzung der Einrichtungsleitungen zum Umsetzungsgrad verschiedener Maßnahmen zum Umgang mit Symptomen und Symptomlosigkeit in Kindertageseinrichtungen (in %), CoKiss-Leitungsbefragung, n = 6.216, Datenstand: 28.06.2022, ungewichtete Daten.

Für den Zeitraum Juni 2021 bis Juni 2022 kann auf Basis der KiTa-Register-Daten nachgezeichnet werden, welche Maßnahmen die Einrichtungen in der jeweiligen Woche anwandten, ohne dass die Leitungen allerdings Angaben zur Umsetzbarkeit der Maßnahmen machten. Hier wird deutlich, dass im Sommer 2021, also zwischen der dritten und vierten Pandemiewelle, viele Schutzmaßnahmen im Zuge der allgemeinen Lockerungen aufgehoben wurden (vgl. Abbildung 3.6-5). Mit Beginn der vierten Pandemiewelle ab August 2021 wurden einzelne Maßnahmen wiedereingeführt, wie z. B. das Testen von Beschäftigten und Kindern, das Tragen von Mund-Nasen-Bedeckungen oder die Gruppentrennung. Während der fünften Pandemiewelle setzten in den ersten Monaten des Jahres 2022 über 90 % der Einrichtungen Tests bei Beschäftigten und über 80 % der Einrichtungen auch bei Kindern um. Etwa 80 % der Beschäftigten trugen außerhalb der Gruppe, etwa 50 % auch im Umgang mit Kindern, Mund-Nasen-Bedeckungen. Die

---

10 An dieser Stelle waren Mehrfachnennungen möglich, da es in Kindertageseinrichtungen unter Umständen unterschiedliche Vorgehensweisen für verschiedene Gruppen gibt (z. B. Krippengruppen und Gruppen mit älteren Kindern).

Hälfte der Einrichtungen betreute die Kinder in getrennten Gruppen, wobei rund 45 % der Einrichtungen auch eine feste Personalzuweisung umsetzen konnten. Mit der Zurücknahme viele Schutzmaßnahmen für die Bevölkerung ab März/April 2022 nahm die Umsetzung von Schutzmaßnahmen in Kindertageseinrichtungen wieder deutlich ab. Dies zeigt sich vor allem für das Testen von Beschäftigten und Kindern, aber auch für personalintensive, wirksame Maßnahmen wie die Gruppentrennung oder feste Personalzuweisung. Aufgrund der zunehmenden Personalausfälle aufgrund von SARS-CoV-2-Infektionen oder anderer Atemwegserkrankungen der Beschäftigten in diesem Zeitraum (vgl. Kap. 3.7.2) ist anzunehmen, dass derartige Maßnahmen organisatorisch nicht mehr umsetzbar waren.

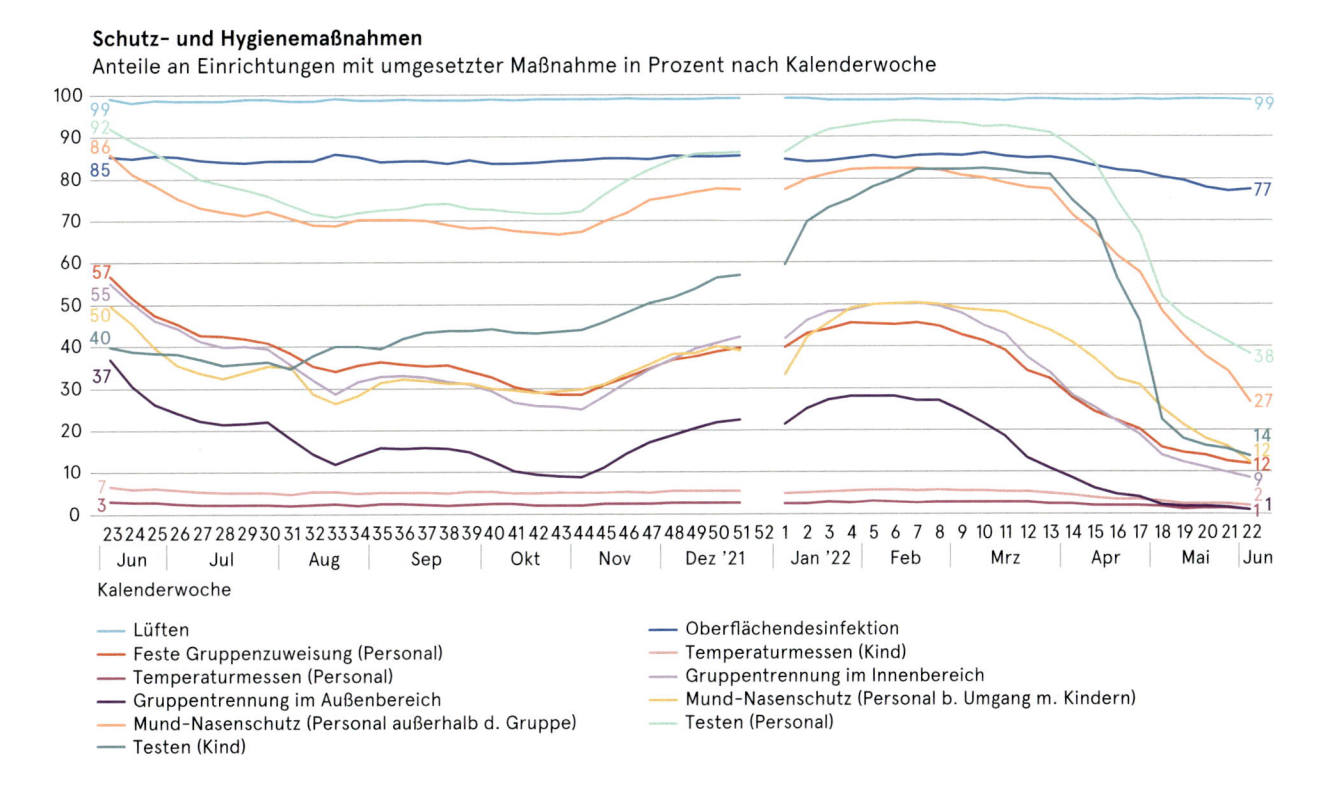

Abbildung 3.6-5:
Implementierung unterschiedlicher Schutz- und Hygienemaßnahmen in den Kindertageseinrichtungen nach Kalenderwochen (KW 23/2021 bis KW 22/2022; 07.06.2021–05.06.2022; Quelle: KiTa-Register); n = 5.299 – 3.410 Einrichtungen. (Datenstand 16.06.2022).

3.6.6 Impfquote des pädagogischen Personals

Mit der Entwicklung von Impfstoffen konnten im Sinne einer pharmazeutischen Schutzmaßnahme pädagogischen Fachkräften ab Frühjahr 2021 Impfangebote gemacht werden. Die Entwicklung der Impfquote in Kindertageseinrichtungen wird seit dem Update des KiTa-Registers im Juli 2021 (vgl. Autorengruppe Corona-KiTa-Studie 2021g) auf Basis der Daten des KiTa-Registers beobachtet. Seit der KW 23/2021 (07.06.–13.06.21) werden Einrichtungsleitungen wöchentlich gefragt, wie viele Personen des pädagogischen Personals bis zur jeweils aktuellen Kalenderwoche wenigstens eine Erstimpfung gegen COVID-19 erhalten haben. Mit dem zweiten Update des KiTa-Registers zum Jahreswechsel 2021/21 wurde diese Frage um die Frage nach der sogenannten Boosterquote ergänzt, d. h., es wurde erhoben, wie hoch der Anteil am Personal ist, der bereits über eine dritte Impfung verfügt. Diese sogenannte erste Auffrischungsimpfung nach der Grundimmunisierung stand in Deutschland ab Herbst 2021 zur Verfügung.

Zur Berechnung der jeweiligen Quote wird die Anzahl Erst- bzw. Drittgeimpfter durch die ebenfalls im KiTa-Register abgefragte Anzahl des derzeit insgesamt beschäftigten pädagogischen Personals in der Kindertageseinrichtung geteilt. Hierdurch wird eine „Erstimpfungsquote" bzw. „Boosterquote" ermittelt. Durch die Abfrage der genauen Anzahl kann, anders als bei kategorisierten Abfragen (z. B. sehr wenige bis sehr viele), insgesamt von einer eher konservativen Schätzung ausgegangen werden. Es ist zu beachten, dass es sich hierbei – wie bei allen Informationen im KiTa-Register – um eine Einschätzung der Leitung und nicht um eine direkte Abfrage beim pädagogischen Personal handelt. Dies geht mit einer gewissen Unschärfe einher.

Die nachfolgende Abbildung 3.6-6 zeigt die Entwicklung der Impfquoten des pädagogischen Personals in Kindertageseinrichtungen beginnend ab der KW 22/2021 bis zum Ende des Jahres 2021 (links), sowie die Boosterquote ab dem Jahr 2022 (rechts). Die Quoten in den einzelnen Bundesländern sind dabei als graue Linien dargestellt, die Gesamtquoten jeweils als dicke blaue (Erstimpfung, links) und dicke grüne (Boosterimpfung, rechts) Linie. Zudem enthält Abbildung 3.6-6 jeweils eine dünnere dunkelblaue gestrichelte Linie für den Durchschnitt der ostdeutschen Bundesländer sowie eine dünne blaue durchgezogene Linie für den jeweiligen Durchschnitt in den westdeutschen Bundesländern.

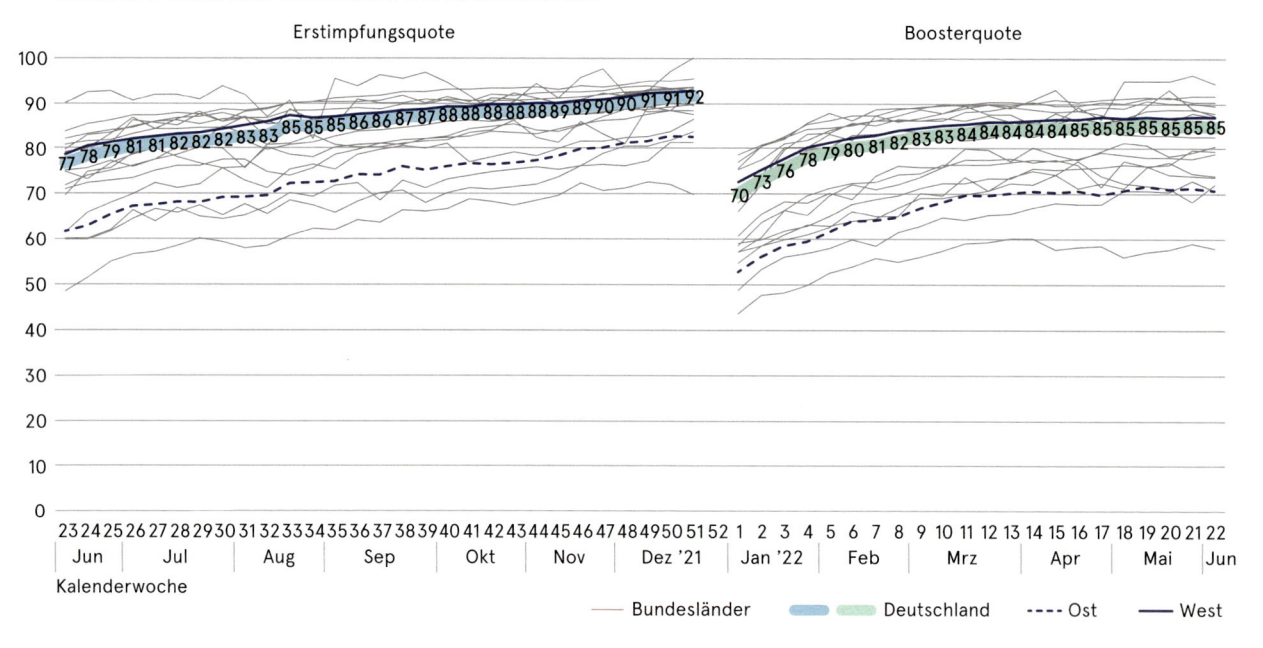

Erstimpfungsquote und Boosterquote des pädagogischen Personals in Kindertageseinrichtungen
Anteil in Prozent nach Bundesland und Kalenderwoche

Abbildung 3.6-6:
Erstimpfquoten (linke Hälfte) des pädagogischen Personals in Kindertageseinrichtungen, das nach Angabe der Einrichtungsleitung bisher mindestens eine Impfung gegen COVID-19 erhalten hat, nach Bundesländern und Kalenderwochen (KW 23 bis KW 51/2021; Quelle: KiTa-Register). Boosterquoten/Anteil des pädagogischen Personals in Kindertageseinrichtungen, das bisher mindestens drei Impfungen gegen COVID-19 erhalten hat (rechte Hälfte); nach Angabe der Einrichtungsleitung, nach Bundesländern und Kalenderwochen (KW 1 bis KW 22/2022). Etwaige Schwankungen nach unten sind auf Kitas zurückzuführen, die ihre Teilnahme am KiTa-Register beenden bzw. in denen es Veränderungen in der Zahl der insgesamt Beschäftigten gab (Datenstand 16.06.2022).

Die deutschlandweite durchschnittliche Erstimpfungsquote (linke Seite, dicke blaue Linie, Abbildung 3.6-6) lag zu Beginn des Erhebungszeitraums im Juni 2021 bei 77 % und stieg bis zum Dezember 2021 auf 92 % an. Dabei zeigt sich eine erhebliche Varianz zwischen den Bundesländern: Die niedrigste Impfquote lag im Juni 2021 bei unter 50 %, die höchste im Dezember 2021 bei 100 %, wobei der letzte Wert aus einem Bundesland mit sehr geringer Fallzahl stammt (Bremen, n = 5 in KW 22/2022). Deutschlandweit ist insgesamt eine stetige Steigerung zu verzeichnen. Bei der Erstimpfquote zeigen sich deutliche Unterschiede zwischen den west- und ostdeutschen Bundesländern. Dabei lag der westdeutsche Durchschnitt konstant knapp über dem Gesamtdurchschnitt (von 79 % im Juni 2021 auf 93 % im Dezember 2021). Der Durchschnitt in Ostdeutschland war deutlich niedriger, allerdings glichen sich die Niveaus tendenziell im Verlauf etwas an, da der Anstieg im Osten stärker ausfiel als im Westen (von 62 % im Juni 2021 auf 82 % im Dezember 2021, Anstieg von +20 Prozentpunkte in ostdeutschen Bundesländern im Vergleich zu +14 Prozentpunkte in westdeutschen Bundesländern).

Die Boosterquote (rechte Seite, dicke grüne Linie, Abbildung 3.6-6) lag Anfang 2022 bei 70 % und stieg bis zur KW 22/2022 auf 85 %. Auch hier zeigt sich eine erhebliche Varianz zwischen den Bundesländern, die niedrigste Boosterquote lag im Januar 2022 ebenfalls bei unter 50 %. Der westdeutsche Durchschnitt lag hingegen knapp über den Gesamtdurchschnitt (von 73 % in KW 1 auf 87 % in KW 22/2022, +14 Prozentpunkte). Es zeigt sich auch hier, dass ostdeutsche Bundesländer besonders niedrige Quoten aufweisen, allerdings fiel auch hier der Anstieg steiler aus (von 53 % in KW 1 auf 71 % in KW 22/2022, +18 Prozentpunkte).

Insgesamt war die Impfbereitschaft beim Personal hoch, d. h., mit deutschlandweit über 90 % (Dezember 2021) wurden hier Werte über denen der Gesamtbevölkerung (86,8 % Erstimpfungsquote) gemeldet. Fachkräfte in Westdeutschland weisen zudem auch eine deutlich höhere Booster-Impfquote auf als die Gesamtbevölkerung über 18 Jahren. In Ostdeutschland liegt die Impfquote der Fachkräfte allerdings unter dem aktuellen Bundesdurchschnitt (72,5 %, Impfquote Auffrischungsimpfung, als Personen mit Auffrischungsimpfung gelten diejenigen, die eine weitere Impfung nach abgeschlossener Grundimmunisierung erhalten haben).[11]

Untersuchungen zeigen allerdings, dass mit der Omikron-Variante im Vergleich zu Delta der Schutz des Personals in den Einrichtungen vor Infektionen durch die Impfung deutlich zurückgeht – dies gilt sowohl für die Erstimpfung als auch für die Boosterimpfung. So zeigte die Impfung zwar einen deutlichen Schutzeffekt gegenüber Ansteckungen des Personals mit der Delta-Variante, bietet aber wenig Schutz gegen eine Ansteckung des Personals mit der Omikron-Variante (Neuberger et al. 2022b). Die Impfung schützt aber nach wie vor nachweislich vor schweren Verläufen mit der Omikron-Variante (vgl. Buchan et al. 2022) und wird darum nach wie vor dringend empfohlen.

3.6.7 Wirksamkeit von Maßnahmen vor Betreten der KiTa

Bisher haben nur wenige Studien in Deutschland die Frage adressiert, wie und mit welchen Maßnahmen SARS-CoV-2-Fälle und Ausbrüche in Kitas verhindert werden können. Thurow et al. (2022) untersuchten im Frühjahr 2021 im Berliner Bezirk Treptow-Köpenick in Zusammenarbeit mit dem Landesamt für Gesundheit und Soziales Berlin sowie dem Robert Koch-Institut drei Fragestellungen:

a) Welches Vorgehen wurde im Bezirk zur Prävention von Kita-Ausbrüchen praktiziert?

b) Welche Faktoren könnten möglicherweise dazu geführt haben, dass Infektionen in Kitas eingetragen wurden?

---

11 Quelle Impfquoten: **https://www.rki.de/DE/Content/InfAZ/N/Neuartiges_Coronavirus/Daten/Impfquotenmonitoring.html**. Zugriff am 04.10.22.

c) Welche Faktoren könnten möglicherweise dazu beigetragen haben, beim Auftreten von Fällen weitere Infektionen zu reduzieren?

Die Ergebnisse wurden in der sechsten Ausgabe des Epidemiologischen Bulletins 2022 veröffentlicht.

Methodisch bestand die Studie aus zwei Teilen: Im ersten Teil der Untersuchung wurde ein Fragebogen an alle Kitas im Bezirk geschickt, um Daten über das Auftreten von SARS-CoV-2-Fällen zwischen Januar und März 2021 und Informationen zu Präventionsmaßnahmen und möglichen Risikofaktoren zu erheben. Dabei wurden u. a. Daten zu Größe (Betreuungskapazität) der Kita, Gruppenkonzept, Raumgrößen, Kommunikation mit dem Gesundheitsamt, Gesundheitsmonitoring (Selbstangabe von Erkrankungen, Temperaturmessung, Testkonzept für Kinder und Beschäftigte), Lüften, Lüftungskonzept, Tragen von Mund-Nase-Bedeckungen, Handhygiene und Desinfektionen erhoben. Im zweiten Teil der Untersuchung wurden auf Basis der dem Bezirk zugegangenen Meldungen mit Kitas assoziierte Einzelfälle und Kita-Ausbrüche (mindestens zwei epidemiologisch zusammenhängende Fälle, vgl. Kap. 2.3) analysiert. Hierbei wurden soziodemografische sowie symptom- und labordiagnostische Eckdaten nach Indexfällen und Kontaktpersonen erfasst und ausgewertet.

Im ersten Teil der Untersuchung beantworteten 52 (27 %) von 194 Kitas den Fragebogen, bei 18 Kitas traten im Beobachtungszeitraum einzelne Fälle oder Ausbrüche auf. Die Maßnahmen (i) Abfragen des Gesundheitszustandes vor Betreten der Kita und Temperaturmessung, (ii) Testen der Kinder und (iii) Testen der Beschäftigten (begonnen vor KW 06/2021 (der ersten Schulwoche nach den Winterferien)) wurden als Score ausgewertet, die maximale Punktzahl war 3. Dabei war bei Kitas, bei denen sich in dem untersuchten Zeitraum weder ein Fall noch ein Ausbruch ereignete, die Anzahl der Maßnahmen signifikant höher als bei Kitas mit mindestens einem Fall.

Im zweiten Teil der Untersuchung (basierend auf Meldedaten) wurden insgesamt 26 Einzelfall-Situationen und Ausbrüche analysiert. Kita-Beschäftigte waren bei Einzelfällen sowie bei Ausbrüchen häufiger Indexfälle als Kinder. Wenn Kinder Indexfall eines Ausbruchs waren, waren sie häufig älter (Mittelwert: 5,5 Jahre). Indexfälle in Einzelfall-Situationen wurden meistens auf Initiative des Gesundheitsamts identifiziert, d. h. zum Beispiel dann, wenn Kita-Beschäftigte das Gesundheitsamt über einen SARS-CoV-2-Fall in der eigenen Familie informiert hatten (oder das Gesundheitsamt anderweitig von dem Fall wusste) und das Gesundheitsamt frühzeitig bei den in der Kita tätigen Personen einen Test veranlasste. Die sekundäre Infektionsrate war signifikant höher, wenn der Indexfall eine Person aus dem Kita-Personal war.

Laut den Untersuchungen kann eine konsequente Umsetzung von Präventionsmaßnahmen dazu beitragen, den Eintrag und die Verbreitung von SARS-CoV-2-Infektionen in Kitas zu verhindern. Zwar waren einzelne Maßnahmen wie ein Gesundheits-Check oder das Testen von Beschäftigten oder Kindern nicht signifikant mit einer Reduzierung bzw. Verhinderung von Infektionen assoziiert, jedoch zeigten sich bei der Anwendung mehrerer/kombinierter Maßnahmen, dass diese von Kitas ohne Einzelfall oder Ausbruch häufiger durchgeführt wurden.

Die Ergebnisse deuten auch darauf hin, dass eine effektive und proaktive Kommunikation sowohl zwischen Eltern und Kita als auch zwischen Kita und Gesundheitsamt zu einer Reduktion des Ausbruchspotenzials beitragen kann, z. B. weil das Gesundheitsamt dann frühzeitig in die Lage versetzt wird zu reagieren. Weiterhin zeigten die Untersuchungen, dass Erwachsene zumindest in dieser Phase der Pandemie eine bedeutende Rolle bei den Ausbrüchen in Kitas hatten, auch wenn es prinzipiell möglich ist, dass ein Erwachsener zwar als erster bekannt wird (also Indexfall ist), sich aber möglicherweise bei einem asymptomatischen Kind angesteckt hat, welches der tatsächliche erste (Primär-)Fall war.

Zusammenfassend leiteten die Autorinnen und Autoren drei Handlungsempfehlungen ab:

1. Zu Hause bleiben und testen: Bei eigener Symptomatik oder im Falle einer Erkrankung eines (möglicherweise ungetesteten) Familienmitglieds auch bei fehlender Symptomatik. Insbesondere auch dann, wenn im familiären Umfeld eine SARS-CoV-2-Infektion nachgewiesen und eine Exposition belegt ist. Bei einem frühzeitig durchgeführten positiven Test kann die betreffende Person isoliert werden, bevor es zu einer Exposition in der Kita kommt.
2. Gesundheits-Check vor Betreten der Kita (Abfragen/Selbstangabe von Erkrankungen, Ansehen, ggf. ergänzt durch Temperaturmessung).
3. Eingliederung in eine (serielle) Teststrategie in der Kita und Beobachtung hinsichtlich des Auftretens von Krankheitszeichen während des Tages.

Die Maßnahmen 1 und 2 kommen einer Lolli-Pool-Testung in der Kita noch zuvor, sodass es idealerweise gar nicht zu einer Exposition und potenziellen Übertragung kommt.

3.6.8 Wirksamkeit der Maßnahmen in Kindertageseinrichtungen

Im Folgenden wird erörtert, inwieweit das KiTa-Register dazu benutzt werden kann, um Aussagen über die Wirksamkeit von Schutzmaßnahmen zu treffen. Die direkte Messung der Wirksamkeit von Hygienemaßnahmen innerhalb der Kindertageseinrichtung ist allerdings mit einer Reihe von Schwierigkeiten verbunden. Erstens ist es anhand der Register-Daten nicht möglich zu sagen, wie genau und in welchem Umfang bestimmte Maßnahmen umgesetzt wurden. Die Daten beruhen ausschließlich auf der Einschätzung der Kita-Leitung, und diese konnte in der wöchentlichen Befragung nur eine dichotome, d. h. zweiwertige Einschätzung abgeben, ob eine Maßnahme regelmäßig umgesetzt wurde oder nicht. Zweitens ist es anhand der Daten nicht möglich, Infektionsursachen und Infektionsketten zu identifizieren, d. h., die von den Leitungen gemeldeten Infektionen bei Kindern, Eltern und Personal gehen nicht zwingend auf eine Infektion innerhalb der Kita zurück, sondern können sich auch im privaten Umfeld ereignen. Drittens werden in den Einrichtungen in der Regel mehrere Maßnahmen zeitgleich umgesetzt, d. h., eine Einrichtung lüftet regelmäßig, verwendet eine feste Personalzuweisung zur Gruppe und das Personal trägt regelmäßig einen Mundschutz. Zudem kann der wachsende Anteil an geimpften Eltern und an geimpftem Personal nur bedingt berücksichtigt werden.

Allerdings liefern die Daten Einblicke in mögliche Unterschiede in der Infektionshäufigkeit aufgrund zeitkonstanter Einrichtungsmerkmale sowie in die zeitliche Reihung der Ereignisse, d. h., es kann geprüft werden, inwieweit die Einführung einer bestimmten Maßnahme einem Anstieg vorausgeht oder einen Rückgang an Infektionen nach sich zieht. Dies wurde bisher in zwei Publikationen (Neuberger et al. 2022a; Neuberger et al. 2022b) näher untersucht. Die Untersuchungen unterscheiden sich dabei sowohl im Untersuchungszeitraum, d. h. in der Art der untersuchten Virusvarianten und des allgemeinen Infektionsgeschehens, als auch in der Schärfentiefe in Bezug auf die Hygienemaßnahmen.

Die Untersuchungen in der zweiten und dritten Pandemiewelle (nach der Definition von Schilling et al. 2022) im Winter 2020 und Frühjahr 2021 beobachten vornehmlich Infektionen mit der sogenannten Alpha-Variante (Neuberger et al. 2022a), die anschließende Studie (Neuberger et al. 2022b) untersucht im Herbst und Winter 2021/22 Infektionen mit den sogenannten Delta- und Omikron-Varianten. Bezüglich Hygienemaßnahmen unterscheiden sich die beiden Arbeiten im Umfang der zum jeweiligen Zeitpunkt angewandten und im KiTa-Register abgefragten Maßnahmen. Einzelne Maßnahmen für Kindertageseinrichtungen wurden erst im Laufe der Pandemie verbindlich eingeführt oder neu entwickelt (z. B. Testen).

Darauf wurde mit einem Update des Registers in der KW 23/2021 reagiert. Vor dem Update wurde nicht abgefragt, ob Masken in den Einrichtungen verwendet und regelmäßig Tests durchgeführt wurden und wie hoch die Impfquote beim Personal sei. Entsprechende Informationen liegen erst ab der Kalenderwoche 23/2021 vor.

Die Studien in der zweiten und dritten Welle beschränken sich neben der Untersuchung grundlegender Unterschiede in der Infektionshäufigkeit aufgrund zeitkonstanter Merkmale wie dem Trägertyp oder dem sozioökonomischen Hintergrund der Kinder der Einrichtung (hierbei handelt es sich um eine Einschätzung der Kita-Leitung; diese wurde nach dem Anteil der Kinder mit sozioökonomisch benachteiligtem Hintergrund in der jeweiligen Einrichtung gefragt) auf die Analyse von hygienischen Maßnahmen wie Lüften und Oberflächendesinfektion sowie von kontaktreduzierenden Maßnahmen wie Veränderungen des Gruppenkonzepts hin zu einem Gruppenkonzept mit weniger oder mehr Kontaktmöglichkeiten zwischen den Gruppen (geschlossenes Konzept oder offenes Konzept) und der Einführung von Schutzmaßnahmen wie regelmäßigem Lüften, regelmäßiger Oberflächendesinfektion oder der festen Personalzuweisung zu Gruppen. Hierbei konnte gezeigt werden, dass die Wahrscheinlichkeit, eine Infektion bei Kindern oder Mitarbeitenden in der Einrichtung zu beobachten, in Einrichtungen mit höherem Anteil an Kindern aus sozioökonomisch benachteiligten Elternhäusern grundsätzlich größer ist.[12]

Bezüglich der Hygienemaßnahmen zeigte sich in der zeitsensitiven Analyse ein schützender Effekt des Lüftens der Räume. Das regelmäßige Desinfizieren der Oberflächen hatte hingegen keinen messbaren Effekt auf die Anzahl der in Folge beobachteten Infektionen. Zudem zeigte sich, dass eine Einschränkung der Kontakte zwischen den Kitagruppen eine deutliche Absenkung des Infektionsrisikos mit sich brachte, insbesondere in der dritten Welle. Eine Öffnung des Gruppenkonzepts hin zu einem offeneren Umgang hatte einen Anstieg an gemeldeten Infektionsfällen zur Folge. Einrichtungen, die ihr Personal (und ihre Kinder) festen Gruppen zuwiesen und Kontakte beschränkten, berichteten in der Folge weniger Infektionen. Allerdings zeigten die Daten auch, dass bis zu einem Drittel der Einrichtungen diese kontaktreduzierenden Maßnahmen nicht einführten – vermutet wird hier Personalmangel als Ursache, da insbesondere die genannten kontaktreduzierenden Maßnahmen mit einem höheren Personalbedarf verbunden sind.

Die Untersuchungen der beiden Delta-Wellen im Herbst und Winter 2021 (Welle 4a und b) sowie der sogenannten Omikron-Welle ab 2022 umfassen ein breiteres Spektrum an Schutz- und Hygienemaßnahmen und weisen eine höhere Schärfentiefe bezüglich der Verbreitung der Infektionen in den Einrichtungen auf. In dieser Phase der Pandemie waren deutlich mehr Infektionen in der Bevölkerung als auch in den Einrichtungen zu beobachten. Hier zeigte sich ein mit der Ausbreitung der Omikron-Variante wieder abnehmender Effekt des sozioökonomischen Status der Kinder. War dieser Effekt in Welle 2 und 3 noch sehr deutlich, so fand er sich in Welle 4a ebenfalls, nahm aber in Welle 4b und vor allem in Welle 5 mit zunehmender 7-Tage-Inzidenz und zunehmendem generellen Infektionsdruck deutlich ab. Im Vergleich aller untersuchten Wellen zeigt sich, dass sich SARS-CoV-2-Infektionen um so mehr nach dem sozialen Hintergrund der Kinder verteilen, je seltener sie insgesamt auftreten. Ist der allgemeine Infektionsdruck in der Bevölkerung jedoch sehr hoch, so spielt der soziale Hintergrund der Kinder eine eher untergeordnete Rolle.

Zudem können eine Reihe neuer Hygienemaßnahmen wie das Tragen von Masken und das Testen sowie die Impfquote beim Personal berücksichtigt werden. Hierbei zeigte sich, dass die Einführung von Masken im Umgang mit Kindern insbesondere in der Omikron-Welle einen deutlichen Schutzeffekt hatte.

---

[12] Die genaue Spezifikation der jeweils zugrundeliegenden statistischen Modelle findet sich detailliert in Neuberger et al. (2022a, 2022b).

Die Einführung des Tragens von Masken im Umgang mit Kindern senkte in der Folge die Anzahl der bei Kindern, Eltern oder Personal beobachteten Infektionen deutlich. Zudem reduzierte das Tragen von Masken die Wahrscheinlichkeit des Auftretens von und die Anzahl an Infektionen beim Personal zum Höhepunkt der vierten Welle. Für das Tragen von Masken im Umgang mit Eltern und anderem Personal zeigte sich hingegen nur eine Reduktion der Anzahl an Infektionen bei Kindern zu Beginn der vierten Welle. Insgesamt bestätigen die Ergebnisse bisher bekannte Studien zur generellen Wirksamkeit von Masken (Howard et al. 2021). Im Bildungsumfeld, insbesondere im Umgang mit jungen Kindern, lagen bisher widersprüchliche Ergebnisse zum Schutz durch das Maskentragen beim Personal vor. So berichteten Sombetzki et al. (2021) von einem deutlichen Schutzeffekt bzw. einer Reduktion der Ausbruchsgröße durch die Maskenpflicht bei Kindern und Erwachsen im Schul- und Kindergartenumfeld, allerdings differenziert die Studie nicht trennscharf zwischen Schulen und Kindertageseinrichtungen. Murray et al. (2022) fanden im Kita-Umfeld bei Kindern, die 2 Jahre oder älter waren, hingegen nur eine negative Korrelation zwischen der Häufigkeit von Einrichtungsschließungen und dem Maskentragen bei Kindern, nicht aber zwischen Einrichtungsschließungen und dem Tragen von Masken durch das Personal. Das Tragen von Masken durch Kinder im KiTa-Alter (d. h. 0 bis 6 Jahre) wurde allerdings in Deutschland nie eingeführt und wurde daher auch nicht in der Corona-KiTa-Studie berücksichtigt. Deutlich wird, dass Einrichtungen mit einer höheren Impfquote beim Personal insbesondere in den Wellen 4a und 4b eine niedrigere Wahrscheinlichkeit aufweisen, Infektionen beim Personal zu berichten, allerdings verschwindet den Analysen zufolge mit Omikron die Schutzwirkung der Impfung vor Infektionen mit SARS-CoV-2 – ein Schutz vor schweren Verläufen nach einer Infektion bleibt allerdings weiterhin bestehen (Buchan et al. 2022; Hansen et al. 2021).

In den der Studie von Neuberger et al. (2022b) zugrundeliegenden Modellen wird ebenfalls die Durchführung von regelmäßigen Tests bei Kindern und Personal berücksichtigt. Inwieweit Tests als eine präventive Maßnahme funktionieren, bleibt aber aufgrund des nicht-experimentellen Designs des KiTa-Registers letztlich unklar. Hinweise auf eine mögliche Schutzwirkung zeigten sich hier nur bei den Infektionen bei Eltern in der Welle 4. Hier berichten Einrichtungsleitungen, die regelmäßige Tests bei Kindern einführten, von messbar weniger Infektionen bei Eltern in der Folge. Inwieweit dieses Ergebnis allerdings auf die durch die Tests entdeckten und rechtzeitig in Isolation gebrachten Fälle bei Kindern selbst bzw. auf eine Steigerung der Sensitivität der Eltern in Bezug auf Hygienemaßnahmen aufgrund deren Einbezug bei der Durchführung der Tests an ihren Kindern zurückzuführen ist, bleibt unklar. Die Annahme einer Sensitivitätssteigerung ist insofern plausibel, als eine Studie (Gierszewski et al., 2022) von einem erhöhten Sicherheitsgefühl der Eltern durch die Durchführung von Tests im KiTa-Umfeld berichtet, was sich auch in einer Verhaltensänderung der Eltern selbst widerspiegeln kann, auch wenn die Zuverlässigkeit der Tests von den Teilnehmenden der Studie als eher zweifelhaft eingeschätzt wurde. Die Einführung von regelmäßigen Tests beim Personal führte nach der Studie von Neuberger et al. (2022b) hingegen zu mehr berichteten Infektionen beim Personal in der Omikron Welle – was wenig überrascht, da durch die Tests Infektionen entdeckt werden sollen. Hier kann man jedoch zumindest von einer mittelbaren Schutzwirkung ausgehen, da eine entdeckte Infektion bei anschließender Isolierung eine Weiterverbreitung des Virus effektiv verhindern kann, wenn die Infektion früh genug erkannt wird. Da aber in den Register-Daten nicht ablesbar ist, ob eine Infektion durch die Einführung von regelmäßigen Tests beim Personal erkannt wurde oder nicht, bleibt offen, ob diese Maßnahme zu einer messbaren Reduktion an Infektionen geführt hat.

Das Studiendesign von Neuberger et al. (2022b) erlaubt zudem Rückschlüsse über die zeitliche Folge von Infektionen, d. h., es kann quantifiziert werden, inwieweit beispielsweise Infektionen beim Personal Infektionen bei Kindern nach sich ziehen. Hier zeigt sich, dass Infektionen beim Personal Infektionen bei

Kindern, aber auch bei Eltern, nach sich zogen, allerdings ist dieser Effekt am deutlichsten in Welle 4a und nimmt über die untersuchten Wellen ab. Inwieweit hier eine steigende Impfquote beim Personal und in der Bevölkerung sowie die zunehmende Verbreitung von Hygienemaßnahmen, insbesondere des Tragens von Masken, eine Rolle spielt, konnte nicht geklärt werden.

Zudem zeigt sich ein im Verlauf der Wellen 4a, 4b und 5 zunehmender, wenn auch kleiner Effekt von vorangegangenen Infektionen von Kindern auf Infektionen beim Personal. Insgesamt nehmen die Effekte von vorangehenden Infektionen auf Folgeinfektionen jedoch im Verlauf der beobachteten Wellen tendenziell ab. Hier spiegelt sich vermutlich die Zunahme des Infektionsgeschehens außerhalb der Kindertageseinrichtungen im Winter 2021 und insbesondere im Jahr 2022 wider.

Insgesamt lässt sich die Wirkung von Hygienemaßnahmen zwar mit dem nicht-experimentellen Design der Studie nicht kausal belegen, allerdings liefern beide Studien deutliche Hinweise darauf, dass sowohl die Einführung von Maßnahmen zur Kontaktreduktion als auch des Tragens von Gesichtsmasken messbare Einflüsse auf die Wahrscheinlichkeit hatte, in der Folge Infektionen in Kindertageseinrichtungen zu beobachten. Die Nutzung von Gesichtsmasken bietet zwar einen nicht unerheblichen Schutz gegen Infektionen, allerdings zeigen Studien auch, dass das Tragen von Masken generell die Fähigkeit, Emotionen zu lesen, deutlich beeinträchtigen kann (Gori et al. 2021). Zudem zeigen Analysen der CoKiss-Leitungsbefragung, dass das Tragen von Masken beim Personal in Kindertageseinrichtungen die Interaktionsqualität zwischen Fachkräften und Kindern messbar verschlechtert (Grgic et al. 2022). Hier gilt es vorsichtig abzuwägen, ob die epidemiologischen Schutzeffekte die pädagogischen Nachteile aufwiegen, insbesondere dann, wenn eine Variante mit meist mildem Verlauf vorherrscht und das Personal weitestgehend geimpft und damit vor schweren Verläufen geschützt ist. Zudem machen die Ergebnisse deutlich, dass man von einem sozialen Gradienten bei der Anzahl von SARS-CoV-2-Infektionen in Kindertageseinrichtungen ausgehen kann. Dieser nimmt jedoch mit steigendem Infektionsdruck in der Gesamtbevölkerung etwas ab. Detaillierte Analysen zeigen hier, dass der soziale Hintergrund der Kinder für die Wahrscheinlichkeit, überhaupt eine Infektion zu beobachten, entscheidend ist, allerdings bei der Ausbruchsgröße eine geringere Rolle spielte – das Hygienemanagement in den entsprechenden Einrichtungen scheint demnach ähnlich gut zu funktionieren, nur war der Infektionsdruck von außen auf die entsprechenden Einrichtungen größer. Insgesamt konnte anhand der Daten aus dem KiTa-Register deutlich gezeigt werden, dass Einrichtungen mit einem hohen Anteil an Kindern aus sozioökonomisch benachteiligten Familien häufiger ganz, vor allem aber häufiger teilweise geschlossen waren (Rauschenbach et al. 2022, im Druck, vgl. Abbildung 3.7-3). Dies gilt für alle untersuchten Wellen. Einrichtungen mit einem hohen Anteil an Kindern aus sozial benachteiligten Haushalten benötigten darum besondere Unterstützung, da ihre Exposition gegenüber dem Virus bislang größer war.

3.6.9 Fazit

Die Ergebnisse der CoKiss-Leitungsbefragung sowie des KiTa-Registers haben aufgezeigt, welche Schutzmaßnahmen Kindertageseinrichtungen in den verschiedenen Phasen der Pandemie umgesetzt haben. Zu den häufig durchgeführten und als gut umsetzbar eingeschätzten Maßnahmen gehören das Lüften, Desinfizieren, Händewaschen, Tragen von Mund-Nasen-Bedeckungen von Beschäftigten und Eltern, Testen der Beschäftigten und Kinder sowie das Betreuen von Kindern in festen Gruppen. Das Distanzhalten zwischen Beschäftigten untereinander sowie zwischen Beschäftigten und Kindern dagegen kann in Kindertageseinrichtungen den Ergebnissen zufolge nur schwer umgesetzt werden. Im Zuge der allgemeinen Aufhebung vieler Maßnahmen im öffentlichen Leben seit März/April 2022 wurden auch in Kindertageseinrichtungen viele Schutzmaßnahmen eingestellt, beispielsweise das Testen oder die Gruppentrennung.

Aufgrund anhaltend hoher Personalausfälle ist hier allerdings zu vermuten, dass personalintensive Maßnahmen aufgrund begrenzter Ressourcen zuletzt nicht immer anwendbar waren.

Hinsichtlich der Wirksamkeit verschiedener Maßnahmen konnten verschiedene Befunde aufgezeigt werden.

Vor Betreten der Kita: Aufgrund von Umfragen zur Praxis in den Monaten Januar-März 2021 in den Kitas eines Berliner Bezirks zeigte sich, dass idealerweise schon der Eintrag des Virus in die Kita durch ein Maßnahmenbündel verhindert werden könnte. Dazu zählen: (1) Zu Hause bleiben und testen: Bei eigener Symptomatik zu Hause bleiben und testen, im Falle einer Erkrankung eines Familienmitglieds oder eines Nachweises einer SARS-CoV-2-Infektion im familiären Umfeld auch bei fehlender Symptomatik testen. (2) Gesundheits-Check vor Betreten der Kita (Befragen, Ansehen, ggf. ergänzt durch Temperaturmessung). Zusätzlich könnte eine Eingliederung in eine (serielle) Teststrategie in der Kita und die Beobachtung hinsichtlich des Auftretens von Krankheitszeichen während des Tages dabei helfen Infektionen frühzeitig zu erkennen.

In der Kita: Zu den als wirksam beobachteten Infektionsschutzmaßnahmen gehören das Lüften der Räume, die Einschränkung der Kontakte zwischen den Kitagruppen, eine feste Gruppenzuordnung von Personal und Kindern sowie das Tragen von Schutzmasken durch das Personal. Die Rolle von Tests konnte nicht zufriedenstellend analysiert werden, da kein experimentelles Design verwendet wurde. Zudem zeigen Daten aus dem KiTa-Register, dass in der zweiten und dritten Welle die Wahrscheinlichkeit, eine Infektion bei Kindern oder dem pädagogischen Personal in der Einrichtung zu beobachten, grundsätzlich mit einem höheren Anteil an Kindern aus sozioökonomisch benachteiligten Elternhäusern in der Einrichtung größer war. Dieser Effekt ließ in den folgenden Wellen deutlich nach und nivellierte sich insbesondere bei sehr hohem Infektionsdruck in der Gesamtbevölkerung (wie während der Omikron-Wellen). Allerdings zeigten detaillierte Analysen, dass der soziale Hintergrund der Kinder bei funktionierendem Infektionsschutz in der Kita kaum Einfluss auf die Anzahl der berichteten Infektionen hatte, sondern nur auf die Wahrscheinlichkeit, überhaupt eine Infektion zu beobachten; der Effekt nivellierte sich auch bei sehr hohem Infektionsdruck in der Gesamtbevölkerung (wie während der Omikron-Wellen).

In der Kita sind die Infektionsschutzmaßnahmen gegen die unerwünschten Wirkungen abzuwägen, vor allem, wenn die zirkulierende Variante in der überwiegenden Zahl der Fälle nicht zu schweren Verläufen führt und sich Fachpersonal impfen lassen kann. Dazu gehört, dass das Tragen von Masken die Fähigkeit der Kinder, Emotionen zu lesen, deutlich beeinträchtigt und zudem die Interaktionsqualität zwischen Fachkräften und Kindern messbar verschlechtert. Hier gilt es individuell abzuwägen, ob der durch das Tragen einer Maske gegebene Schutzeffekt die pädagogischen Benachteiligungen aufwiegt.

3.7 Zur Situation von KiTas während der COVID-19-Pandemie

Die Frühe Bildung ist mit dem Ausbau der Angebote für unter Dreijährige seit den 2000er-Jahren zunehmend zu einer wichtigen und immer länger werdenden Phase in der Bildungsbiografie von Kindern geworden. Im Jahr 2021 besuchten über 3 Mio. KiTa[13]-Kinder in Deutschland Angebote in Kindertageseinrichtungen oder der Kindertagespflege, was einer Bildungsbeteiligung von über 90 % bei den Drei- bis

---

[13] Im Folgenden wird die Abkürzung KiTa verwendet, wenn sich die Ausführungen auf die gesamte Kindertagesbetreuung (Kindertageseinrichtungen und Kindertagespflege) beziehen. Die Abkürzung Kita umfasst dagegen nur die Einrichtungen der frühkindlichen Bildung und Betreuung (Krippe, Kindergarten, Kindertageseinrichtung).

Fünfjährigen und rund 34 % bei den unter Dreijährigen entspricht (Autorengruppe Bildungsberichterstattung 2022). Im Zuge der Professionalisierungsbestrebungen der Frühen Bildung in den letzten 20 Jahren und zuletzt der Initiativen von Bund und Ländern, die Qualität des frühkindlichen Bildungssystems auf Basis des Qualitäts- und Teilhabeverbesserungsgesetzes (KiQuTG) nachhaltig zu verbessern, sahen sich insbesondere Kindertageseinrichtungen (trotz umgesetzter Qualitätsverbesserungen) mit weiter steigenden Anforderungen hinsichtlich der strukturellen Ausstattung sowie der pädagogischen Arbeit konfrontiert (Autorengruppe Bildungsberichterstattung 2022; Fuchs-Rechlin & Rauschenbach 2022; Grgic 2020; Klinkhammer et al. 2021). Als die bis heute andauernde Covid-19-Pandemie im März 2020 begann, war das System der Frühen Bildung trotz des enormen Ausbaus der letzten Jahrzehnte vielerorts nach wie vor durch einen Mangel an KiTa-Plätzen, einen kontinuierlich gewachsenen Personalmangel und dem gleichzeitigen Anspruch an Qualitätsverbesserungen gekennzeichnet. Die Pandemiesituation stellte die Kindertagesbetreuung daher in den letzten zwei Jahren vor zusätzliche Herausforderungen, vor allem im Umgang mit wiederkehrenden Schließungsphasen und dementsprechend unvorhersehbar schwankender Auslastung, im Umgang mit Infektionsfällen und Quarantäneregelungen in der Einrichtung, hinsichtlich der Implementierung von Schutz- und Hygienemaßnahmen (vgl. hierzu Kap. 3.6.1), die teilweise auch auf die pädagogische Arbeit zurückwirkten, sowie hinsichtlich des daraus entstehenden Spannungsfelds zwischen Infektionsschutz und Bildungsauftrag. Angesichts dessen war es herausfordernd, mit strukturellen Problemen umzugehen und z. B. den laufenden Betrieb bei vielen infektions- oder krankheitsbedingten Personalausfällen zu organisieren.

Im Folgenden wird auf Basis der Daten des KiTa-Registers zunächst ein Überblick über die Auslastung und den Personaleinsatz in Kindertageseinrichtungen gegeben (vgl. Kap. 3.7.1 und 3.7.2). Anschließend werden Ergebnisse der CoKiss-Leitungsbefragung sowie der Vertiefungsbefragung des Personals zum pädagogischen Alltag in der Pandemie, den Auswirkungen von Kontaktbeschränkungen sowie zur Entwicklung der Förderbedarfe von Kindern dargestellt (vgl. Kap. 3.7.3). Als weitere Herausforderungen für die Kitas wurden die Medienausstattung in Kitas und die Kommunikation mit den Eltern identifiziert, die abschließend ebenfalls auf Basis der Leitungsbefragungsergebnisse diskutiert werden (vgl. Kap. 3.7.4).

3.7.1 Auslastung in den Kindertageseinrichtungen und ungleiche Teilhabechancen in der Pandemie

Aus heutiger Sicht waren Kindertageseinrichtungen von drei längeren Schließungsphasen betroffen, in denen aus Gründen des Infektionsschutzes nur eingeschränkter Betrieb herrschte (vgl. Abbildung 3.7-1). Die erste Schließungsphase erlebten Kindertageseinrichtungen im Rahmen des ersten bundesweiten Lockdowns ab März 2020. In dieser Zeit wurde zunächst eine Notbetreuung für bestimmte Gruppen von Kindern eingerichtet, die weiterhin Kindertageseinrichtungen besuchen durften. Hierbei handelte es sich vor allem um Kinder, deren Eltern in sogenannten systemrelevanten Berufen der kritischen Infrastruktur arbeiteten sowie Kinder von Alleinerziehenden oder Kinder, bei denen das Risiko einer Kindeswohlgefährdung hoch war. Aufgrund dieser restriktiven Zugangsbeschränkungen lag die Auslastung in den Kindertageseinrichtungen in dieser Zeit nur bei schätzungsweise 10 bis 30 % (vgl. Autorengruppe Corona-KiTa-Studie 2020c). Im Zeitraum von Frühjahr bis Sommer 2020 erfolgte ein gestufter Öffnungsprozess, so dass mit Beginn des Kindergartenjahres 2020/21 alle Kinder in die Kindertagesbetreuung zurückkehren konnten. Im Rahmen des zweiten bundesweiten Lockdowns ab Mitte Dezember 2020 wurde erneut der Zugang zu Kindertageseinrichtungen eingeschränkt, allerdings mit unterschiedlichen Zugangsregeln in den Bundesländern. Zwischen Mitte Dezember 2020 und Anfang März 2021 führten acht Bundesländer erneut eine Notbetreuung ein. Drei Bundesländer orientierten sich an den Regelungen der ersten Schließungsphase, während fünf Bundesländer erweiterte Kriterien des

Zugangs ansetzten. Die anderen acht Bundesländer kehrten nicht zur Notbetreuung zurück, appellierten allerdings an die Eltern, ihr Kind möglichst zu Hause zu betreuen, um die Infektionsschutzmaßnahmen in der Bevölkerung zu unterstützen (Autorengruppen Corona-KiTa-Studie 2021b). Nach einer kurzen Öffnungsphase und dem Beginn der dritten Pandemiewelle in Deutschland kam es zu einer dritten und letzten Kita-Schließungsphase zwischen Ende März und Ende Mai 2021. Nach Einführung der sogenannten bundeseinheitlichen Notbremse mussten Kitas ihre Betreuung einschränken, wenn bestimmte Inzidenzwerte in der Region überschritten wurden. Diese Schließungsphase war entsprechend regional unterschiedlich ausgeprägt. Nachdem ab Juni 2021 aufgrund der verbesserten pandemischen Lage sowie Fortschritten hinsichtlich des Impfschutzes in der Bevölkerung sehr viele Schutzmaßnahmen in der Bevölkerung sowie in Kindertageseinrichtungen aufgehoben wurden und Studienergebnisse zu den psychosozialen Folgen der Lockdowns für Kinder vorlagen (vgl. Kap. 3.5), wurde im folgenden Pandemieverlauf beschlossen, dass Kindertageseinrichtungen sowie Schulen nicht mehr flächendeckend geschlossen werden sollen, da dies für Kinder mit schwerwiegenden psychischen, sozialen und bildungsbezogenen Folgen verbunden sei. So gab es in der vierten und fünften Pandemiewelle – trotz der zunehmenden Betroffenheit der Kinder und Beschäftigten von Infektionen – keine lockdownbedingten Kita-Schließungen in Deutschland mehr.

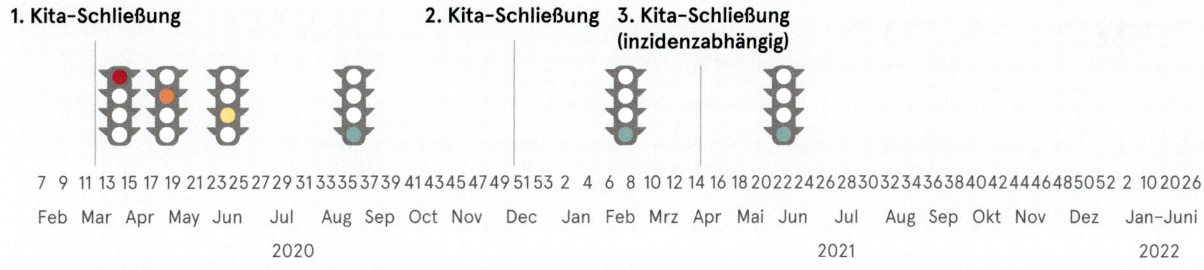

Abbildung 3.7-1:
Öffnungs- und Schließgeschehen in Kindertageseinrichtungen im Zeitraum März 2020 bis Winter 2022.

Die skizzierten Schließungsphasen wirkten sich ihrer Zielsetzung entsprechend auf die empirisch beobachtete Auslastung in den Kindertageseinrichtungen aus. Die Auslastung der Kitas schwankte über den Erfassungszeitraum des Registers zwischen August 2020 und Juni 2022 bundesweit erheblich. Sie lag im Herbst 2020 bei über 80 % im Vergleich zur Auslastung vor der Pandemie und brach mit dem zweiten Lockdown kurz vor Weihnachten 2020 drastisch ein (vgl. Abbildung 3.7-2, fettierte Linie). In Folge setzte ab Februar 2021 mit der Rücknahme der Zugangsbeschränkungen ein erneuter Anstieg ein. In der dritten Welle der Pandemie im April 2021 war nur ein vergleichsweise kleiner Rückgang zu verzeichnen. Der folgende drastische Anstieg im Juni 2022 (KW 23) geht auf eine Anpassung in der Datenerhebung des KiTa-Registers zurück. Nach der Anpassung der Erhebungsart verzeichnete das Register im Juni 2021 seinen Höchststand von 94 % betreuter Kinder. Im Sommer 2021 (Juli/August) machte sich ein ferienbedingter Rückgang bemerkbar, ebenso im Oktober 2021, wobei hier sowohl Herbstferien als auch coronabedingte Schließungen zu Beginn der vierten Welle eine Rolle spielten. Weihnachten 2021/2022 wurde ein leichter Rückgang vor den Feiertagen vor und ein starker Anstieg nach den Feiertagen verzeichnet. Die Omikron-Welle zu Beginn des Jahres 2022 zeigt sich danach deutlich im verhältnismäßig starken Rückgang der Auslastung direkt nach dem Anstieg nach den Weihnachtsferien hin zur KW 6/2022. Ebenfalls erkennbar ist der Rückgang über Ostern 2022, der vor allem urlaubsbedingt war (vgl. Abbildung 3.7-4 in Kap. 3.7.2).

Betreute Kinder in Kindertageseinrichtungen
Anteil in Prozent nach Bundesland und Kalenderwoche (0 Jahre bis zum Schuleintritt)

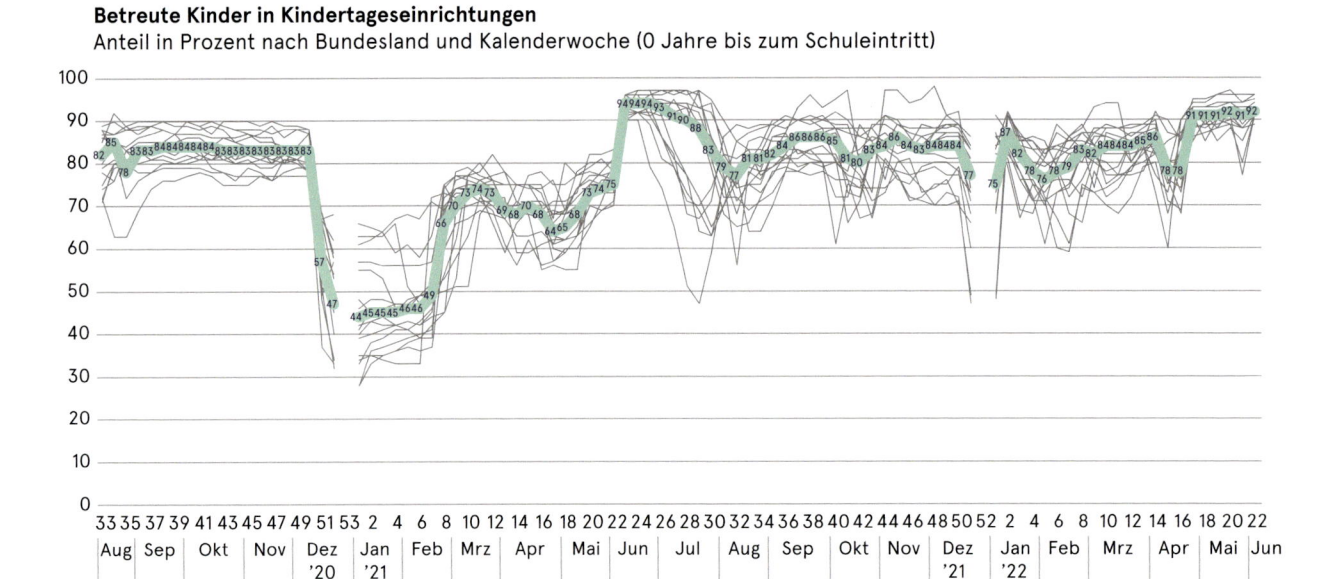

Abbildung 3.7-2:
Anteil betreuter Kinder in Kindertageseinrichtungen in den Bundesländern und Deutschland nach Kalenderwochen (KW 33/2020–KW 22/2022, 10.08.2020–05.06.2022; Quelle: KiTa-Register). Die Einrichtungen wurden gefragt, wie viele Kinder in der aktuellen Kalenderwoche durchschnittlich pro Tag ihre Einrichtung besuchten. Für jede Einrichtung wurde der Anteil der betreuten Kinder berechnet, indem die Anzahl der Kinder einer Altersgruppe zum Zeitpunkt der Befragung in Bezug zu einem Referenzwert gesetzt wurde. Referenzwerte sind bis zur KW 9/2021 jeweils die Kinderanzahl vor Beginn der Coronapandemie im Frühjahr 2020; ab der KW 9/2021 die Anzahl an Kindern, die am 01.03.2021 einen Betreuungsvertrag mit der Einrichtung hatten. Der Deutschlandtrend ist dabei mit einer dicken grünen Linie dargestellt, die Auslastung in den einzelnen Bundesländern ist jeweils anonymisiert durch dünne graue Linien dargestellt. Entsprechend der Infektionsentwicklung und der Corona-Politik des jeweiligen Bundeslandes zeigen sich hier deutliche landesspezifische Unterschiede in der Auslastung des Systems (Datenstand 16.06.2022).

Insgesamt zeigen die Daten, dass insbesondere die Zugangsregelungen zu Beginn des Jahres 2021 mit einem drastischen Absinken der Inanspruchnahme einhergingen. Hier wurden deutschlandweit Auslastungsquoten von unter 50 % im Vergleich mit der Auslastung vor der Pandemie berichtet, die nach einer bundesweiten Lockerung der Regelungen auf ca. 70 % anstiegen. Ein Rückgang der Inanspruchnahme wie während der Zeiträume mit Zugangsregelungen lässt sich im gesamten Beobachtungszeitraum nicht feststellen, nicht einmal während der vierten und fünften Welle (auch bei eingeschränkter Vergleichbarkeit der Daten). Ab dem Kindergartenjahr 2021/22 wurde ein relativ konstantes Niveau von ca. 80 % anwesender Kinder gehalten, welches auch in Anbetracht der vergleichsweise hohen Infektionszahlen in Welle 4 und 5 nur wenig zurückging. Ursachen für die vergleichsweise hohen Quoten während der vierten und fünften Welle liegen vermutlich einerseits in den deutlich verbesserten Schutzmaßnahmen, insbesondere in der zunehmend höheren Impfquote und dem Tragen von Masken (Neuberger et al. 2022b), aber sicherlich auch in einem organisatorisch souveräneren Umgang mit Infektionen, welcher sich in der tendenziellen Abkehr von Einrichtungsschließungen und der kontinuierlichen Zunahme von Gruppenschließungen zeigte (vgl. Abbildung 3.2-6 in Kap. 3.2). Da für die Schließung einer spezifischen Gruppe eine hinreichend präzise Identifikation von Infizierten innerhalb der Einrichtung notwendig ist, spielte die zunehmende Verfügbarkeit von Tests sicherlich eine wesentliche, wenn auch mit den vorliegenden Daten nicht genau quantifizierbare Rolle.

Neben den Einflüssen der Kita-Schließungen auf die Auslastung in den Einrichtungen, kann das Auftreten von Infektionen bei Beschäftigten und Kindern ebenfalls zu einer reduzierten Auslastung in Folge von Gruppenschließungen oder zur Schließung der gesamten Einrichtung führen. Wie bereits in Kapitel 3.6.8 ausgeführt, folgt die Betroffenheit von Infektionen in den untersuchten Einrichtungen einem sozialen Gradienten, d. h., Einrichtungen mit einem besonders hohen Anteil an Kindern aus sozial benachteiligten Familien sind auch überdurchschnittlich häufig von Infektionen betroffen. Da Infektionen in Einrichtungen zu Gruppen- oder Einrichtungsschließungen führen, hat der sozioökonomische Status ebenfalls Auswirkungen auf die Häufigkeit von Schließungen, wie in Rauschenbach et al. (2022) dargestellt. Der folgende Abschnitt orientiert sich an den Befunden dieser Studie.

Abbildung 3.7-3 zeigt, wie sich Einrichtungs- und Gruppenschließungen in den jeweiligen Wellen über Einrichtungen mit Kindern unterschiedlicher sozialer Herkunft verteilen. Für Abbildung 3.7-3 wurde ermittelt, wie hoch der Prozentsatz an Wochen je Einrichtungen ist, in denen eine Einrichtungs- oder eine Gruppenschließung gemeldet wurde. Dieser wurde jeweils für alle vom RKI definierten Corona-Wellen (Schilling et al. 2022) berechnet, für die Informationen im KiTa-Register vorlagen. Die Omikron-Welle wurde dabei nur bis zur KW 15/2022 mit aufgenommen. Die erste Welle im Frühling 2020 konnte ebenfalls nicht berücksichtigt werden.

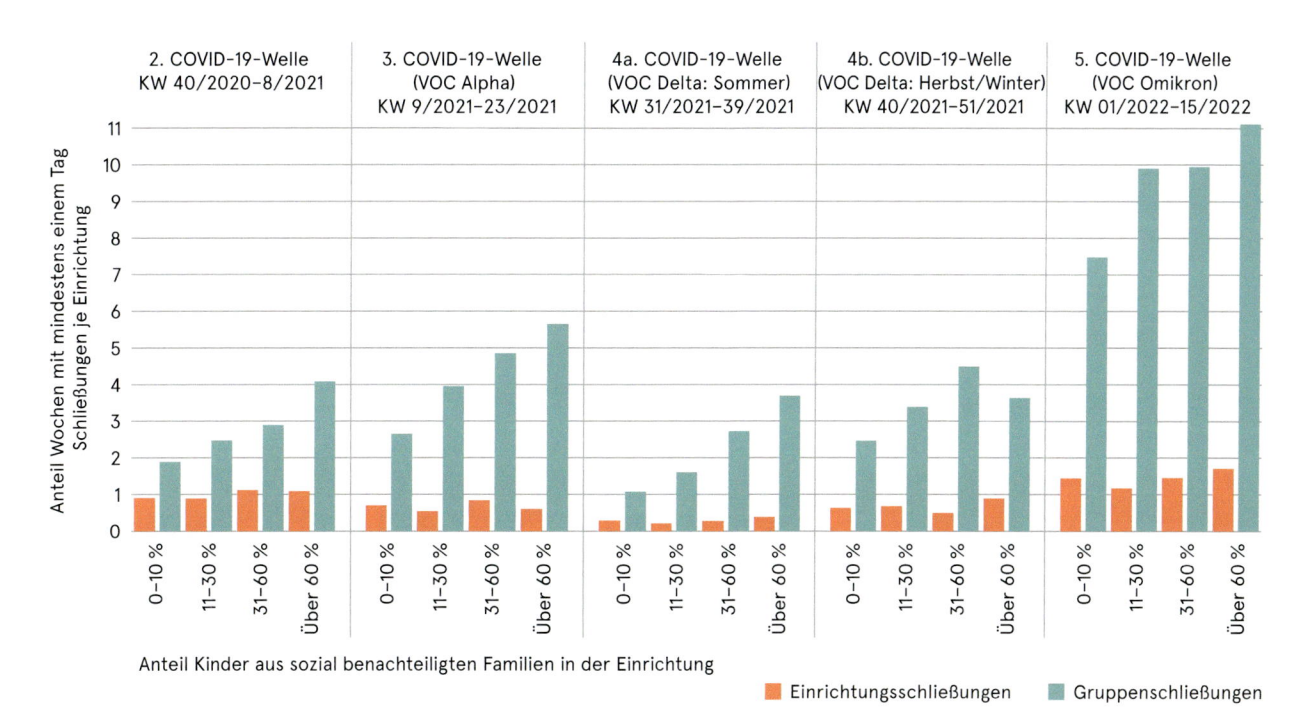

Abbildung 3.7-3:

Beschreibung der Einrichtungsschließungen nach Gruppenkomposition in der Einrichtung und getrennt nach Infektionswellen (KW 4/2020 bis KW 15/2022; Quelle: KiTa-Register). Anteile der Einrichtungswochen (meldende Einrichtungen x Wochen) jeder Infektionswelle, in denen mindestens ein Tag pandemiebedingt ganz- oder teilweise geschlossen war (in %). Die Darstellung erfolgt getrennt nach Wellen (größere Abschnitt auf der x-Achse), Gruppenkomposition (je vier Kategorien pro Welle) und Schließungsart (Gesamteinrichtungsschließungen oder Gruppenschließungen).

Für jede der fünf im Register erfassten Wellen zeigt Abbildung 3.7-3 je eine einzelne Abbildung, in der der Anteil (in %) an Wochen je Einrichtung mit Einrichtungs- und Gruppenschließungen dargestellt wird. Dieser Wert wird für alle vier Kategorien der Variable „sozialer Hintergrund der Kinder" dargestellt. In der zweiten Welle hatten Einrichtungen, in denen 0 bis 10 % der Kinder aus sozial benachteiligten Familien stammten, im Durchschnitt in 2 % der Wochen eine Gruppenschließung. Einrichtungen, in denen über 60 % der Kinder aus sozial benachteiligten Familien stammen, hingegen in über 4 %. Komplette Schließungen ganzer Einrichtungen fanden relativ unabhängig vom sozialen Hintergrund der Kinder statt. Allerdings ist in allen Wellen deutlich der mit ungünstig werdender sozialer Komposition der Kinder steigende Anteil an Wochen mit Gruppenschließung zu erkennen. Einrichtungen mit einem höheren Anteil an Kindern aus sozioökonomisch benachteiligten Haushalten mussten durchschnittlich mehr Wochen schließen als Einrichtungen mit weniger ungünstiger Komposition. Einzig Welle 4b bildet eine Ausnahme von der Stetigkeit des Befunds.

Insgesamt war somit der Kita-Ausfall in Einrichtungen mit einer großen Anzahl an Kindern aus sozial benachteiligten Familien höher. Der Befund deckt sich mit den Erkenntnissen zum Infektionsgeschehen und dem sozioökonomischen Hintergrund der Kinder aus Neuberger et al. (2022a; 2022b): Je höher der Anteil an Kindern mit niedrigem sozioökonomischen Status in einer Einrichtung ist, desto größer war das Risiko einer COVID-19-Infektion bei Kindern oder beim Personal in dieser Einrichtung. Dieser Effekt des sozioökonomischen Hintergrunds der Familien nahm aber in der fünften Pandemiewelle in Deutschland und mit der Ausbreitung der Omikron-Variante des Virus deutlich ab. Dies spiegelt sich in Abbildung 3.7-3: Relational zueinander werden die Effekte der sozialen Herkunft über die Wellen hinweg kleiner. Waren in der zweiten Welle noch Einrichtungen aus der günstigsten Kompositionsgruppe mit 0 bis 10 % unter 2 % der Wochen betroffen, so war der Ausfall in der ungünstigsten Gruppe mit über 4 % mehr als doppelt so hoch. In der fünften Welle ist dieses Verhältnis deutlich rückläufig. Hier waren Einrichtungen mit der günstigsten Komposition (7,5 %) im Vergleich zu Einrichtungen in der ungünstigsten Komposition (10,9 %) nur noch ca. 1,5-mal so häufig geschlossen.

3.7.2 Personalsituation in den Kindertageseinrichtungen: Personaleinsatz, Ansteckungsängste und Belastungen der Beschäftigten

Die COVID-19-Pandemie stellte die Einrichtungen und Beschäftigten vor eine Reihe ganz unterschiedlicher Herausforderungen. Neben den pädagogischen Herausforderungen, die in Kap. 3.7.3 und 3.7.4 erläutert werden, waren auch Beschäftigte von Kindertageseinrichtungen ab der zweiten Pandemiewelle im Winter 2020 vermehrt von SARS-CoV-2-Infektionen betroffen (vgl. auch Kap. 3.2). Verschiedene Erhebungen der Krankenkassen zeigten dabei, dass Beschäftigte in Kindertageseinrichtungen neben den Beschäftigten der Alten-, Gesundheits- und Krankenpflege zu den Berufsgruppen mit den höchsten Infektionsrisiken gehörten (z. B. Meyer et al. 2021). Dies ist darauf zurückzuführen, dass Beschäftigte in Kitas im Gegensatz zu vielen anderen Berufen bei hoher Auslastung der Einrichtungen nicht im Homeoffice arbeiten können. Hinzu kommt, dass selbst bei der Umsetzung von Schutzmaßnahmen in Kitas, wie der Gruppentrennung und festen Personalzuweisung (vgl. Kap. 3.6.1), pädagogische Beschäftigte täglich eine gewisse Menge an direkten Kontakten zu Kindern und Eltern haben. Insbesondere im Umgang mit Kita-Kindern, die aufgrund ihres Alters keine Mund-Nasen-Bedeckungen tragen können, sind Situationen körperlicher Nähe (z. B. beim Wickeln oder Trösten) kaum zu vermeiden, weshalb Leitungen auch angeben, dass Distanzmaßnahmen in Kitas schwer umsetzbar sind (vgl. Kap. 3.6.1). Neben den gesundheitlichen Ansteckungsrisiken, denen mit einem priorisierten Zugang der Beschäftigten zu Impfungen und vermehrten Testungen in Kitas begegnet wurde, führen vermehrte Krankschreibungen aufgrund von Quarantäneanordnungen oder SARS-CoV-Infektionen bei Beschäftigten zusätzlich zu organisatorischen Problemen der Aufrechterhaltung des Kita-Betriebs, die insbesondere in der vierten und fünften Pandemiewelle stark gewünscht war.

Personaleinsatz in Kindertageseinrichtungen

Um derartige strukturelle Probleme zu erfassen, wurde neben der Auslastung der Einrichtungen im KiTa-Register auch deren Personalsituation abgefragt (vgl. Abbildung 3.7-4). Hierfür wurden die Leitungen gebeten, wöchentlich anzugeben, wie groß der Anteil des aktuell angestellten Personals war, auf den bestimmte Bedingungen zutrafen. Dabei wurde unterschieden, wie viele Personen „unmittelbar am Kind" eingesetzt wurden, wie viele Personen mittelbare, unterstützende Arbeit außerhalb der Gruppe erledigt haben (z. B. Vorbereitung von Projekten, Dokumentation) und wie viele Personen „coronabedingt" (also z. B. wegen Infektionsfällen oder Quarantäne) nicht eingesetzt wurden. Mit der zweiten Überarbeitung des Registers im Januar 2022 wurden die Antwortmöglichkeiten um die Kategorie „im Urlaub" und „nicht einsetzbar aufgrund anderer Atemwegserkrankungen" erweitert (z. B. Respiratorische Synzytial-Virus-Infektionen), um einen vollständigeren Überblick über die Personalsituation zu ermöglichen. Durch die Formulierung der Frage „mindestens einen Tag in der Woche" kann es zu einer Übererfassung kommen, wenn beispielsweise Personen in einer Woche sowohl im Urlaub als auch unmittelbar am Kind eingesetzt wurden, was zu kumulierten Prozentwerten über 100 % ab Januar 2022 führt.

Abbildung 3.7-4 zeigt die Personalsituation für den Verlauf der Pandemie ab dem Sommer 2020. Die Personalsituation lässt sich inhaltlich gut in vier Phasen teilen. In der ersten Phase von August bis Dezember 2020 kam es zu einem langsamen und relativ stetigen Anstieg des coronabedingt nicht eingesetzten Personals auf bis zu 8 % der Beschäftigten pro Woche. Der Anteil des nur mittelbar eingesetzten Personals stieg parallel auf knapp 8 % pro Woche, einhergehend mit einem immer geringer werdenden Anteil des in der Arbeit mit Kindern eingesetzten Personals (75 %). Der Sprung in der KW 51/2020 ist dabei auf die beginnende zweite Kita-Schließungsphase vor den Weihnachtsferien zurückzuführen, welche dazu führte, dass insgesamt weniger Kinder betreut wurden (vgl. Abbildung 3.7-2) und damit auch nur weniger Personal unmittelbar in der Arbeit mit Kindern eingesetzt werden musste. Das Personal wurde stattdessen teilweise ergänzend im Homeoffice oder in der konzeptionellen Arbeit eingesetzt. In der zweiten Phase von Januar 2021 bis zur Umstellung in der Datenerhebung ab der KW 22/2021 war wieder ein leichter Anstieg des unmittelbar am Kind eingesetzten Personals auf bis zu 78 % der Beschäftigten pro Woche zu verzeichnen, die Anteile coronabedingt nicht eingesetzten Personals waren verglichen mit Phase 1 mit 9 bis 10 % sehr hoch und stiegen im Verlauf leicht an, der Anteil des nur mittelbar eingesetzten Personals war insgesamt mit 10 bis 12 % ebenfalls sehr hoch, aber leicht rückläufig. Der Anteil des anderweitig nicht einsetzbaren Personals (z. B. aufgrund von Urlaub oder anderer Erkrankungen) war in dieser Zeit sehr niedrig. Die gesamte zweite Phase war geprägt von der zweiten und dritten Welle der Pandemie: Einerseits waren die Inanspruchnahmequoten aufgrund der Zugangsregelungen vergleichsweise niedrig, was sich insbesondere in den niedrigen Werten beim unmittelbar am Kind eingesetzten Personal im Februar 2021 zeigt. Der Anstieg des unmittelbar eingesetzten Personals in der KW 8 von 74 % auf 77 % spiegelt hier den Anstieg der Inanspruchnahme (vgl. Abbildung 3.7-2) mit dem sukzessiven Ende der Zugangsregelungen (vgl. Abbildung 3.7-1) wider, mit dem auch der Anteil des nur mittelbar eingesetzten Personals von 12 % auf 10 % abgenommen hat. Insgesamt war diese Phase der zweiten und dritten Welle der Pandemie von niedrigen Anteilen beim unmittelbar am Kind eingesetzten Personal und von hohen coronabedingten Ausfällen beim Personal geprägt.

Zu Beginn der dritten Phase ab Juni 2021 stiegen im Zuge der Kita-Öffnungen und insgesamt gesunkener Inzidenzen einerseits die Anteile des unmittelbar am Kind eingesetzten Personals deutlich an, andererseits sinken die Anteile des coronabedingt nicht oder nur mittelbar eingesetzten Personals im Vergleich zur zweiten Phase deutlich. Der Anteil der coronabedingten Personalausfälle steigt erst gegen Ende des Jahres 2021 mit der vierten Welle der Pandemie wieder deutlich auf 6 bis 7 % pro Woche an. Der Rückgang der Werte beim unmittelbar eingesetzten Personal im August 2021 kann, wie bereits oben erläutert, auf die Sommerferien in den einzelnen Bundesländern zurückgeführt werden. Bemerkenswert ist der auch im Herbst und Winter 2021 im Angesicht steigender Infektionszahlen mit 1 % konstant sehr niedrige Anteil an nur mittelbar am Kind eingesetzten Personals, welcher sich vermutlich auf die zunehmende Verfügbarkeit von Impfstoffen und die Durchimpfung des Personals (vgl. Abbildung 3.6-6 in Kap. 3.6.1) zurückführen lässt.

Einsatz des pädagogischen Personals in Kindertageseinrichtungen
Anteile in Prozent nach Kalenderwoche

■ Unmittelbar am Kind eingesetzt ■ Mittelbar eingesetzt ■ Coronabedingt nicht eingesetzt
■ Nicht eingesetzt aufgrund anderer Atemwegserkrankungen ■ In Urlaub

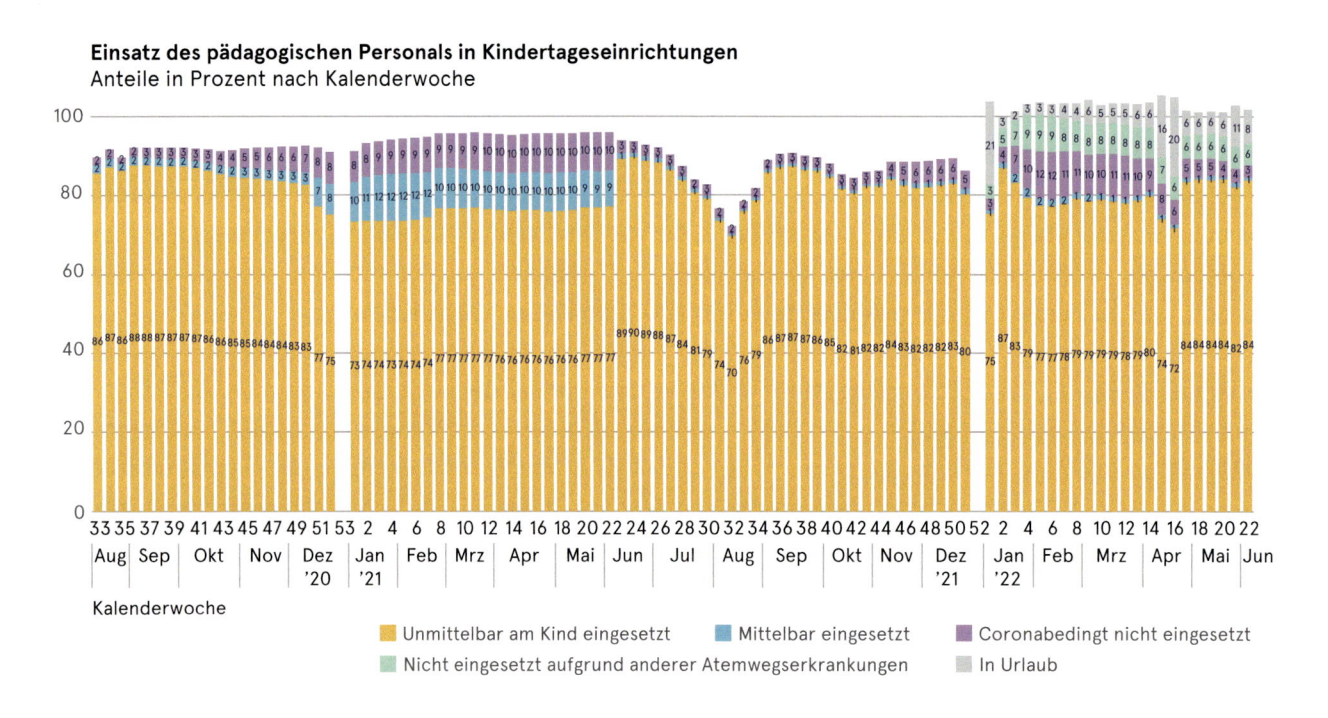

Abbildung 3.7-4:
Einsatz des pädagogischen Personals (Anteile in %) nach Kalenderwochen (KW 33/2020–KW 22/2022, 10.08.2020–05.06.2022; Quelle: KiTa-Register). Die Abbildung zeigt den Anteil der drei genannten Kategorien an der Anzahl des gesamten pädagogischen Personals. Die drei bis KW 51/2021 abgebildeten Kategorien ergeben in der Summe weniger als 100 %. Diese Differenz erklärt sich aus pädagogisch Beschäftigten und pädagogisch tätigen Leitungen, die mittelbar oder überhaupt nicht eingesetzt wurden, jedoch nicht aufgrund der Coronapandemie (z. B. wegen Urlaub; ab der KW 1/2022 wurde die Frage verändert und zusätzlich die Kategorien „im Urlaub" und „nicht eingesetzt aufgrund anderer Atemwegserkrankungen" aufgenommen. Zu beachten ist, dass es aufgrund von Mehrfachnennungen innerhalb einer Woche zu Gesamtsummen über 100 % kommen kann (Datenstand 16.06.2022).

In der vierten Phase zeigt sich deutlich der Verlauf der Omikron-Welle zu Beginn des Jahres 2022. Coronabedingte Ausfälle erreichen Ende Januar und Anfang Februar 2022 Höchststände von bis zu 12 % der Beschäftigten pro Woche und gehen erst mit Beginn der Osterferien, welche sich in den hohen Urlaubszahlen in der KW 15–16/2022 zeigen (vgl. auch die Auslastung in Abbildung 3.7-2), im Mai und Juni 2022 deutlich zurück. Durch die zum Jahreswechsel 2021/2022 neu aufgenommenen Kategorien wird deutlich, dass sich ein erheblicher Teil des Personalmangels nicht nur durch SARS-CoV-2-Infektionen, sondern auch durch Ausfälle wegen anderer Atemwegserkrankungen erklären lässt, die 6 bis 9 % der Beschäftigten pro Woche umfassten. Der Anteil des nur mittelbar eingesetzten Personals war angesichts der hohen Auslastung in den Einrichtungen sehr niedrig.

Insgesamt wird deutlich, dass während der Zugangsbeschränkungen Anfang 2021 und der dritten Welle der Pandemie deutlich weniger Kinder von ähnlich viel Personal betreut wurden wie während der

Omikron-Welle im Jahr 2022. Auch stand 2021 ein beträchtlicher Anteil des nicht direkt eingesetzten Personals im Hintergrund zur Verfügung, beispielsweise für Vor- und Nachbereitungsaufgaben oder Dokumentationen. Diese „Reserve" an Beschäftigten fiel 2022 bei einem wesentlich höheren Anteil an zu betreuenden Kindern fast völlig weg, da zeitweise knapp 20 % der Beschäftigten pro Woche coronabedingt oder wegen anderer Atemwegserkrankungen ausfielen. Hinzu kamen insbesondere im Januar Urlaubszeiten der Beschäftigten. Die Infektionszahlen waren gleichzeitig so hoch wie nie zuvor, was die Umsetzung von mehr Schutzmaßnahmen sowie den Umgang mit ständigen Veränderungen durch Quarantäne und Schließungen notwendig machte (vgl. Abbildung 3.6-5 in Kap. 3.6.1 und 3.2-5 in Kap. 3.2). Damit einhergehend verschlechterte sich das ebenfalls im KiTa-Register abgefragte Stimmungsbild seit Jahresbeginn 2022 mit der Omikron-Welle deutlich – seit dem Update der Befragung in der KW 22 wurde es noch nie als so schwer eingeschätzt, derzeit eine bedarfsgerechte Betreuung anbieten zu können (vgl. **https://corona-kita-studie.de/ergebnisse#dashboard**, Höchstwert von 3,4 in der KW 6 und 3,3 in der KW 11 und 12). Es kann daher davon ausgegangen werden, dass während der fünften Welle eine sehr angespannte Lage innerhalb der Einrichtungen vorherrschte.

Ansteckungsängste der Beschäftigten und Leitungen

Neben den strukturellen Problemen, die mit einem coronabedingten Personalmangel einhergehen, stellt sich die Frage, wie sehr die Beschäftigten und Leitungen die Pandemiesituation als belastend erleben und wie sehr diese eine Angst empfinden, sich innerhalb der Kindertageseinrichtung mit dem SARS-CoV-2-Virus anzustecken. Im Rahmen des zweiten und dritten Messzeitpunktes der Leitungsbefragung sowie der Vertiefungsbefragung des Personals wurden die Beschäftigten und Leitungen, von denen rund 80 % selbst zeitweise oder regulär in der Arbeit mit Kindern tätig sind, mehrmals gefragt, wie viel Angst sie empfinden, sich selbst innerhalb der Kindertageseinrichtung anzustecken bzw. andere in der Kindertageseinrichtung anzustecken (1 „sehr wenig Angst" bis 5 „sehr große Angst"). Die Leitungsbefragung deckt den Zeitraum zwischen Februar und Juni 2021 sowie Februar bis April 2022 ab (vgl. Abbildung 3.7-5 und Abb. 2-2 in Kap. 2), also sowohl den Zeitraum der endenden zweiten und vollständigen dritten Pandemiewelle (zweiter Messzeitpunkt) als auch den Zeitraum der fünften Pandemiewelle (dritter Messzeitpunkt). Die Daten der Personalbefragung dagegen beziehen sich auf den Zeitraum April bis Juli 2021 und damit auf die dritte Pandemiewelle und die sich anschließende verbesserte pandemische Lage im Sommer 2021 (zweiter und dritter Messzeitpunkt).

Die Ergebnisse zur subjektiv empfundenen Ansteckungsangst bei Leitungen und Beschäftigten zeigen, dass diese Ängste erwartungsgemäß in Zusammenhang mit der pandemischen Lage stehen. Während im Februar 2021, also zum Ende der zweiten Pandemiewelle, rund 40 % der befragten Leitungen große oder sehr große Ansteckungsangst im Kita-Setting äußerten, waren es im Zeitraum April bis Juni 2021 nur noch 21 % der Leitungen (vgl. Abbildung 3.7-5). Zur Zeit der fünften Pandemiewelle stieg der Anteil der Leitungen mit Ansteckungsangst zwar wieder leicht auf 29 % an, doch über 50 % der befragten Leitungen äußerten keine diesbezüglichen Ängste. In der fünften Pandemiewelle waren demnach die Ängste geringer als in der zweiten Welle, obwohl hier die Betroffenheit von Infektionen, auch im Kita-Setting, am höchsten war (vgl. Kap. 3.2). Dies ist vermutlich auf den milderen Verlauf der Infektionen in der sogenannten Omikron-Welle zurückzuführen. Andererseits ist auch denkbar, dass die hohe Impfquote unter Beschäftigten ab dem Frühjahr 2021 oder die bereits erlebte Betroffenheit von Infektionen die Ängste über die Zeit reduziert hat.

Da zu jedem Zeitpunkt der Befragung der Anteil der Leitungen ohne Ansteckungsangst relativ hoch war, bewegt sich der Mittelwert der empfundenen Ängste auf einem mittleren Niveau (arithmetischer Mittelwert von 3 auf der Skala zwischen 1 „sehr wenig Angst" und 5 „sehr große Angst"). Zudem wird deutlich, dass kaum Unterschiede zu beobachten sind bezüglich der eigenen Ansteckungsangst und der Angst, das Virus selbst auf andere in der Kita zu übertragen (vgl. Abbildung 3.7-5). Bei den pädagogischen Beschäftigten nahm die empfundene Ansteckungsangst ebenfalls mit Verbesserung der pandemischen Lage ab. Im April 2021 äußerten noch etwa 43 % der Beschäftigten eine Ansteckungsangst in der Kita, während es im Juni und Juli 2021 nur noch 17 % waren (vgl. Abbildung 3.7-5). Im Rahmen der Befragungen wurde ebenfalls erhoben, wie sehr die Leitungen und Beschäftigten befürchteten, sich außerhalb der Kindertageseinrichtung mit dem SARS-CoV-2-Virus anzustecken. Hier zeigte sich, dass deren Ansteckungsangst bezogen auf ihren Arbeitsplatz Kita deutlich größer war als für andere Settings. Auch zeigen Auswertungen der Ansteckungsängste von Eltern mit Kindern in denselben Einrichtungen, dass Eltern deutlich geringere Ängste bezogen auf das Kita-Setting empfinden als Beschäftigte (vgl. Autorengruppe Corona-KiTa-Studie 2021f). Dies ist nicht überraschend, da entweder deren Aufenthalt in der Kita zeitlich sehr begrenzt ist oder sie die Einrichtung beim Bringen und Abholen nicht betreten dürfen.

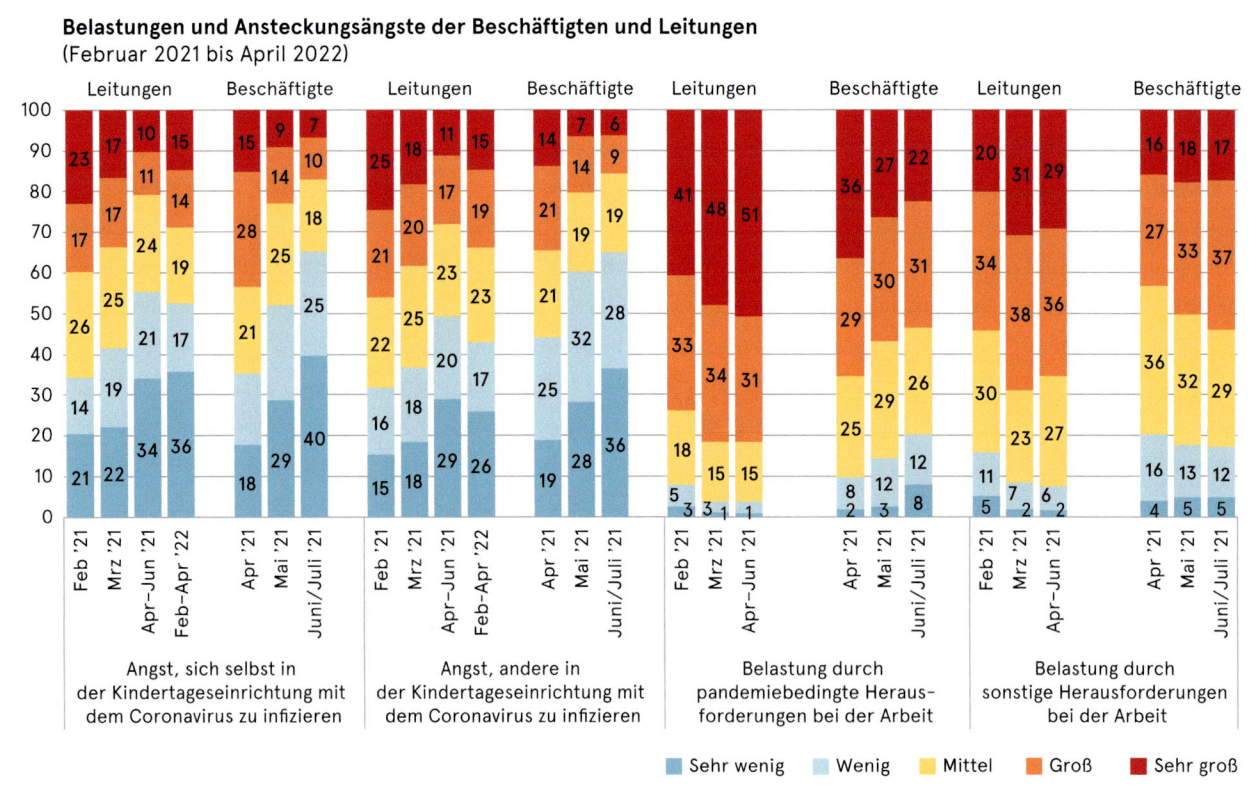

Belastungen und Ansteckungsängste der Beschäftigten und Leitungen
(Februar 2021 bis April 2022)

Abbildung 3.7-5:
Einschätzung der Einrichtungsleitungen und des pädagogischen Personals zum Ausmaß von Ansteckungsängsten und Belastungen in der Arbeit (in %), CoKiss-Leitungsbefragung, Datenstand: 28.06.2022, n = 6.216; CoKiss-Vertiefungsbefragung, Datenstand: 22.09.2021, n = 938, ungewichtete Daten.

Vertiefte multivariate Analysen zu Erklärungsfaktoren für empfundene Ansteckungsängste bei den Leitungen zeigen, dass neben dem Einfluss der Pandemiesituation insbesondere bei mehr Schwierigkeiten im Kontakt mit Eltern, beispielsweise bei mangelnder Akzeptanz der Schutzmaßnahmen oder Zugangsregelungen (z. B. für Kinder mit Husten oder Schnupfen), und bei mehr Schwierigkeiten in der Ausübung pandemiebedingter Aufgaben (wie z. B. der Umsetzung von Schutzmaßnahmen oder Organisation des eingeschränkten Betriebs), die subjektiv empfundene Ansteckungsangst der Leitungen größer ist. Auch die Erfahrungen pandemiebedingter Personalausfälle (z. B. durch Infektionen oder Quarantäne) geht mit einer größeren Ansteckungsangst einher. Dies trifft auch für die Arbeit der Kita in fester Gruppenstruktur, d. h. bei Gruppentrennung, zu, wobei hier zu vermuten ist, dass Leitungen unter Umständen wegen empfundener Ansteckungsrisiken Distanzmaßnahmen erst einführen. Interessanterweise gibt es keinen Zusammenhang zwischen dem eigenen Personaleinsatz in der Gruppe und der empfundenen Ansteckungsangst der Leitungen.

Ähnliche Ergebnisse lassen sich in multivariaten Analysen der Personalbefragung erkennen. Höhere Ansteckungsängste gehen mit einer stärkeren Umsetzung spezifischer Schutzmaßnahmen (v. a. Lüften, Hände waschen, Desinfizieren) sowie mit der eigenen Impfung einher, so dass auch hier zu vermuten ist, dass dieser Zusammenhang eher ein Ausdruck vorhandener Ängste ist und nicht die Erklärung für diese. Erwartungsgemäß steigen zudem die Ängste der Beschäftigten mit dem Anstieg der Inzidenzen in der Region. Zudem äußern Beschäftigte mit längerer Berufserfahrung mehr Ansteckungsängste, was nicht durch das Alter der Beschäftigten erklärt wird. Langjährig in Kindertageseinrichtungen Beschäftigte haben unter Umständen schon vor der Pandemie vielfache Erfahrungen mit der Verbreitung verschiedener anderer Krankheiten im Kita-Setting gemacht und schätzen das Ansteckungsrisiko vielleicht aus diesen Gründen höher ein als Beschäftigte mit weniger Berufserfahrung. Der größte erklärende Faktor für Ansteckungsängste der Beschäftigten ist allerdings die Häufigkeit von Konflikten mit Eltern, Kindern oder Kolleginnen und Kollegen wegen der Umsetzung von Schutzmaßnahmen. Häufen sich derartige Konflikte, steigen die Ansteckungsängste, wobei auch hier nicht eindeutig geklärt werden kann, in welcher Richtung dieser Zusammenhang besteht.

Belastungen der Beschäftigten und Leitungen

Um die empfundenen Belastungen der Beschäftigten einzuschätzen, wurde sowohl in der Leitungsbefragung (zweiter Messzeitpunkt) als auch in der Personalbefragung (zweiter und dritter Messzeitpunkt) erfragt, wie die Leitungen und Beschäftigten ihre derzeitige Belastung durch jeweils pandemiebedingte und sonstige Herausforderungen bei der Arbeit einschätzen (1 „sehr wenig Belastung" bis 5 „sehr große Belastung"). Hier zeigt sich, dass drei Viertel der Leitungen (sehr) große Belastungen durch pandemiebedingte Herausforderungen äußerten, wobei der Anteil auch bei verbesserter pandemischer Lage eher etwas zunahm (vgl. Abbildung 3.7-5). Zunehmende Belastungen zeigten sich auch bei den sonstigen Herausforderungen in der Arbeit, wenngleich hier etwas weniger Leitungen (sehr) große Belastungen äußerten (55–70 %). Bei den Beschäftigten dagegen äußerten etwa 55 bis 65 % pandemiebedingte Belastungen und 43 bis 54 % Belastungen durch sonstige Herausforderungen in ihrer Arbeit. Während das Belastungsempfinden bei Leitungen im Zuge der verbesserten pandemischen Lage im Frühsommer 2021 eher stieg, nahmen pandemiebedingte Belastungen bei den Beschäftigten eher ab, sonstige Belastungen nahmen eher zu (vgl. Abbildung 3.7-5). Auch hier zeigen multivariate Analysen, dass es zentrale Aspekte für das Belastungsempfinden der Leitungen im Zeitraum Februar bis Juni 2021 gab. Wie auch bei den Ansteckungsängsten sind Schwierigkeiten der Leitungen bei der Umsetzung pandemiebedingter Aufgaben eng mit empfundenen pandemiebedingten Belastungen verknüpft ebenso wie Schwierigkeiten mit Aufgaben, die den Kontakt mit Eltern betreffen (z. B. bei mangelnder Akzeptanz neuer Regeln). Eigene Ansteckungsangst in der Kita steht ebenfalls in Zusammenhang mit dem Grad der empfundenen Belastung. Daneben sorgte eine (nach den lockdownbedingten Schließungen) wieder ansteigende Auslastung der Einrichtung sowie Personalmangel in der Einrichtung zu einem Anstieg der Belastungen der Leitungen. Ein nahezu identisches Bild ergibt sich hinsichtlich der Prädiktoren sonstiger Belastungen der Leitungen. Vertiefte Analysen zu den erlebten Schwierigkeiten von Leitungen in der Pandemie ergaben, dass neben der Beschaffung technischer Geräte (vgl. Kap. 3.7.4) die größten Schwierigkeiten bei Aufgaben geäußert wurden, die den Umgang mit den Eltern betrafen, d. h. bei der Frage der Betreuung von Kindern mit Erkältung, bei der Schaffung von Akzeptanz bei den Eltern für neue Regelungen sowie beim Umgang mit Betreuungsbedarfen der Eltern. Dies ist sicherlich darauf zurückzuführen, dass Leitungen die sich mehrmals ändernden, nicht immer eindeutig formulierten Regelungen vor Ort umsetzen und gegenüber den Bedürfnissen der Eltern argumentieren mussten. Weitere häufig genannte Belastungen betrafen Managementaufgaben, wie die Planung des Personaleinsatzes, die Umstrukturierung des Betriebes sowie die Auswahl der Kinder in Zeiten des eingeschränkten Zugangs (Kalicki et al., im Erscheinen).

Bei den Beschäftigten zeigen multivariate Analysen ebenfalls, dass Ansteckungsängste sowie Konflikte mit Eltern, Kindern und Kolleginnen und Kollegen bezüglich Schutzmaßnahmen mit einer erhöhten Belastung im Zeitraum April bis Juli 2021 einhergingen. Daneben stieg wie bei den Leitungen mit einer größeren Anzahl an anwesenden Kindern in der Gruppe das pandemiebedingte Belastungsempfinden der Beschäftigten. Mit zunehmender Anzahl an Arbeitsstunden insgesamt sowie mit zunehmender Zahl an Arbeitsstunden, die für organisatorische Aufgaben (Vor- und Nachbereitung) angewandt wurden, stieg das Belastungsempfinden ebenfalls. Dagegen steht die Anzahl anwesender Kolleginnen und Kollegen in der Gruppe mit sinkender Belastung in Zusammenhang. Ähnlich wie bei den Ansteckungsängsten äußerten Beschäftigte, die häufiger bestimmte Schutzmaßnahmen wie Händewaschen und Lüften umsetzten, mehr Belastungen, wobei auch hier die Richtung des Zusammenhangs nicht klar bestimmt werden kann. Ein weiterer wichtiger Faktor ist das Alter der Beschäftigten. Mit steigendem Alter steigt auch das pandemiebedingte Belastungsempfinden. Neben der Personalausstattung in der Gruppe ist ein vorhandener Impfschutz der einzige erklärende Faktor für niedrigere Belastungen der Beschäftigten. Die Schutzmaßnahme des Impfens scheint demnach das Belastungsempfinden der Beschäftigten positiv zu beeinflussen. Insgesamt wird also deutlich, dass gut ein Drittel der Beschäftigten und Leitungen im Frühjahr und Sommer 2021 Ansteckungsängste bezogen auf ihre Arbeit in der Kita empfanden, dass aber auch ein großer Anteil an Beschäftigten keine Ängste äußerte. Bei den Belastungen dagegen zeigt sich, dass diese trotz verbesserter pandemischer Lage tendenziell zunahmen und den Großteil der Beschäftigten betrafen. Empfundene Belastungen standen vor allem mit Schwierigkeiten hinsichtlich der Zusammenarbeit mit Eltern und entsprechenden Konflikten bezüglich Schutzmaßnahmen und strukturellen Ressourcen wie der personellen Ausstattung in Zusammenhang. Aber auch persönliche Ängste vor Ansteckung mit dem SARS-CoV-2-Virus in der Kita trugen zu einem Anstieg der Belastungen bei.

3.7.3 Pädagogischer Alltag in der Pandemie und Entwicklung von Förderbedarfen

Neben den Veränderungen des Kita-Alltags durch die Einführung von Schutzmaßnahmen (vgl. Kap. 3.6) und durch wiederkehrende Schließungen (vgl. Kap. 3.2) stellt sich auch die Frage, inwiefern der pädagogische Alltag, die Förderangebote an die Kinder sowie die Interaktionen zwischen Fachkräften, Kindern und Eltern in der Pandemie beeinträchtigt wurden. Eine qualitative Leitungsbefragung zu Beginn der Corona-KiTa-Studie gab bereits Hinweise darauf, dass Schutzmaßnahmen wie die Gruppentrennung, die Bewegungsfreiheit der Kinder, teilweise auch die pädagogischen Möglichkeiten der Fachkräfte sowie die sozialen Kontakte der Kinder innerhalb der Einrichtung einschränkten (vgl. Autorengruppe Corona-KiTa Studie 2020d). Studien aus dem Zeitraum des ersten Lockdowns zeigten zudem, dass in Schließungsphasen der Kontakt zu Eltern erschwert war und unter anderem von den Einstellungen und digitalen Kompetenzen der Fachkräfte abhing (Cohen et al. 2021).

Auswirkungen der Kontaktbeschränkungen in Kindertageseinrichtungen auf die sozialen Interaktionen von Kindern, Fachkräften und Eltern

Wie schon im siebten Quartalsbericht dargestellt (vgl. Autorengruppe Corona-KiTa-Studie 2022), wurde im Rahmen der CoKiss-Leitungsbefragung zu jedem Messzeitpunkt erhoben, wie die Leitungen die derzeitige Qualität der Interaktionen im Hinblick auf (1) die Betreuungsqualität Fachkraft/Kind, (2) das Zusammenspiel der Kinder und (3) die Kooperation Eltern/Fachkraft auf einer fünfstufigen Ratingskala (von 1 = „sehr schlecht" bis 5 = „sehr gut") einschätzen. Die Leitungseinschätzungen machten deutlich, dass über die verschiedenen Zeitpunkte (vor der Pandemie, während des ersten Lockdowns, Oktober 2020 bis Juni 2021) hinweg eine Verschlechterung auf allen Ebenen der Interaktionsqualität wahrgenommen wurde. Dies betrifft demnach die Qualität der Interaktionen zwischen den Kindern, zwischen Fachkräften und Kindern sowie die Elternkooperation, bei der die größte Verschlechterung zu beobachten war (vgl. Abbildung 3.7-6). Im Rahmen des dritten Messzeitpunktes wurden die Leitungen um eine erneute Einschätzung gebeten, die sich auf den Zeitraum Februar bis April 2022 bezieht, also eine Situation während der fünften Pandemiewelle, in der (abgesehen von infektionsbedingten Schließungen) keine flächendeckenden Kita-Schließungen mehr umgesetzt werden mussten. Die Ergebnisse aus den ersten Monaten des Jahres 2022 machen deutlich, dass Leitungen zu diesem Zeitpunkt nach wie vor die Qualität der Kooperation zwischen Eltern und Fachkräften am schlechtesten wahrnehmen (arithmetischer Mittelwert: 3,3) und dies im Frühsommer 2021 ähnlich war (vgl. Abbildung 3.7-6). Die Qualität des Zusammenspiels der Kinder dagegen wird ebenfalls konstant, aber deutlich besser eingeschätzt (arithmetischer Mittelwert: 4,1). Lediglich bei der Interaktionsqualität zwischen Fachkräften und Kindern gibt es Hinweise auf eine Verschlechterung in der Wahrnehmung im Frühjahr 2022. Hier verringerte sich der Mittelwert auf 3,7 innerhalb der Skala von 1 = „sehr schlecht" bis 5 = „sehr gut". Da aus zahlreichen Forschungsarbeiten bekannt ist, dass die strukturellen Bedingungen in Kindertageseinrichtungen die Möglichkeiten für eine hohe Interaktionsqualität mitbeeinflussen (z. B. Tietze et al., 2013; Kuger & Kluczniok, 2008), kann hier vermutet werden, dass die hohe Betroffenheit der Kitas von Infektionen in diesem Zeitraum (vgl. Kap. 3.2) sowie die hohen krankheitsbedingten Personalausfälle von bis zu 20 % der Beschäftigten pro Woche (vgl. Kap. 3.7.2) zu ungünstigen Betreuungsrelationen in den Kitas führten, in denen Beschäftigte eine Verschlechterung der Interaktionsqualität zwischen Fachkräften und Kindern wahrgenommen haben.

Im Rahmen einer vertiefenden multivariaten Analyse für den Zeitraum Oktober 2020 bis Juni 2021 (erster und zweiter Messzeitpunkt) wurde untersucht, inwiefern die Umsetzung kontaktreduzierender Maßnahmen, die teilweise dem in der Frühen Bildung wichtigen Konzept des eigenaktiven Lernens entgegensteht, zur Erklärung der wahrgenommenen Verschlechterung der Interaktionen zwischen den Akteuren beiträgt (vgl. Autorengruppe Corona-KiTa-Studie 2022; Grgic et al. 2022). Dabei wurde unter anderem deutlich, dass die Fachkraft-Kind-Interaktionen negativer eingeschätzt wurden, wenn die Leitung Schwierigkeiten bei der Umsetzung geltender Hygiene- und Schutzmaßnahmen äußerten oder wenn Fachkräfte versuchten, körperliche Distanz zu Kindern zu wahren. Positive Effekte zeigten sich, wenn es eine feste Personalzuweisung zur Gruppe gab, bei einer mittleren Auslastung (zwischen einem und zwei Drittel anwesender Kinder) der Kita und wenn auch in der Pandemie häufig pädagogische Förderaktivitäten durchgeführt werden konnten.

Peer-Interaktionen wurden negativ beeinflusst, wenn die Einrichtung zu einem restriktiveren Gruppenkonzept mit mehr Gruppentrennung wechselte, wenn Fachkräfte versuchten, körperliche Distanz zu Kindern umzusetzen, wenn die Auslastung sehr gering war und wenn der Anteil an Kindern mit niedrigem sozioökonomischen Status in der Einrichtung hoch war. Letzteres trifft auch auf die Kooperation zwischen Fachkräften und Eltern zu, die sich umso mehr verschlechterte, wenn der Anteil benachteiligter Familien in der Kita hoch ist. Auch Schwierigkeiten im Umgang mit den Eltern wirkten sich erwartungsgemäß negativ auf die wahrgenommene Kooperation aus, ebenso wie die Verlagerung der Bring- und Abholsituation in den Außenbereich. Förderlich für die Kooperation mit den Eltern waren hingegen jegliche Formen der Kommunikation (digital, Tür- und Angelgespräche, Entwicklungsgespräche) sowie auch hier häufige Förderaktivitäten für die Kinder. So zeigte sich zusammenfassend, dass durchaus negative Effekte der Distanzmaßnahmen auf spezifische Interaktionen in der Kita beobachtet werden konnten, d. h., dass der Fokus auf den Infektionsschutz mit Einbußen hinsichtlich pädagogischer Aspekte auf der Ebene der Interaktionen einherging. Die Umsetzung des Förderauftrags in der Pandemie dagegen scheint die sozialen Interaktionen in der Kita positiv beeinflusst zu haben.

| | Kooperation Eltern/Fachkräfte | Betreuungsqualität Fachkraft/Kind | Zusammenspiel Kind/Kind |

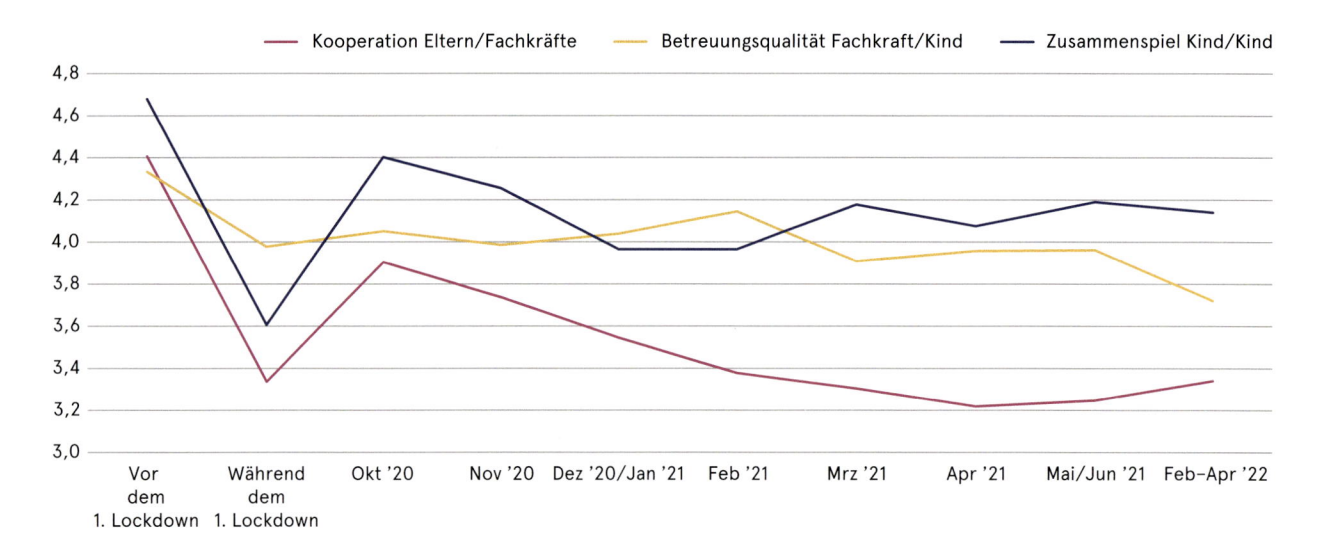

(Liniendiagramm mit Werten von 3,0 bis 4,8; Zeitachse: Vor dem 1. Lockdown, Während dem 1. Lockdown, Okt '20, Nov '20, Dez '20/Jan '21, Feb '21, Mrz '21, Apr '21, Mai/Jun '21, Feb-Apr '22)

Abbildung 3.7-6:
Einschätzung der Qualität verschiedener Interaktionen durch die Leitung, Datenquelle: DJI, CoKiss-Leitungsbefragung, Datenstand: 28.06.2022, n = 6.216, ungewichtete Daten.

Umsetzung ausgewählter pädagogischer Aufgaben im Zeitverlauf

Aufgrund der Bedeutung der Kindertageseinrichtungen für die Förderung der kindlichen Entwicklung (u. a. Anders 2013) wurden nach den längeren Schließungsphasen nachteilige Folgen für den Entwicklungsstand der Kinder befürchtet. Im Zuge ihres Bildungsauftrags (vgl. § 22 Abs. 3 SGB VIII) haben Kindertageseinrichtungen die Aufgabe, die soziale, emotionale, kognitive und motorische Entwicklung von Kindern zu fördern. Die spezifischen Bildungsaufgaben und -ziele sind dabei in den jeweiligen Bildungsplänen der Länder festgeschrieben. Dabei ist zu beobachten, dass der Förderauftrag der Frühen Bildung in den letzten Jahrzehnten im Zuge der zunehmenden Professionalisierung gestärkt wurde (vgl. Rauschenbach 2004; Grgic 2020). Im Wechsel der Schließungs- und Öffnungsphasen in der Pandemie stand zunächst jedoch häufig der Betreuungsauftrag der Kindertageseinrichtungen, d. h. die Ermöglichung der Vereinbarkeit von Familie und Beruf und damit die Entlastung der Familien im Fokus, weniger die Möglichkeiten der Umsetzung des pädagogischen Auftrags in Pandemiezeiten. Daher stellt sich aufgrund der erheblichen Veränderungen in Kindertageseinrichtungen, beispielsweise durch den mehrmaligen Wechsel vom regulären in den eingeschränkten Betrieb, durch schwankende Auslastungszahlen und die Organisation des Alltags mit Schutzmaßnahmen, die Frage, wie gut Kindertageseinrichtungen ihren pädagogischen Kernaufgaben in der Pandemie nachkommen konnten.

Im Rahmen der CoKiss-Leitungsbefragung sowie der CoKiss-Vertiefungsbefragung (Modul 1) wurden Leitungen und Beschäftigte gefragt, wie häufig sie im Zeitraum Herbst 2020 bis Sommer 2021 ausgewählten pädagogischen Aufgaben nachkommen konnten (bei einer Antwortskala von 0 „gar nicht" bis 5 „sehr häufig"). Im 5. Quartalsbericht der Corona-KiTa-Studie wurde bereits dargestellt, dass die drei Aufgaben der sprachlichen, sozio-emotionalen und motorischen Förderung auch in Pandemiezeiten häufig erfüllt werden konnten (Mittelwerte zwischen 3,3 und 4), wobei zu beachten ist, dass nicht zu jeder Zeit alle Kita-Kinder anwesend waren und diese Förderung damit nicht immer alle Kinder erreicht hat (vgl. Autorengruppe Corona-KiTa-Studie 2021h und Abbildung 3.7-7). Ergänzende Förderbereiche wie die musikalisch-künstlerische oder MINT-Bildung, und zusätzliche Aufgabenbereiche wie die Vorschulbildung, die Zusammenarbeit mit Eltern oder die Umsetzung von Inklusion, wurden in der Pandemiezeit deutlich seltener umgesetzt (Mittelwerte zwischen 2,1 und 3,4). Die Einschätzung von Leitungen und Beschäftigten wies dabei kaum Unterschiede auf.

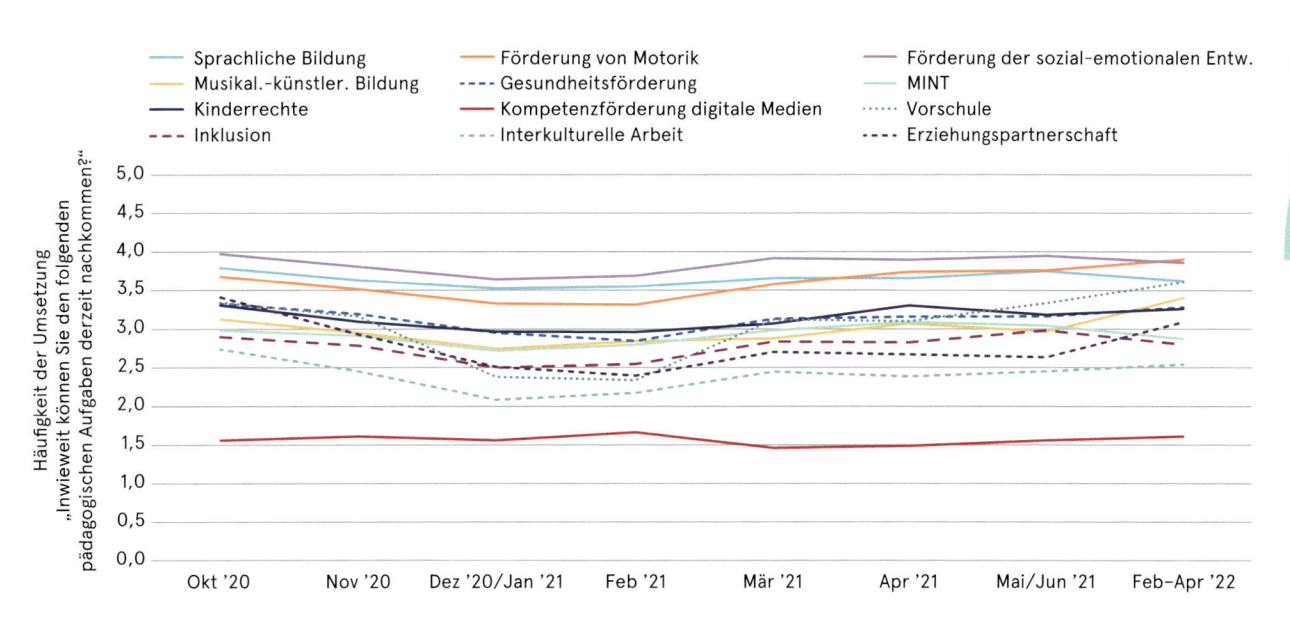

Ergebnisse der Corona-KiTa-Studie

Abbildung 3.7-7:
Einschätzung der Einrichtungsleitungen, wie sehr verschiedene pädagogische Aufgaben derzeit umgesetzt werden können, auf einer Skala von 0 „gar nicht" bis 5 „sehr häufig". Die Häufigkeit der Umsetzung beruht jeweils auf den berechneten Mittelwerten. DJI, CoKiss-Leitungsbefragung, Datenstand: 28.06.2022, n = 6.216, ungewichtete Daten.

Über den Zeitverlauf zwischen Oktober 2020 bis Juni 2021 wird deutlich, dass zwischen Dezember 2020 und Februar 2021, also zur Zeit der zweiten Pandemiewelle, die Umsetzung von nahezu allen Aufgaben deutlich reduziert wurden, d. h., dass in Zeiten eingeschränkter Betreuung der Förderauftrag seltener realisiert wurde. Besonders stark zurückgegangen ist in dieser Zeit die Umsetzung der Vorschularbeit, die Zusammenarbeit mit Eltern sowie die interkulturelle Arbeit. Die Daten der dritten Leitungsbefragung im Zeitraum Februar bis April 2022 zeigen, dass während der fünften Pandemiewelle nahezu alle pädagogischen Aufgaben wieder genauso häufig ausgeübt wurden wie im Herbst 2020 (vgl. Abbildung 3.7-7), auch wenn diese Zeit unter anderem durch hohe Personalausfälle gekennzeichnet war. Zugenommen hat die motorische Förderung, die musikalisch-künstlerische Bildung, die Vorschularbeit und die Zusammenarbeit mit Eltern. Dies kann ein Hinweis darauf sein, dass Kindertageseinrichtungen nach und nach wieder zur Umsetzung ihrer Vielfalt an Förderaufgaben zurückkehren konnten.

Vertiefte Analysen zur Frage, welche Faktoren die Häufigkeit der Umsetzung von Förderaktivitäten in Bezug auf die sprachliche, motorische und sozio-emotionale Entwicklung von Kindern erklären, zeigen, dass diese in der Pandemiezeit seltener ausgeübt werden, wenn die Einrichtungsleitung einen pandemiebedingten Personalmangel (z. B. wegen Quarantäne) oder einen Personalmangel wegen eines hohen Anteils an Teilzeitkräften anzeigte. Ein starker Erklärungsfaktor sind auch an dieser Stelle berichtete Schwierigkeiten bei pandemiebedingten Aufgaben (wie der Umsetzung von Schutzmaßnahmen) oder im Kontakt mit Eltern, die negativ mit der Umsetzung des Förderauftrags in Zusammenhang stehen. Zudem wurden seltener Förderaktivitäten umgesetzt, wenn der Zugang zur Kita eingeschränkt war. Mit steigender Auslastung nahm auch die Häufigkeit der Förderung im pädagogischen Alltag zu. Auch die Analysen der Personalbefragung zur Häufigkeit der Umsetzung von Förderaufgaben durch die Beschäftigten selbst zeigen, dass Beschäftigte seltener förderten, wenn sie mehr Zeit für organisatorische Aufgaben aufwenden mussten, wenn Konflikte zur Umsetzung von Schutzmaßnahmen mit Eltern, Kindern und Kollegen bestanden und wenn diese eine stärkere Ansteckungsangst vor dem SARS-CoV-2-Virus hatten. Eine gut funktionierende Umsetzung von Basis-Hygienemaßnahmen, wie Desinfizieren und Lüften, ging mit einer häufigeren Förderung der Kinder einher. Die Umsetzung des Förderauftrags hing somit sowohl mit Ressourcenfragen, v. a. hinsichtlich personeller Ressourcen, als auch mit Schwierigkeiten in der Praxis zusammen, neu entstandene Aufgaben zu bewältigen, was mit Konflikten und Ängsten bei allen Beteiligten einhergehen kann (vgl. ausführlich Diefenbacher et al., 2022).

Förderbedarfe von Kindern während der Pandemie aus Sicht der Kita-Leitung

Schon seit der ersten Kita-Schließungsphase ab März 2020 stellt sich die Frage nach den langfristigen Folgen des eingeschränkten Zugangs zur Kindertagesbetreuung für die kindliche Entwicklung. Neben den Einflüssen auf das kindliche Wohlbefinden von Kindern (vgl. Kap. 3.5) wurde durch den teilweise monatelangen Ausfall Früher Bildung oder durch die eingeschränkten Möglichkeiten, auch in Phasen der Notbetreuung dem Förderauftrag in der pädagogischen Arbeit nachzukommen, ein Anstieg der Förderbedarfe von Kindern vermutet. Insbesondere Kindertageseinrichtungen, die Schwierigkeiten in der Bewältigung pandemiebedingter Aufgaben zeigten, hatten gleichzeitig Schwierigkeiten, die sprachliche Entwicklung zu fördern oder Vorschularbeit umzusetzen. Auch verschlechterten sich in diesen Einrichtungen die Fachkraft-Kind-Interaktionen sowie das Zusammenspiel der Kinder während der Pandemiezeit. Insofern ist anzunehmen, dass einzelne Kinder mittel- oder langfristige Nachteile in ihrer kognitiven und sozialen Entwicklung erfahren haben bzw. werden. Insbesondere Kinder, deren Eltern über einen niedrigen Bildungsstand und/oder geringe finanzielle Ressourcen verfügen, finden ein weniger entwicklungsförderliches Umfeld in der Familie vor (u. a. Kluczniok & Mudiappa 2019). Auch für Kinder mit nichtdeutscher Familiensprache ist der KiTa-Besuch bedeutsam für den Erwerb der deutschen Sprache. Der Anteil der KiTa-Kinder mit nichtdeutscher Familiensprache ist in den letzten Jahren kontinuierlich auf 21 % im Jahr 2021 angestiegen. Mittlerweile wachsen 68 % der KiTa-Kinder mit Migrationshintergrund mit nichtdeutscher Familiensprache auf, so dass das Thema der sprachlichen Bildung in Kitas einen zunehmend größeren Stellenwert erhält (Autorengruppe Bildungsberichterstattung 2022). Auch vor diesem Hintergrund bleibt ungeklärt, wie sich die pandemiebedingten Einschränkungen der Kindertagesbetreuung durch längere Schließungsphasen, wiederkehrende infektionsbedingte Schließungen und reduzierte Betreuungszeiten auf den Übergang von Kindern in die Schule auswirken werden.

Im siebten Quartalsbericht der Corona-KiTa-Studie (2022) wurde bereits dargestellt, wie Kita-Leitungen, die im Rahmen der CoKiss-Studie befragt wurden, die Entwicklung der Förderbedarfe hinsichtlich verschiedener Entwicklungsbereiche einschätzen. Dafür gaben sie zu mehreren Messzeitpunkten an, wie viele Kinder ihrer Einrichtung einen erhöhten, pandemiebedingten Förderbedarf im Vergleich zu der Zeit vor der Pandemie haben („Viel mehr Kinder" bis „Viel weniger Kinder"). Sie schätzten dabei den Förderbedarf in Bezug auf unterschiedliche Entwicklungsbereiche ein (z. B. hinsichtlich sprachlicher Bildung oder MINT-Bildung). Für die Förderbedarfe hinsichtlich der sprachlichen, motorischen und sozio-emotionalen Entwicklung der Kinder hat sich gezeigt, dass der Anteil der Leitungen, die angeben, viel mehr oder mehr Kinder in ihrer Einrichtung mit entsprechendem Förderbedarf zu betreuen, im Zeitraum Oktober 2020 bis Juni 2021 angestiegen ist (vgl. Autorengruppe Corona-KiTa-Studie 2022 und Abbildung 3.7-8). Der größte Anteil der Leitungen äußerte einen Anstieg der Anzahl an Kindern mit Förderbedarfen in der sozio-emotionalen Entwicklung. Im Oktober 2020 traf dies bereits auf 52 % der Kita-Leitungen zu, während es im April bis Juni 2021 auf 62 % der befragten Leitungen zutraf. Dies bedeutet, dass mehr als jede zweite Kita-Leitung hier eine Verschlechterung im Vergleich zur Zeit vor der Pandemie sieht. Im Frühsommer 2021 gaben zudem 43 % bzw. 53 % der Leitungen an, dass sie mehr Kinder mit Förderbedarf in der sprachlichen bzw. motorischen Entwicklung betreuen. Bei der letzten Befragung im Zeitraum Februar bis April 2022, also zur Zeit der fünften Pandemiewelle, blieben die Werte tendenziell stabil bzw. leicht rückläufig. Zu diesem Zeitpunkt sahen weiterhin 43 % der Leitungen gestiegene Förderbedarfe in der sprachlichen Entwicklung, 46 % in der motorischen Entwicklung und 58 % in der sozio-emotionalen

Entwicklung der betreuten Kinder (vgl. Abbildung 3.7-8). Wie sehr die Anzahl der Kinder mit Förderbedarf in den Einrichtungen zugenommen hat, ist zudem abgängig von der sozialen Zusammensetzung der Kindertageseinrichtung. Etwa 60 bis 70 % der Leitungen von Einrichtungen, die mehr als 30 % an Kindern mit niedrigen sozioökonomischen Status betreuen, sehen einen Anstieg an Förderbedarfen, während es bei Leitungen von Einrichtungen mit günstigerer sozialer Zusammensetzung nur etwa 35 bis 55 % der Leitungen sind (vgl. Autorengruppe Corona-KiTa-Studie 2022). Vertiefte multivariate Analysen bestätigen den Einfluss der Kita-Komposition und zeigen zusätzlich auf, dass es einen geringeren Anstieg an eingeschätzten Förderbedarfen gibt, wenn die Einrichtung in frühen Phasen der Pandemie häufiger pädagogischen Förderaufgaben, wie der sprachlichen Bildung, nachgekommen ist (vgl. Diefenbacher et al., 2022). Insgesamt deuten die Ergebnisse darauf hin, dass sich die Förderbedarfe in denjenigen Einrichtungen, die bereits vor der Pandemie mehr Kinder mit Förderbedarfen betreut haben, durch die Pandemie noch mehr vergrößert haben, als in anderen Einrichtungen, so dass die Gefahr besteht, dass sich bereits bestehende Kompetenzunterschiede zwischen jungen Kindern in der Pandemie weiter vergrößert haben.

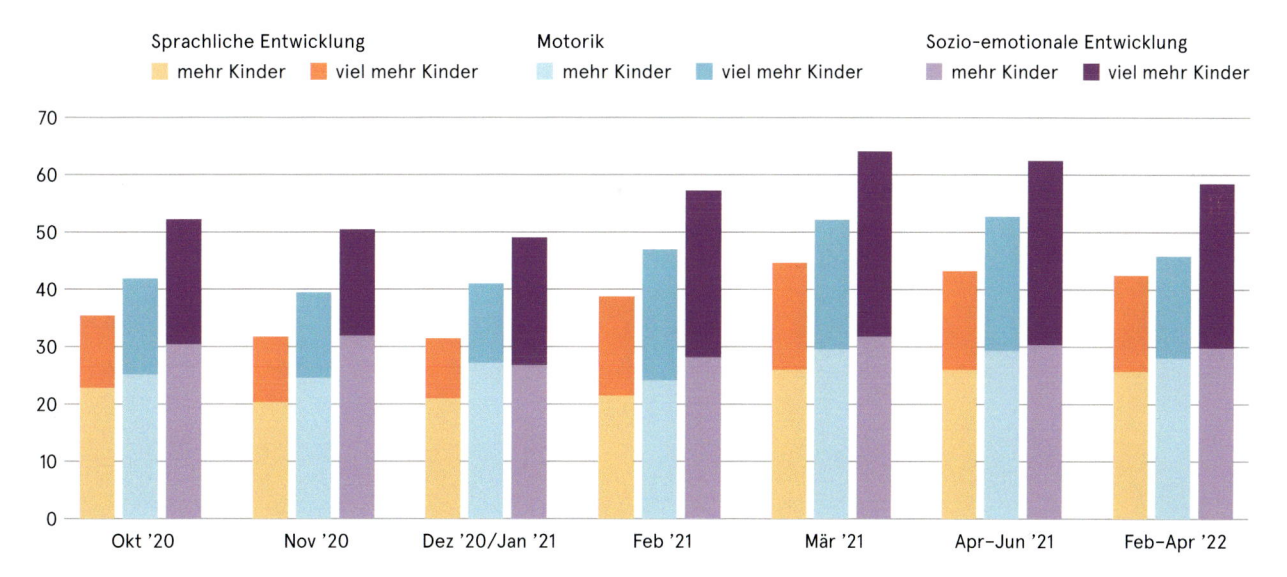

Abbildung 3.7-8:
Anteil der Kindertageseinrichtungen, deren Leitungen angeben, dass mehr Kinder in ihrer Einrichtung einen pandemiebedingten Förderbedarf aufweisen, nach Förderbereichen (in %); dargestellt sind die Kategorien „viel mehr Kinder" und „mehr Kinder"; DJI, CoKiss-Leitungsbefragung, Datenstand: 28.06.2022, n = 6.216, ungewichtete Daten.

Im Rahmen von Aufholprogrammen (z. B. Aktionsprogramm „Aufholen nach Corona für Kinder und Jugendliche") wurden zusätzliche Gelder für ergänzende Fördermaßnahmen in verschiedenen Bereichen, unter anderem auch der Frühen Bildung, bereitgestellt, mit dem Ziel die pandemiebedingt entgangene Förderung der Kinder in der Folgezeit nachzuholen bzw. zu kompensieren. Im Rahmen des letzten Befragungszeitraums zwischen Februar und April 2022 wurden die Leitungen daher gefragt, ob sie derzeit aufgrund der Lockdownphasen und Quarantänezeiten während der Pandemie gezielte Förderangebote anbieten (in und außerhalb des Rahmens von Programmen von Bund und Ländern), die über die bestehenden Angebote hinausgehen, und wenn ja, ob diese Angebote für alle Kinder oder nur für einzelne Kinder (z. B. jene mit besonderem Förderbedarf) gemacht werden. Die Ergebnisse der CoKiss-Leitungsbefragung zeigen, dass 40 bis 50 % der Leitungen zusätzliche Förderangebote im Bereich der sprachlichen Bildung, der Motorikförderung, aber auch der Förderung der sozio-emotionalen Entwicklung sowie der psychischen Gesundheit von Kindern, geschaffen haben (vgl. Abbildung 3.7-9). In einem Viertel bis einem Drittel der Kitas werden zusätzliche Angebote der Gesundheitsförderung, der musikalisch-künstlerischen oder MINT-Bildung angeboten. Mit Ausnahme der sprachlichen Förderangebote oder den Bereich MINT, die sich häufiger an einzelne Kinder richten, bietet die Mehrheit der Kitas mit zusätzlichen Förderangeboten diese Angebote allen Kindern an. Gleichzeitig wird deutlich, dass analog zu den stärker gestiegenen Förderbedarfen in Einrichtungen, die viele Kinder mit niedrigem sozioökonomischen Status betreuen, in diesen Einrichtungen deutlich mehr zusätzliche Förderangebote bereitgestellt werden. Zusätzliche Sprachförderangebote beispielsweise werden in 65 % dieser Einrichtungen angeboten. Bei Einrichtungen mit günstigerer sozialer Zusammensetzung trifft dies auf etwa 50 % der Einrichtungen zu.

Insgesamt schätzen Leitungen, die wenige Kinder mit niedrigem sozioökonomischen Status betreuen, dass rund 20 % der Kinder ihrer Einrichtung einen pandemiebedingten Förderbedarf in der sprachlichen und motorischen Entwicklung und etwa 25 % in der sozialen und emotionalen Entwicklung haben. Leitungen von Einrichtungen mit vielen Kindern mit niedrigem sozioökonomischen Status schätzen die Anteile an Kindern mit pandemiebedingtem Förderbedarf deutlich höher ein (sprachliche Entwicklung: 41 %, motorische Entwicklung: 35 %, soziale Entwicklung: 43 %, emotionale Entwicklung: 40 %).

Angebot gezielter Förderangebote in Kindertageseinrichtungen aufgrund der Pandemie

Kategorie	Für alle Kinder	Für einzelne Kinder
Sprachliche Bildung	16	35
MINT	10	17
Förderung von Motorik/Bewegung	31	14
Musikalisch-künstlerische Bildung	21	13
Kompetenzförderung im Umgang mit digitalen Medien	5	9
Gesundheitsförderung (z. B. gesunde Ernährung)	27	10
Förderung der sozial-emotionalen Entwicklung	30	23
Förderung des Wohlbefindens/der psychischen Gesundheit	28	21

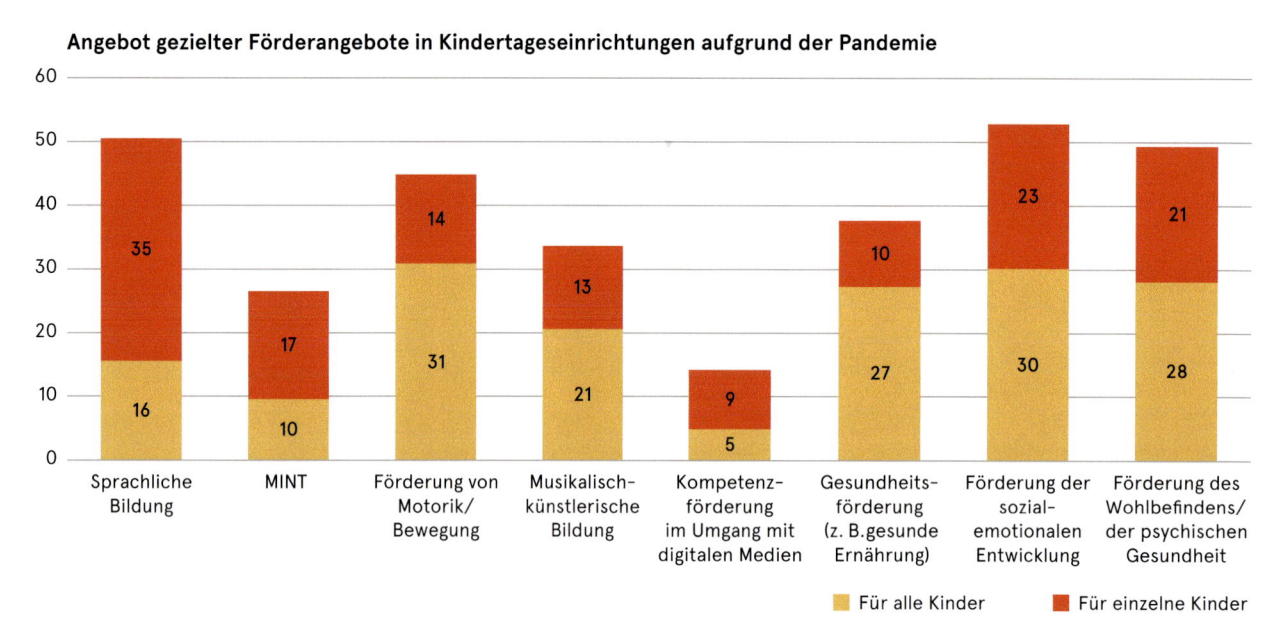

Abbildung 3.7-9:
Anteil der Kindertageseinrichtungen, deren Leitungen angeben, dass Sie derzeit aufgrund der Lockdownphasen und Quarantänezeiten während der Pandemie gezielte Förderangebote anbieten, die über die bestehenden Angebote hinausgehen, nach Art des Angebots (in %); dargestellt sind die Kategorien „Für alle Kinder" und „Für einzelne Kinder"; DJI, CoKiss-Leitungsbefragung, Welle 3 (Februar bis April 2022), Datenstand: 28.06.2022, n = 1.849, ungewichtete Daten.

Noch ist unklar, inwieweit der empfundene Anstieg der Förderbedarfe in der Pandemie Einfluss auf den Einschulungszeitpunkt von Kindern hatte. Es ist denkbar, dass Kinder mit Entwicklungsrückständen in der Pandemiezeit verstärkt zurückgestellt wurden, da über weite Strecken der Pandemie unklar war, ob Schulen nochmals von flächendeckenden Schließungen und Homeschooling-Regelungen betroffen sein werden. Zugleich ist es möglich, dass auch Kinder, denen aufgrund ihres Entwicklungsstandes eine Einschulung empfohlen wird, unter Umständen aufgrund des Elternwunsches zurückgestellt werden, da Eltern mögliche Homeschooling-Phasen befürchten oder einen schwierigeren Übergang in die Schule, wenn zahlreiche Distanzregelungen sowie das Tragen von Mund-Nasen-Bedeckungen in der Grundschule vorgeschrieben sind. Die Ergebnisse der amtlichen Schulstatistik ergeben für das Schuljahr 2020/21, also den ersten Übergang in die Schule während der laufenden Pandemie, kein schlüssiges Bild, da es zu diesem Zeitpunkt Veränderungen in den Einschulungsregelungen und Statistiken einzelner Länder gab (vgl. Autorengruppe Bildungsberichterstattung 2022). Im Rahmen der CoKiss-Leitungsbefragung wurde zum letzten Messzeitpunkt im Zeitraum Februar bis April 2022 erhoben, ob die Einrichtung jeweils im letzten Schuljahr 2021/22 sowie im kommenden Schuljahr 2022/23 mehr oder weniger zurückgestellte Kinder hat als zu Zeiten vor der Pandemie.

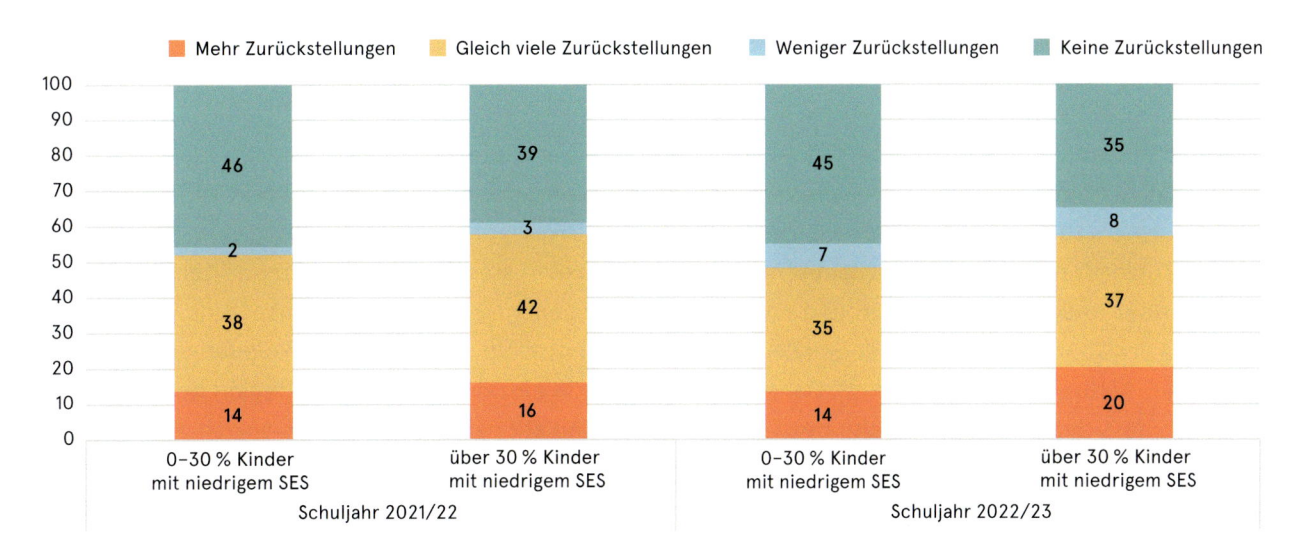

Abbildung 3.7-10:
Anteil der Kindertageseinrichtungen nach Gruppenkomposition in der Einrichtung sowie nach Anzahl der zurückgestellten Kinder in den Schuljahren 2021/22 und Anzahl der geplanten Zurückstellungen für das Schuljahr 2022/23 (in %); SES = Sozioökonomischer Status; DJI, CoKiss-Leitungsbefragung, Welle 3 (Februar bis April 2022), Datenstand: 28.06.2022, n = 1.849, ungewichtete Daten.

Es wird deutlich, dass ein Großteil der Einrichtungen (45 % im Schuljahr 2021/22 und 43 % im Schuljahr 2022/23) keine zurückgestellten Kinder während des letzten bzw. des kommenden Schuljahres hatte. Nur etwa 14 bis 15 % der Einrichtungen hatte mehr Zurückstellungen im Vergleich zur Zeit vor der Pandemie. Auch hier spiegelt sich erwartungsgemäß die unterschiedliche Situation von Einrichtungen in Abhängigkeit ihrer sozialen Zusammensetzung wider (vgl. Abbildung 3.7-10). 16 % bzw. 20 % der Einrichtungen, die mehr als 30 % an Kinder mit niedrigem sozioökonomischen Status betreuen, hatten im letzten bzw. werden im kommenden Schuljahr mehr Zurückstellungen innerhalb ihrer Kita-Kinder haben, während es bei den Einrichtungen mit günstigerer sozialer Zusammensetzung etwas weniger sind. Dennoch wird deutlich, dass auch der Großteil der Einrichtungen mit vielen Kindern mit niedrigem sozioökonomischen Status entweder keine Zurückstellungen oder die gleiche Anzahl an Zurückstellungen wie vor der Pandemiezeit hat, so dass weiterhin unklar bleibt, inwiefern es tatsächlich zu einer Zunahme an Zurückstellungen in der Pandemie gekommen ist. Auffallend ist, dass in Einrichtungen mit günstiger sozialer Zusammensetzung häufiger die Eltern über Zurückstellungen entscheiden, während es in Einrichtungen mit ungünstiger Zusammensetzung häufiger zu Entscheidungen auf Basis der Schuleingangsuntersuchung oder der Kita-Einschätzung kommt.

3.7.4 Digitale Elternkooperation, Medienausstattung und Bedarfe von Kindertageseinrichtungen

Der Kontakt zwischen Kindertageseinrichtungen und Eltern ist eine wichtige Voraussetzung für eine gute Erziehungs- und Bildungspartnerschaft zwischen Elternhaus und Kita, die gemeinsam die Erziehung und

Bildung des Kindes begleiten sollen (§ 22a Abs. 2 SGB VIII). Eine gelingende Erziehungspartnerschaft ist zudem förderlich für eine gelingende Förderung des Kindes in der Kindertageseinrichtung (Friederich 2011, Walper & Grgic 2019). Unter diesem Aspekt hat auch der Austausch zwischen Fachkräften und Eltern in der Pandemie einen wichtigen Stellenwert. Dabei galt es, bisherige Austauschformen, z. B. regelmäßige sog. Tür- und Angelgespräche oder jährliche Entwicklungsgespräche, an die pandemiebedingt veränderten Bedingungen der Alltagsorganisation in Kindertageseinrichtungen anzupassen. Zahlreiche Schutzmaßnahmen, wie die Verlagerung der Bring- und Abholsituation in Außenbereiche, oder das Tragen von Mund-Nasen-Bedeckungen sowie das Abstandhalten hatten das Ziel, persönliche Kontakte weitgehend zu reduzieren bzw. auf den nötigsten Austausch zu beschränken (vgl. Kap. 3.6.1).

Gleichzeitig gab es pandemiebedingt zusätzliche Anlässe für Kindertageseinrichtungen mit den Eltern in Kontakt zu kommen, um beispielsweise in Phasen der Kita-Schließungen den Kontakt zu Kindern und Eltern aufrechtzuerhalten bzw. im Falle von besonderen Risikolagen das Wohl des Kindes im Blick zu behalten. Zugleich erforderte die dynamische Pandemielage eine ständige Informationsweitergabe an die Eltern, unter anderem zum Beginn und Ende von Zugangsbeschränkungen, zur Umsetzung und Aufhebung von Schutzmaßnahmen in der Einrichtung (z. B. Maskenpflicht, Testpflichten, Regelungen zum Umgang mit Erkältungssymptomen etc.). Daher wurde bereits in einzelnen Studien zu Beginn der Pandemie deutlich, dass der Stellenwert nicht-persönlicher Kommunikationsformen deutlich angestiegen ist, um Informationen schnell weiterzugeben sowie Kontakte aufrechtzuerhalten (Autorengruppe Corona-KiTa-Studie 2020d; Cohen et al. 2021).

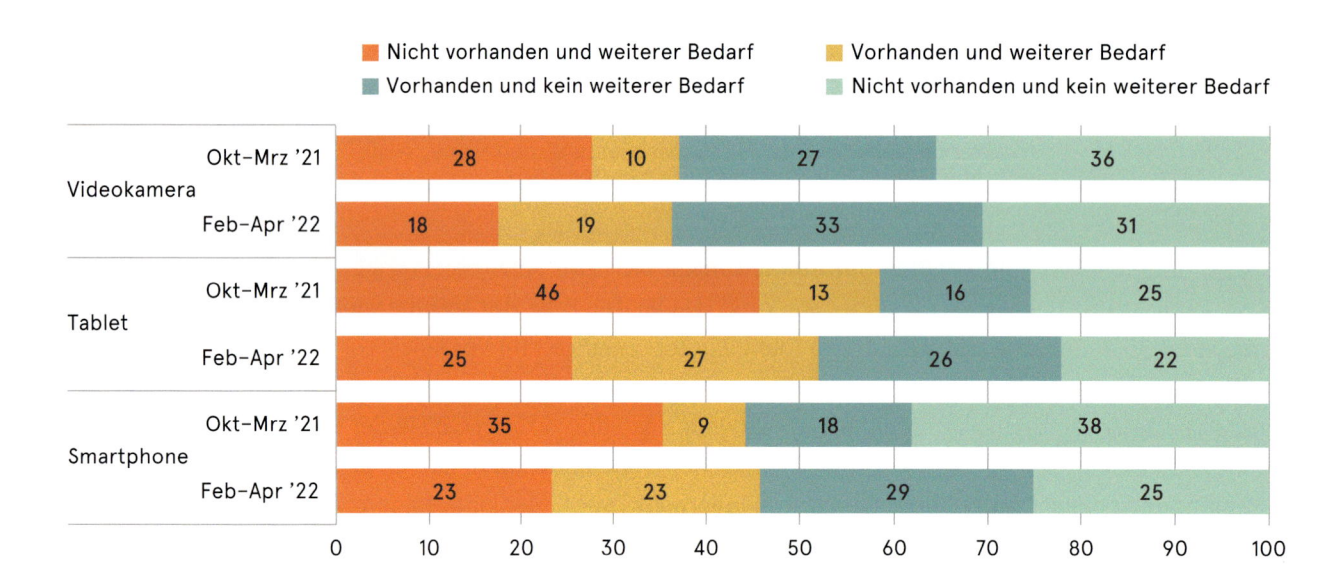

Abbildung 3.7-11:
Medienausstattung von Kindertageseinrichtungen nach ausgewählten Geräten und weiterem Bedarf (in % der Kitas), CoKiss-Leitungsbefragung, Datenstand: 28.06.2022, Welle 1 und 3; n = 4.378, ungewichtete Daten.

Wie im 4. Quartalsbericht der Corona-KiTa-Studie auf Basis der CoKiss-Leitungsbefragung sowie der KIBS-Elternbefragung dargestellt wurde, überwog allerdings auch in Pandemiezeiten der persönliche Austausch (unter Beachtung von Abstand) zwischen Kita und Eltern sowie der Austausch über klassische Kommunikationskanäle, wie Telefon, Email und Briefe. Deutlich seltener wurden digitale Kontaktformen genutzt, wie Austausch über Textnachrichten (z. B. über WhatsApp), über soziale Netzwerke oder Videochats (z. B. Skype, Zoom). Vergleicht man die Leitungsangaben zu genutzten Kommunikationsformen zur Zeit des ersten Lockdowns (ca. März bis Mai 2020) mit Angaben für den Herbst 2020 und das Frühjahr

2021, zeigt sich allerdings eine leichte Zunahme in der Nutzung digitaler Austauschformate. Im Zeitraum Dezember 2020 bis April 2021 gaben rund ein Drittel der Leitungen an, sich über Textnachrichten oder Videokonferenzen mit den Eltern auszutauschen. Davor waren es erheblich weniger. Auch wurden etwas häufiger, wenngleich immer noch relativ selten, Elternabende als Videokonferenzen durchgeführt (vgl. ausführlich Autorengruppe Corona-KiTa-Studie 2021e). Vergleicht man nun die Kommunikationsformen von Kitas zum letzten Messzeitpunkt im Februar bis April 2022 mit den Ergebnissen der vorherigen Messzeitpunkte, wird deutlich, dass der Anteil der Einrichtungen, die sich nie über Textnachrichten mit den Eltern austauschen von 72 % im Herbst 2020 auf knapp 60 % im Frühjahr 2021 zurückgegangen ist. Zu diesem Zeitpunkt nutzen zudem 60 % der Kitas niemals den Austausch über Videokonferenzen, während es im Herbst noch 90 % der Kitas waren. Auch wenn die Frequenz des Austausches über diese Kommunikationsformen im Frühjahr 2022 tendenziell abgenommen hat im Vergleich zum Frühjahr 2021, vermutlich aufgrund der offenen Kitas während der fünften Pandemiewelle, so nutzen derzeit über ein Drittel der Kitas ab und zu die Möglichkeiten, sich digital mit den Eltern auszutauschen. Im Frühjahr 2022 ist erwartungsgemäß zudem eine deutliche Zunahme an sehr häufigen persönlichen Kontakten, mit und ohne Beachtung von ausreichendem Abstand, zu beobachten, da zu diesem Zeitpunkt keine Zugangsbeschränkung mehr und eine entsprechend hohe Auslastung in den Kitas herrschte (vgl. Kap. 3.7.1).

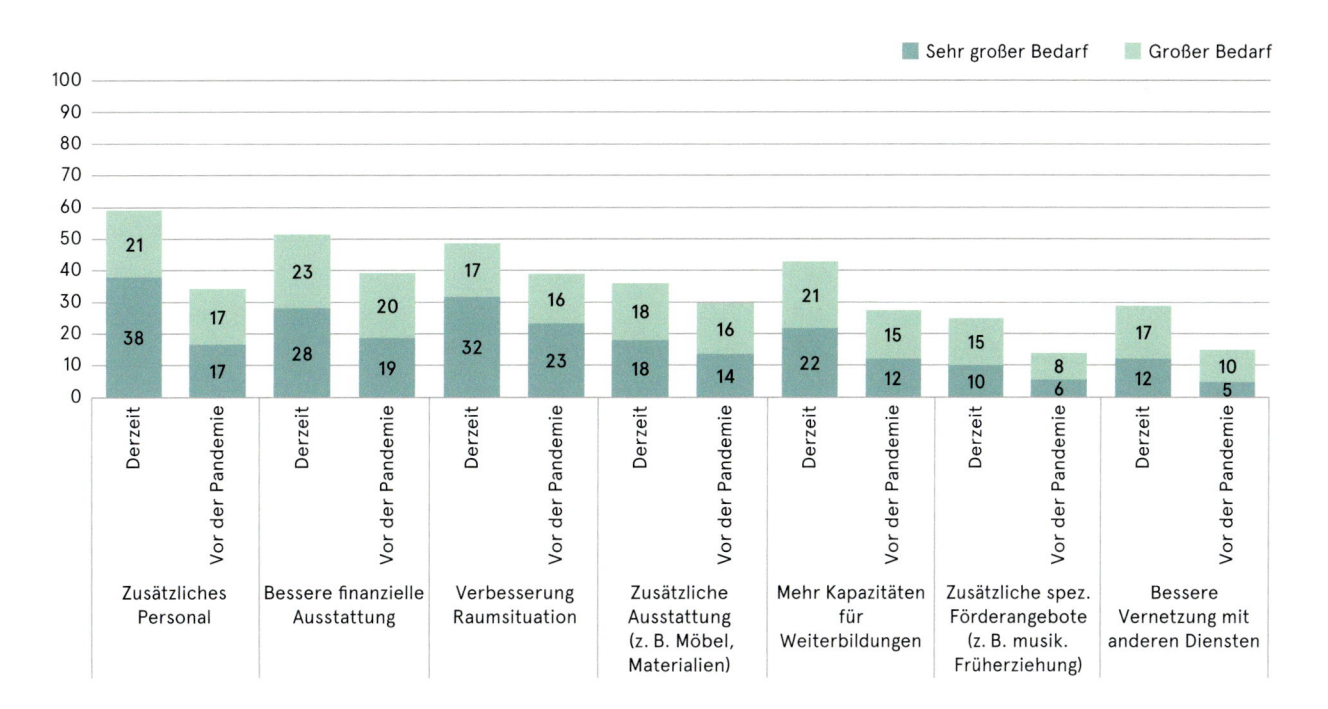

Abbildung 3.7-12:
Angaben der Leitungen, ob in der Kindertageseinrichtung derzeit bzw. vor der Pandemie Verbesserungsbedarfe bestehen (0 „Kein Bedarf" bis 4 „Sehr großer Bedarf"); dargestellt sind die Kategorien 3 und 4 „(sehr) großer Bedarf", in % der Kitas), DJI, CoKiss-Leitungsbefragung, Welle 3 (Februar bis April 2022), Datenstand: 28.06.2022, n = 1.849, ungewichtete Daten.

Die digitale Ausstattung der Kindertageseinrichtungen ist seit Jahren deutlich weniger ausgeprägt als beispielsweise die Ausstattung der Schulen und Hochschulen (Autorengruppe Bildungsberichterstattung 2020). Um digitale Kommunikationsformate zu nutzen, ist allerdings eine entsprechende technische Infrastruktur in den Einrichtungen notwendig. Darüber hinaus konnten Studien in der Pandemiezeit zeigen, dass unter anderem auch die Einstellungen der Fachkräfte zur Informations- und Kommunikationstechnologie oder das Vorhandensein von technischer Unterstützung und Weiterbildung weitere

Voraussetzungen sind, damit diese Medien beispielsweise für die Kommunikation mit Eltern genutzt werden (Cohen et al. 2021). Wie auf Basis der CoKiss-Leitungsbefragung gezeigt wurde, äußerten die in der Corona-KiTa-Studie befragten Leitungen einen erheblichen Bedarf an technischen Geräten, unter anderem einen Bedarf an zusätzlichen Computern, Laptops oder Tablets (vgl. Autorengruppe Corona-KiTa-Studie 2021e). Fast die Hälfte der Leitungen benötigte nach eigenen Aussagen Tablets, ohne dass bereits ein Gerät vor Ort zur Verfügung steht. Auch Smartphones oder Videokameras waren in etwa jeder dritten oder vierten Kita der Leitungsbefragung nicht vorhanden, obwohl aktuell Bedarf bestünde. Die Gerätebeschaffung wurde von vielen Leitungen als eine der größten Schwierigkeiten innerhalb der pandemiebedingten Aufgaben genannt (vgl. Kap. 3.7.2, Kalicki et al., im Erscheinen). Auch fehlende finanzielle Mittel nannten rund 30 % der Einrichtungen als Hindernis (vgl. Autorengruppe Corona-KiTa-Studie 2021e). Insofern stellt sich auf Basis der Ergebnisse des letzten Messzeitpunktes im Frühjahr 2022 die Frage, ob sich im Zeitraum eines Jahres die digitale Ausstattung in den Einrichtungen verbessert hat. Die Ergebnisse weisen darauf hin, dass die Bedarfe nach wie vor vorhanden und hoch sind, dass sich die Situation allerdings etwas verbessert hat (vgl. Abbildung 3.7-11). Bei der Ausstattung mit Tablets beispielsweise wird deutlich, dass im Zeitraum Oktober 2020 bis März 2021 46 % der Leitungen angaben, kein Tablet zur Verfügung, aber Bedarf an Tablets zu haben. Im Zeitraum Februar bis April 2022 waren es noch 25 % der Leitungen. Da gleichzeitig jeweils der Anteil der Leitungen angestiegen ist, die äußern, dass sie zwar Geräte, wie Tablets oder Smartphones, in der Einrichtung, aber weiteren Bedarf nach zusätzlichen Geräten haben, weist alles darauf hin, dass ein Drittel bis die Hälfte der Einrichtungen noch nicht über die gewünschte technische Ausstattung verfügt und dass es an dieser Stelle noch Entwicklungspotenzial gibt.

Die Leitungsbefragung im Frühjahr 2022 ergab zudem weitere Hinweise darauf, an welchen Punkten Leitungen derzeit Verbesserungsbedarf sehen und an welchen Punkten sie vor der Pandemiezeit bereits Verbesserungsbedarf sahen (vgl. Abbildung 3.7-12). Die Ergebnisse machen deutlich, dass sich einige der strukturellen Ressourcen der Kitas in der Pandemiezeit verschlechtert haben. So gaben rund ein Drittel der Leitungen rückblickend an, dass sie vor der Pandemie einen sehr großen bzw. großen Bedarf an zusätzlichem Personal hatten, während knapp 60 % der Leitungen äußern, dass sie derzeit einen (sehr) großen Bedarf an zusätzlichem Personal haben. Die Anzahl der Einrichtungen mit ungenügenden Personalressourcen scheint daher in der Pandemiezeit sehr deutlich zugenommen zu haben, was unter Umständen durch kontinuierliche Personalausfälle (vgl. Kap. 3.7.2) oder unbesetzte Stellen bedingt sein kann. Rund 50 % der Leitungen äußern zudem derzeit einen Bedarf an besserer finanzieller Ausstattung oder Verbesserungen hinsichtlich der Raumsituation. 43 % der Leitungen sehen Bedarf an mehr Kapazitäten für Fort- und Weiterbildungen. Einrichtungsleitungen, die Einrichtungen mit einem hohen Anteil an Kindern mit niedrigem sozioökonomischen Status leiten, äußern nicht bei allen Punkten mehr Bedarfe. Diese nennen vor allem häufiger einen Bedarf nach zusätzlichem Personal, speziellen Förderangeboten für die Kinder und einer besseren Vernetzung mit anderen Diensten. Dies ist ein weiterer Hinweis darauf, dass diese Einrichtungen einen spezifischen Unterstützungsbedarf in der Pandemie haben.

3.7.5 Fazit

Die zweieinhalbjährige Pandemiezeit hat Kindertageseinrichtungen vor große Herausforderungen gestellt. Während in der ersten und zweiten Pandemiewelle eine zeitweise deutlich geringere Auslastung in den Einrichtungen herrschte, näherte sich die Auslastung mit zunehmender Pandemiezeit dem Regelbetrieb an. Insbesondere in der vierten und fünften Pandemiewelle waren auch Kindertageseinrichtungen von verstärkten Infektionsfällen, einhergehend mit großen Personalausfällen und wiederkehrenden Schließungen konfrontiert, und mussten zugleich der hohen Auslastung in den Kitas begegnen. Gleichzeitig hat sich durch die wiederkehrende Einführung und Aufhebung von Schutzmaßnamen der organisationale und pädagogische Alltag verändert und erforderte ständige Anpassungen seitens der Leitungen, Beschäftigten, Kinder und Eltern. Auf Basis verschiedener Erhebungen im Rahmen der Corona-KiTa-Studie bei Einrichtungsleitungen, Beschäftigten und Eltern, konnten verschiedene Problemlagen in Kitas, aber auch Faktoren identifiziert werden, die bei der Bewältigung der Pandemiesituation förderlich waren.

Zusammenfassend lässt sich resümieren, dass bei vielen Analysen strukturelle Problemlagen, insbesondere hinsichtlich der Personalausstattung, weitere Schwierigkeiten in der Pandemiezeit nach sich zogen. Pandemiebedingte Personalausfälle von bis zu 20 % der Beschäftigten pro Woche, Personalknappheit aufgrund vieler Teilzeitbeschäftigter oder dem Aufwand durch zusätzliche organisatorische Aufgaben, führten nicht nur dazu, dass Kitas ihren Förderaufgaben weniger häufig nachkommen konnten, sondern vergrößerten auch die empfundenen Belastungen bei Leitungen und Beschäftigten zunehmend mit Dauer der Pandemie. Belastet werden Leitungen und Beschäftigte auch durch empfundene Ansteckungsängste vor einer SARS-CoV-2-Infektion am Arbeitsplatz Kita, an dem Distanzmaßnahmen im Umgang mit Kindern schwerer umzusetzen sind und an dem auch Konflikte bezüglich der Umsetzung von Schutzmaßnahmen mit Eltern und Kindern sowie Kolleginnen und Kollegen ausgetragen werden (müssen).

Die Einführung von Schutzmaßnahmen hatte daher ambivalente Wirkungen im Kita-Setting. Einerseits fühlen sich Fachkräfte weniger belastet, wenn sie selbst geimpft sind. Die feste Personalzuweisung scheint vor allem die Fachkraft-Kind-Interaktionen positiv zu beeinflussen und gleichzeitig Infektionen vorzubeugen (vgl. Kap. 3.7.3 und Kap. 3.6.8). Andererseits führen Schwierigkeiten bei der Anpassung an neue Aufgaben sowie Konflikte aufgrund der Schutzmaßnahmen oder eine häufige Anwendung von Basis-Schutzmaßnahmen wie Lüften oder Händewaschen, zu gesteigerten Ansteckungsängsten und einem erhöhten Belastungsempfinden der Beschäftigten. Management-Schwierigkeiten in der Adaption an den Pandemiebetrieb und Schwierigkeiten im Umgang mit den Eltern, z. B. bezüglich des Umgangs mit Kindern mit Erkältungssymptomen, verschlechtern gleichzeitig die sozialen Interaktionen zwischen Fachkräften und Kindern, aber auch die Kooperation mit den Eltern. Unabhängig von diesen Faktoren, die auf Schwierigkeiten der Kitas mit der Anpassung an die Pandemiesituation verweisen, führt auch die reine Anwendung insbesondere von Distanzmaßnahmen zu einer Verschlechterung der sozialen Beziehungen zwischen allen Akteuren. Auch leiden die Kind-Kind-Interaktionen durch restriktive Gruppenkonzepte. Die Beziehungen zu den Eltern verbesserten sich allerdings, wenn Kitas auf vielfältigen Wegen mit Eltern kommunizierten, auch über digitale Kommunikationskanäle. Hier zeigen die Ergebnisse der Corona-KiTa-Studie nicht nur Nachholbedarf hinsichtlich der technischen Ausstattung, sondern auch in der Anwendung derselben. Auch wenn die Nutzung digitaler Kommunikationsmöglichkeiten in den Kitas mit Dauer der Pandemie zugenommen hat, so nutzen dennoch nur rund ein Drittel der Kitas diese Möglichkeiten. Ein pandemiebedingter „Digitalisierungsschub" in den Kitas ist hier also noch nicht zu erkennen.

Als förderlich für Interaktionen zwischen Fachkräften und Kindern sowie mit Eltern erwies es sich zudem für Einrichtungen, wenn sie auch in der Pandemiesituation ihrem Bildungsauftrag nachkommen konnten, der zeitweise in einem Spannungsfeld zum konkurrierenden Auftrag des Gesundheitsschutzes stand. Inwieweit dies gelang, hing teilweise von der strukturellen Ausstattung der Einrichtung ab, teilweise von der Fähigkeit der Leitung den pandemiebedingten Aufgaben nachzukommen. Auch die Anzahl anwesender Kinder scheint unterschiedliche Wirkungen zu haben. Kehren alle Kinder nach Schließungsphasen in die Einrichtung zurück, steigt das Belastungsempfinden der Fachkräfte. Sind dagegen nur bis zu einem Drittel der Kinder anwesend, leiden die Peer-Interaktionen und das Ausmaß pädagogischer Förderung nimmt ab. Gelang es Einrichtungen allerdings, ihren pädagogischen Alltag auch in der Pandemie weitgehend aufrechtzuerhalten und die Kinder sprachlich, motorisch und in ihrer sozialen Entwicklung zu fördern, so berichteten die Einrichtungen einige Monate später einen geringeren Anstieg an pandemiebedingten Förderbedarfen. Dennoch schätzen Leitungen, dass rund ein Viertel der Kinder zusätzliche Förderbedarfe entwickelt haben, auf die rund ein Drittel der Einrichtungen mit speziellen Angeboten reagieren.

Auf Basis der verschiedenen Analysen wurde zudem deutlich, dass manche Einrichtungen in der Pandemie besonders belastet waren. Einrichtungen, die einen hohen Anteil an Kindern mit niedrigem sozioökonomischen Status betreuen, sind häufiger von Infektionsfällen und infektionsbedingten Schließungen und damit auch von stetigen Personalausfällen betroffen, sie waren vor der Pandemie mit größeren Förderbedarfen der Kinder konfrontiert und berichten auch in der Pandemiezeit höhere Anstiege in den Förderbedarfen als andere Einrichtungen. Sie bieten mehr zusätzliche Förderangebote an, wünschen sich mehr Vernetzung und geben häufiger an, dass sie zusätzliches Personal benötigen. Die Ergebnisse deuten also zum einen darauf hin, dass sich pandemiebedingte Förderbedarfe selektiv vergrößert haben und Kinder, die ohnehin bereits häufig geringere Entwicklungsstände aufweisen, durch die Pandemie zusätzliche Bedarfe entwickelt haben und entsprechend unterstützt werden müssten, um keine langfristigen Nachteile in ihrer Entwicklung und zukünftigen Bildungsbiografie zu erleiden. Andererseits benötigen auch die Einrichtungen, die mehr Kinder mit Förderbedarfen betreuen, Unterstützung für anstehende zusätzliche Aufgaben und Herausforderungen.

Zusammenfassend lässt sich resümieren, dass nicht alle Kitas sich zu resilienten Kitas in der Pandemie entwickeln konnten, die trotz der vielfältigen Anpassungsprozesse weiterhin ihrer Kernaufgabe, der Förderung von Kindern, nachkommen konnten. Ansatzpunkte für eine Stärkung der Kitas sind dementsprechend neben einer Stärkung der personellen Ressourcen auch eine Unterstützung der Leitungen nicht nur beim Pandemiemanagement in der Einrichtung, sondern auch bei Konflikten zwischen den verschiedenen Akteuren. Ansatzpunkte können hier klar formulierte Regeln für die Kitas sein, die Aushandlungsprozesse vor Ort reduzieren. Werden Kitas in diesem Sinne unterstützt und können ihren pädagogischen Aufgaben nachkommen, so reduzieren sich auch nachgelagerte Pandemiefolgen in Form von Entwicklungsrückständen und erhöhten Förderbedarfen der Kinder.

3.8 Zur Situation der Kindertagespflege während der COVID-19-Pandemie

Die Kindertagespflege (im Folgenden: KTP) in Deutschland ist neben der institutionellen Kindertagesbetreuung eine zweite wichtige Form der Kindertagesbetreuung, die insbesondere von Kindern im Alter von unter drei Jahren genutzt wird. Das Achte Sozialgesetzbuch (SGB VIII) regelt, dass die KTP einen äquivalenten Auftrag der Bildung, Betreuung und Erziehung erfüllt wie Kindertageseinrichtungen. Die NUBBEK-Studie (Tietze et al., 2014) konnte zeigen, dass die Betreuung in der KTP gute Qualität aufweist. Damit trägt sie insbesondere nach Einführung des Rechtsanspruchs auf einen Kindergartenplatz im Jahr 2013 zur Entlastung des Systems bei und bietet Eltern eine Möglichkeit zur Vereinbarung von Familie und Beruf.

Zumeist wird die Kindertagespflege von Kindern besucht, die jünger als drei Jahre sind (Alt, Heitkötter & Riedel, 2014; Autorengruppe Bildungsberichterstattung 2022). Sie bietet familienähnliche Strukturen, indem die Betreuung oft in den Räumlichkeiten der Kindertagespflegeperson stattfindet. Der Kreis betreuter (gleichzeitig anwesender) Kinder weist mit im Durchschnitt 3,9 pro Kindertagespflegeperson eine günstige Relation auf. In der klassischen KTP werden die Kinder von einer Kindertagespflegeperson betreut. Daneben gibt es so genannte Großtagespflegestellen, in denen sich mindestens zwei Kindertagespflegepersonen zusammenschließen und durchschnittlich neun Kinder betreuen, wobei die Bezugspersonen aber ebenfalls klar zugewiesen sind (Autorengruppe Bildungsberichterstattung 2022). Damit kann in besonderer Weise dem Bedürfnis junger Kinder nach Bindung und Nähe entsprochen werden, da die Kindertagespflegeperson nicht wechselt und ein besonders enges Verhältnis aufgebaut werden kann. Wichtige Elemente wie Explorationsunterstützung, emotionale Sicherheit und individuelle Kommunikation zwischen KTP und Kind können hier besonders gut umgesetzt werden (Schoyerer, Ihm & Bach, 2021).

Das kleine Betreuungssetting und die damit verbundene persönliche Beziehung und Bindung zwischen der Kindertagespflegeperson, den zu betreuenden Kindern und deren Eltern (Heitkötter u. a. 2014), kann sich zudem vorteilhaft auf die Zusammenarbeit mit den Eltern auswirken (u. a. über enge Absprachen und ein enges Vertrauensverhältnis). Auch im Hinblick auf den Infektionsschutz zeigt sich das kleine Betreuungssetting als vorteilhaft. Bereits vor Ausbruch der COVID-19-Pandemie wurde von Eltern angegeben, dass das geringere Infektions- und Krankheitsrisiko durch kleinere Gruppen ein Grund für die Wahl dieses Betreuungsmodells sei (Ahnert, 2010).

Durch die in der Coronapandemie (überwiegend) kurzfristig verhängten Kontaktbeschränkungen und Hygienemaßnahmen (vgl. Kap. 3.6.1 für eine Beschreibung der Hygienemaßnamen und Abbildung 3.7-1 für eine grafische Darstellung der einzelnen Phasen der Pandemie) stand das System der KTP vor neuen Herausforderungen, die sowohl die pädagogische Arbeit mit den Kindern, als auch den Kontakt zu den Eltern erschwerten. Da Kindertagespflegepersonen überwiegend selbstständig arbeiten, ergibt sich für sie in Pandemiezeiten ein ähnliches wirtschaftliches Risiko, wie es auch bei anderen Selbständigen der Fall ist, da ein potentieller Verdienstausfall nicht vom Arbeitgeber kompensiert wird. Das bedeutet, dass sich die Kindertagespflegepersonen während der Schließphasen, die im Verlauf der Pandemie ausgesprochen wurden, immer wieder in einem Spannungsfeld zwischen Infektionsschutz und wirtschaftlicher Sicherheit befanden (Autorengruppe Corona-KiTa-Studie 2021e).

Die folgenden Kapitel geben Einblicke in den pädagogischen Alltag der KTP während der COVID-19-Pandemie anhand von Daten aus dem KiTa-Register sowie der Vertiefungsbefragung der KTP im Dezember 2020/Januar 2021 (vgl. Kap. 2.1.4).[14]

3.8.1 Verdachts- und Infektionsfälle sowie pandemiebedingte Schließungen in Kindertagespflegestellen im KiTa-Register

Im Folgenden werden Daten aus dem KiTa-Register zu Schließungen und Verdachts- und Infektionsfällen in der Kindertagespflege berichtet. Abbildung 3.8-1 gibt einen Überblick über das Infektionsgeschehen in den teilnehmenden Kindertagespflegestellen (KTPS) sowie über den Anteil an KTPS, die je einen Verdachts- oder einen Infektionsfall melden. Im Unterschied zu den Kindertageseinrichtungen (vgl. Abbildung 3.2-5 in Kap. 3.2) wird hier nicht zwischen einer Gruppen- oder Einrichtungsschließung unterschieden, da KTPS i. d. R. nur eine Kindergruppe betreuen und eine Gruppenschließung darum einer Schließung der Kindertagespflegestelle gleichkäme. Eine Unterscheidung der Verdachts- und Infektionsfälle in Fälle bei Eltern, Kindern und Personal wie bei den Kitas kann bei den KTPS aus Datenschutzgründen nicht vorgenommen werden.

Abbildung 3.8-1 zeigt den prozentualen Anteil aller am KiTa-Register teilnehmenden KTPS, welche angeben, mindestens einen Tag pro Woche infektionsbedingt geschlossen zu haben, sowie den Anteil an KTPS, welche mindestens einen Verdachts- oder Infektionsfall pro Woche gemeldet haben, über den ge-

---

14 Weitere Ergebnisdarstellungen finden sich im Quartalsbericht 2/2021 der Corona-KiTa-Studie (Autorengruppen Corona-KiTa-Studie 2021a).

samten vom Register beobachteten Teil der Pandemie. Meldungen zu Schließungen vor der KW 33/2020 basieren auf retrospektiven Befragungen.

Die Anzahl an Verdachts- und Infektionsfällen folgte bei den KTPS insgesamt dem Verlauf der Pandemie. Die einzelnen Wellen 2, 3 und 4 waren insbesondere durch Häufungen von Verdachtsfällen gekennzeichnet, erst die fünfte Welle verzeichnete deutlich mehr Infektionsfälle als Verdachtsfälle. Vergleicht man die Abbildung 3.8-1 mit den Verdachts- und Infektionsfällen aus den Kitas (Abbildung 3.2-1 in Kap. 3.2), so fällt auf, dass in den Kitas deutlich höhere Prozentsätze an Einrichtungen einen Infektionsfall melden. Bei den KTPS blieben die Höchstwerte in Welle 2, 3 und 4 weit unter 10 % und erreichten selbst in Welle 5 nur 25 %, bei den Kitas hingegen wurden insbesondere in Welle 2 Werte von deutlich über 10 % erreicht, in Welle 4 sogar über 30 % und in Welle 5 zeitweise 70 %.

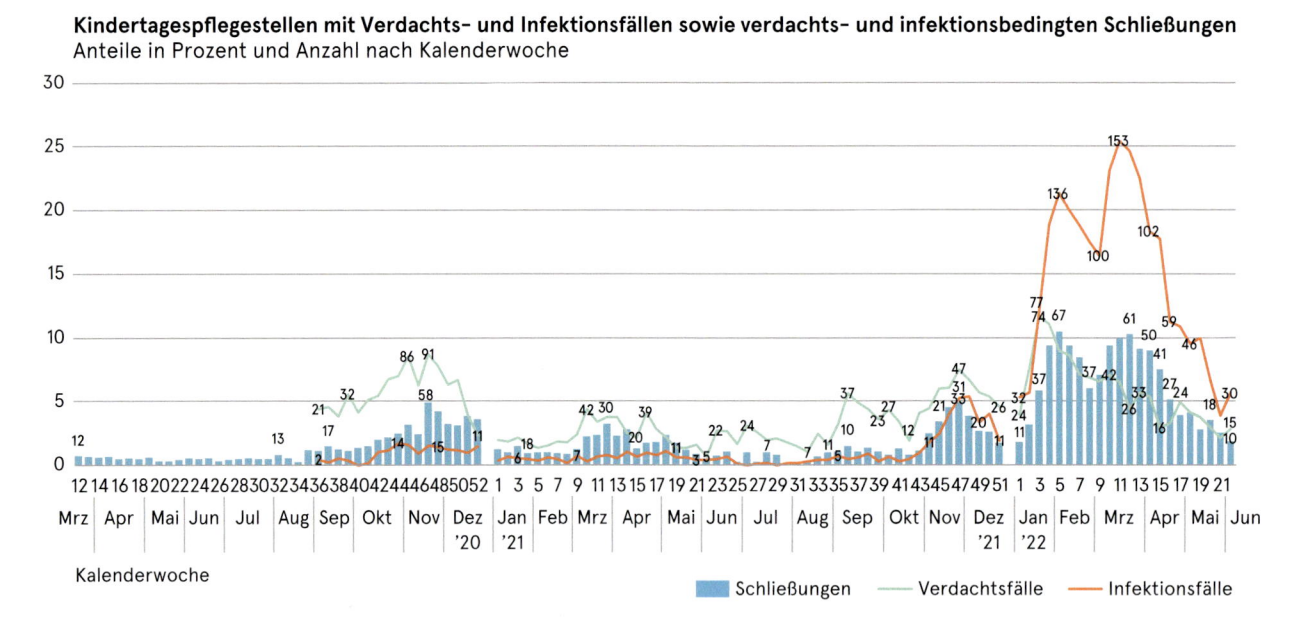

Abbildung 3.8-1:
SARS-CoV-2-Verdachts- und Infektionsfälle in Kindertagespflegestellen (bei der Kindertagespflegeperson selbst, Mitgliedern ihres Haushaltes, bei den betreuten Kindern oder deren Eltern) in den Kalenderwochen 33/2020 bis 22/2022 (11.08.2020–05.06.2022; Quelle: KiTa-Register) sowie infektionsbedingte Schließungen in den Kalenderwochen 12/2020 bis 22/2022 (16.03.2020–05.06.2022). In den Kalenderwochen 53/2020 und 52/2021 wurden keine Daten erhoben. Der Anteil der Kindertagespflegestellen (in %) an allen in der jeweiligen Kalenderwoche teilnehmenden Kindertagespflegestellen ist an der Y-Achse abzulesen. Der Anteil der Verdachtsfälle wurde durch eine Änderung der Berechnung (auch rückwirkend) an die Berechnung bei den Kindertageseinrichtungen angepasst, so dass sich Abweichungen zu den Ergebnissen vergangener Berichte ergeben. Die Zahlen innerhalb der Grafik entsprechen der absoluten Anzahl der Kindertagespflegestellen, die mindestens einen Verdachts- oder Infektionsfall angegeben haben oder aufgrund eines Verdachts- oder Infektionsfalls mindestens einen Tag pro Woche geschlossen hatten (Datenstand 16.06.2022).

Das Schließungsgeschehen verlief dabei analog zu den Schließungen in den Kitas (vgl. Abbildung 3.2-5 in Kap. 3.2). Nach einem vergleichsweise ruhigen Sommer 2020 nach der ersten Welle, welche noch nicht durch die Registerdaten abgedeckt war, stiegen im Herbst 2020 die Zahlen und kumulieren im November und Dezember zur zweiten Pandemiewelle, auf die dann die dritte Welle im Frühjahr 2021 folgte. Im Herbst 2021 stieg anschließend wieder der Anteil geschlossener KTPS zur vierten Welle an, auf die nach einem kurzen Rückgang um Weihnachten dann die fünfte Welle folgte. Vergleicht man den Anteil geschlossener KTPS mit dem Anteil (ganz- und oder teilweise) geschlossener Kitas, so fällt auf, dass Kitas tendenziell einen höheren Anteil an Schließungen aufwiesen. Lag der Anteil Kitas mit irgendeiner Form von Schließung in Welle 2, 3 und 4 in den Spitzen bei um die 6 %, und während des Höhepunkts der fünften Welle gar bei um die 18 % (vgl. Abbildung 3.2-5 in Kap. 3.2), so wiesen die KTPS hier deutlich niedrigere Werte auf. In den Wellen 2, 3 und 4 berichteten nur zwischen 4 und 5 % der KTPS von einer Schließung, zum Höhepunkt der fünften Welle waren es nur knapp über 10 %. Anteilig waren die KTPS im bisherigen Pandemieverlauf also deutlich seltener geschlossen als die Kitas.

3.8.2 Auslastung in der Kindertagespflege

Die Auslastung in der Kindertagespflege bewegte sich insgesamt ähnlich wie bei den Kindertageseinrichtungen (vgl. Abbildung 3.7-2 in Kap. 3.7). Abbildung 3.8-2 gibt einen Überblick über den Anteil an wöchentlich betreuten Kindern. Im Unterschied zur Abbildung der Auslastung in den Kitas können bei der KTP aufgrund der geringen Fallzahl keine Einzelwerte für die Bundesländer ausgegeben werden.

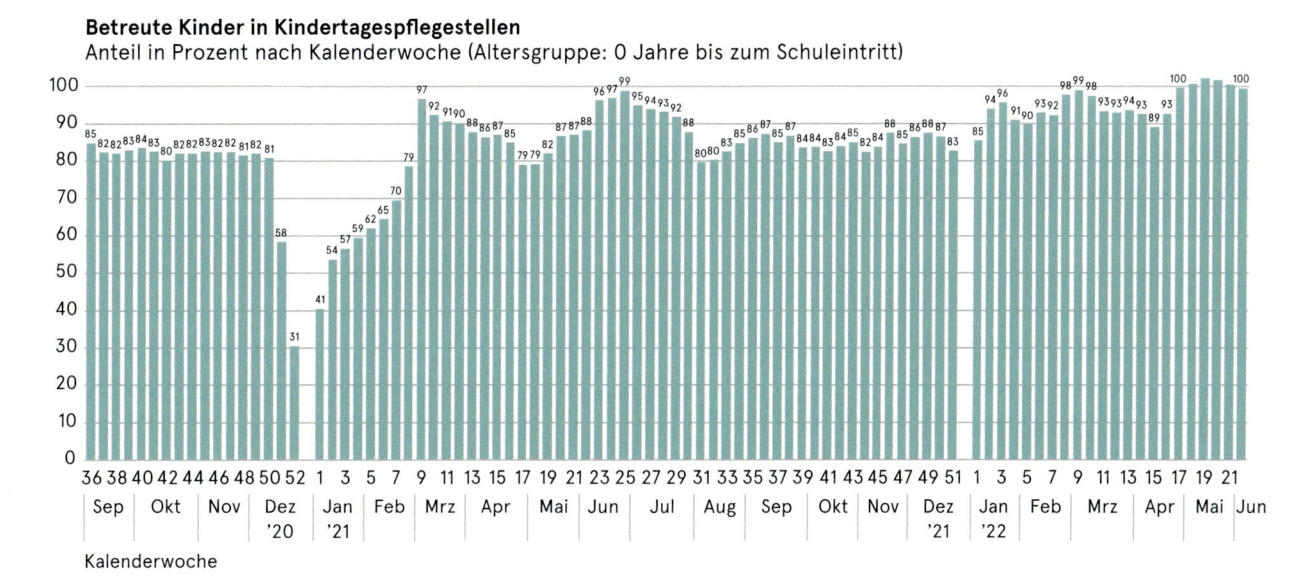

Betreute Kinder in Kindertagespflegestellen
Anteil in Prozent nach Kalenderwoche (Altersgruppe: 0 Jahre bis zum Schuleintritt)

Abbildung 3.8-2:
Anteil der jeweils aktuell betreuten Kinder in den teilnehmenden Kindertagespflegestellen in den Kalenderwochen KW 36/2020 bis KW22/2022 (31.08.2020–05.06.2022; Quelle: KiTa-Register). Die Kindertagespflegestellen wurden gefragt, wie viele Kinder in der aktuellen Kalenderwoche durchschnittlich pro Tag ihre Kindertagespflegestelle besuchten. Für jede Kindertagespflegestelle wurde der Anteil der betreuten Kinder berechnet, indem die Anzahl der Kinder zum Zeitpunkt der Befragung in Bezug zu einem Referenzwert gesetzt wurde. Referenzwerte sind bis zur KW 9/2021 (01.03.–07.03.2021) jeweils die Kinderanzahl vor Beginn der Coronapandemie im Frühjahr 2020; ab der KW 9/2021 die Anzahl der Kinder, die am 01.03.2021 einen Betreuungsvertrag mit der Kindertagespflegestelle hatten (Datenstand 16.06.2022, n = 562– 530).

Im direkten Vergleich mit den Kitas zeigt sich auch bei der Auslastung, dass KTPS insgesamt weniger von Ausfällen betroffen waren. Beide, KTPS und Kitas, weisen mit um die 80 % im Herbst 2020 noch ähnlich hohe Werte auf. Danach fiel der mit der Schließungsempfehlung vor Weihnachten 2020 einhergehende Rückgang in der KW 51–52/2020 bei den KTPS zwar etwas deutlicher aus (31 % in der KW 52/2020 im Vergleich mit 47 % Auslastung in den Kitas, vgl. Abbildung 3.7-2 in Kap. 3.7), allerdings stieg der Anteil betreuter Kinder bei den KTPS im Frühjahr 2021 deutlich schneller an: Berichteten Kitas in der KW 7/2021 noch eine Auslastungsquote von 49 %, so lag der Wert bei den KTPS in der entsprechenden Woche schon bei

70 %. Entsprechend deutlich höher waren auch die Werte im März 2021 sowie in der dritten Welle im April und Mai. Auffallend ist zudem, dass der durch die Umstellung der Erhebungsweise verursachte Sprung zwischen der KW 22/23 2021[15] bei den KTPS deutlich geringer ausfällt (von 88 % auf 96 % im Vergleich zu 75 % auf 94 %). Im weiteren Verlauf sind keine wesentlichen Abweichungen mehr bei den KTPS beobachtbar.

3.8.3 Die Vertiefungsbefragung der KTP

Die Generierung der Stichprobe für die Vertiefungsbefragung der KTP fand zum einen im Rahmen einer Nacherfassung zu der im Projekt „Entwicklung von Rahmenbedingungen in der Kindertagesbetreuung – indikatorengestützte Qualitätsbeobachtung" (ERiK) befragten Stichprobe statt. Zum anderen wurde die Stichprobe über vier weitere Verteiler gewonnen, die gebeten wurden, eine Einladung zur Teilnahme an Kindertagespflegepersonen weiterzuleiten. Der Zeitraum der Befragung (8.12.2020 bis 15.01.2021) umfasst die Lockdown-Regelungen, die am 16.12.2020 von Bund und Ländern ausgesprochen wurden und die auch im Bereich der Kindertagespflege zum Tragen kamen. Der überwiegende Teil der Kindertagespflegepersonen hat in der KW 50 (07.12.–13.12.2020) und KW 1 (04.01.–10.01.2021) an der Befragung teilgenommen. Von den 2.807 Tagespflegepersonen (96 % davon weiblich, Durchschnittsalter: 47 Jahre) arbeiteten 91 % selbstständig. 77 % der Befragten gaben an, als singulär arbeitende Tagespflegeperson tätig zu sein (ohne Zusammenschluss zu einer Großtagespflegestelle). Dies entspricht etwa der Verteilung von Zusammenschlüssen und singulär arbeitenden Kindertagespflegepersonen in Deutschland laut Kinder- und Jugendhilfestatistik (22 % und 78 %, vgl. KJH-Statistik 2020). Die singulär arbeitenden Kindertagespflegepersonen der Stichprobe betreuen durchschnittlich vier bis fünf Kinder im Alter bis zu drei Jahren. In den Großtagespflegestellen (GTP) der Stichprobe arbeiten durchschnittlich zwei bis drei Kindertagespflegepersonen und betreuen durchschnittlich neun Kinder. Das durchschnittliche Alter der zu betreuenden Kinder in der vorliegenden Stichprobe liegt bei 26 Monaten. 86 % der singulär arbeitenden Kindertagespflegepersonen betreuen die Kinder in der eigenen Wohnung. Bei den Großtagespflegestellen betreuen 82 % die Kinder in anderen Räumlichkeiten.

Im Folgenden wird zunächst die Umsetzung von Hygiene- und Schutzmaßnahmen in der Kindertagespflege dargestellt und die Herausforderung im Umgang damit beleuchtet. Es folgt die Darstellung von Einschätzungen im Hinblick auf den pädagogischen Alltag seitens der Kindertagespflegepersonen.

3.8.4 Umsetzung von Hygiene- und Schutzmaßnahmen bei Personenkontakt

Die offensichtlichsten Veränderungen im pädagogischen Alltag der Kindertagespflege sind auf die Durchführung der speziellen Hygiene- und Schutzmaßnahmen zur Minimierung der Aerosolübertragung des SARS-CoV-2 zurückzuführen, die mit Beginn der Pandemie für den gesamten Bereich der Kindertagesbetreuung eingeführt wurden (vgl. AG Kita 2020 und Kap. 3.6.1). Diese Maßnahmen ergänzten die bisher geltenden Hygienekonzepte, um die Risiken einer Infektion mit dem SARS-CoV-2-Virus im Arbeitsbereich der Kinderbetreuung zu minimieren. Sie wurden länderspezifisch im Laufe des Pandemiegeschehens angepasst und begleiteten so auch im Bereich der Kindertagespflege stetig den pädagogischen Alltag. Für den Bereich der Kindertagesbetreuung spielten Maßnahmen zur Reduzierung von Kontaktmöglichkeiten und Maßnahmen zur Reduzierung des Risikos einer Tröpfchen- oder Aerosolübertragung eine besonders wichtige Rolle, um Infektionsrisiken mit SARS-CoV-2 zu minimieren.

---

[15] Mit Beginn der KW 23/2021 wurde ein leicht angepasstes Erhebungsinstrument eingesetzt. Statt der Möglichkeit der wöchentlichen Fortschreibung der Anzahl anwesender Kinder musste ab KW 23/2021 wöchentlich die entsprechende Anzahl neu eingetragen werden, was zu einem leichten Anstieg der Auslastung in der KW 23 führte.

Im Folgenden wird nun eine Auswahl besonders relevanter Einzelmaßnahmen aus dem Bereich Reduzierung des Risikos einer Tröpfchen- oder Aerosolübertragung vorgestellt: Abstandhalten gegenüber den verschiedenen Personengruppen (d. h. Eltern, Kindern und – wo zutreffend – Kolleginnen und Kollegen) sowie Maskentragen im Kontakt mit Eltern und Kindern. Die teilnehmenden Kindertagespflegepersonen wurden dabei um ihre Einschätzung gebeten, ob die einzelnen Maßnahmen im pädagogischen Alltag der Kindertagespflege zum Einsatz kamen und wie sehr die Umsetzung zum Zeitpunkt der Befragung gelang (von 1 „sehr schlecht" bis 5 „sehr gut"). Zu beachten ist, dass die Umsetzung im Bereich der Kindertagespflege sich an pädagogischen und entwicklungspsychologischen Aspekten, wie dem Bedürfnis von Kindern nach Nähe oder die große Bedeutung der Mimik für die Sprachentwicklung, orientierte (BMFSFJ & BMG 2020). Die Ergebnisse zu den ausgewählten Schutzmaßnahmen sind in Abbildung 3.8-3 dargestellt.

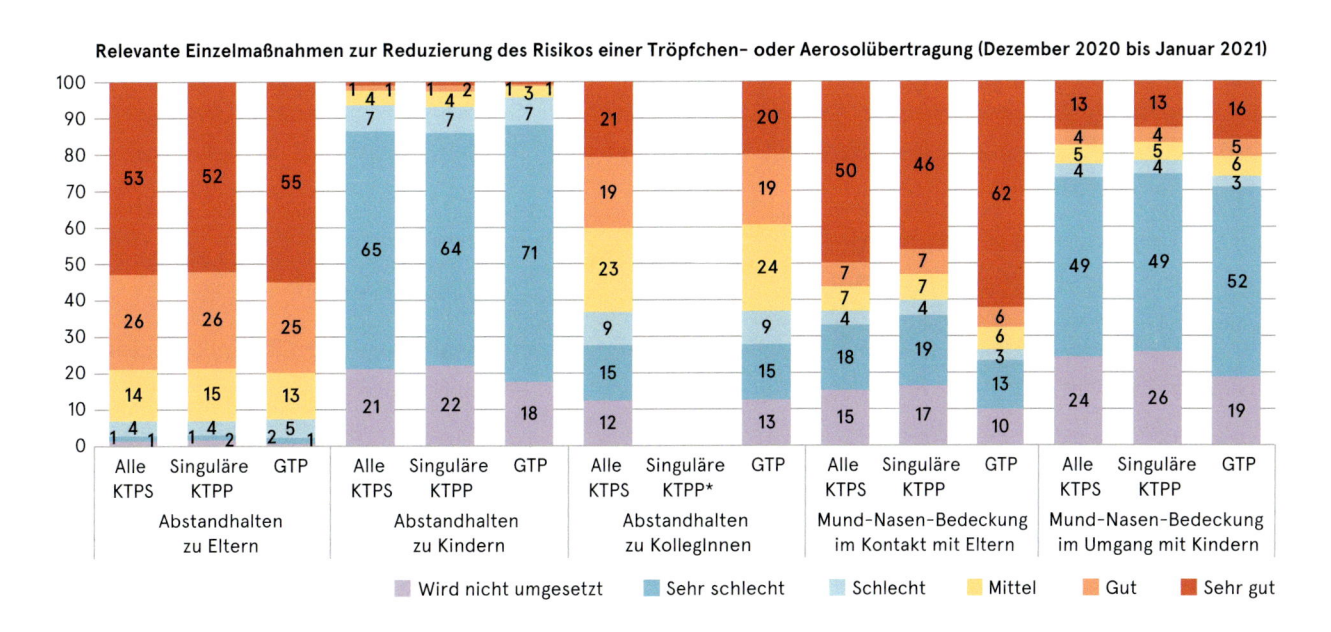

Abbildung 3.8-3:
Relevante Einzelmaßnahmen zur Reduzierung des Risikos einer Tröpfchen- oder Aerosolübertragung in Kindertagespflegestellen KTPS, in % der KTPS), Dezember 2020 bis Januar 2021, KTP-Vertiefungsbefragung, n = 2.807 davon 2.181 singulär arbeitende Kindertagespflegepersonen (KTPP), 607 Großtagespflegepersonen (GTP) und 19 ohne Angabe), Datenstand: 15.01.2021, ungewichtete Daten. * Die Zahl der Fälle für die Maßnahme „Abstandhalten zu KollegInnen" ist bei den singulär arbeitenden KTPP definitionsgemäß sehr gering (n = 36).

Das Abstandhalten zu Eltern wurde durchweg als gut umsetzbare Maßnahme beschrieben. Ungefähr 80 % der teilnehmenden singulären Kindertagespflegepersonen wie auch der Großtagespflegestellen gaben an, dass die Umsetzung der Maßnahme gut bis sehr gut gelang. Als schwierig bewerteten die teilnehmenden Kindertagespflegepersonen dagegen mit ungefähr 80 % das Abstandhalten zu den Kindern, während ungefähr 20 % diese Maßnahme erst gar nicht umzusetzen versuchten. Diese Angaben erscheinen vor dem Hintergrund plausibel, dass die Nähe zu den (überwiegend sehr kleinen) Kindern eine wichtige Rolle im pädagogischen Alltag spielt und das Abstandhalten zu Kindern nicht in den Hygiene-Empfehlungen genannt wurde.

Vielfältig fällt dagegen die Bewertung des Abstandhaltens zu Kindertagespflegekolleginnen und -kollegen aus, das insbesondere bei den Großtagespflegestellen relevant ist. 39 % gaben hier an, dass das Abstandhalten zu Kolleginnen und Kollegen gut bis sehr gut gelang, während sich diese Maßnahme in 24 % der Großtagespflegestellen schwer bis sehr schwer umsetzen ließ.

Das Tragen einer Mund-Nasen-Bedeckung im Kontakt mit Eltern bewerteten 50 % der Teilnehmenden als sehr gut umgesetzt, jeweils 7 % sahen eine gute oder mittlere Umsetzung. Beim Vergleich zwischen singulär arbeitenden Tagespflegepersonen und Großtagespflegestellen zeigten sich dort, wo diese Maßnahme zum Einsatz kam, in den größeren Settings sowohl eine höhere Anwendung als auch ein besseres Gelingen der Umsetzung (Großtagespflegestellen: 68 % sehr gute oder gute Umsetzung; singulär arbeitende Kindertagespflegepersonen: 53 % sehr gute oder gute Umsetzung).

Beim Tragen einer Mund-Nasen-Bedeckung im Umgang mit Kindern wurde die Umsetzbarkeit hingegen als sehr gering eingeschätzt. 53 % der Teilnehmenden gaben an, dass sich diese Maßnahme im pädagogischen Alltag schlecht bis sehr schlecht umsetzen ließ, und 24 % teilten mit, dass diese Maßnahme gar nicht zum Einsatz kam. Da Tagespflegepersonen überwiegend mit Kindern unter drei Jahren und den damit einhergehenden entwicklungspsychologischen Rahmenbedingungen arbeiten, entsprechen diese Einschätzungen den Erwartungen. Zu beachten ist darüber hinaus, dass keine genaueren Angaben zur Situation vorliegen, ob beispielsweise Masken generell beim Umgang mit Kindern getragen wurden bzw. getragen werden sollten oder nur in bestimmten Situationen mit engerem Körperkontakt (z. B. Wickeln, Vorlesen).

3.8.5 Herausforderungen bei der allgemeinen Umsetzung von Schutz- und Hygienemaßnahmen

Weitere Herausforderungen stellten die Umsetzung von Hygienemaßnahmen in den Räumlichkeiten dar sowie die Beschaffung von Informationen und Materialien wie Mund-Nasen-Bedeckungen. Um vertiefende Einblicke in den Grad der Herausforderung zu erhalten, wurden die Teilnehmenden um ihre persönliche Einschätzung gebeten (1 „keine Schwierigkeiten" bis 5 „große Schwierigkeiten"). Zudem konnte angegeben werden, falls die genannten Aufgaben zum Zeitpunkt der Befragung überhaupt nicht vorkamen. Die Ergebnisse sind in Abbildung 3.8-4 dargestellt.

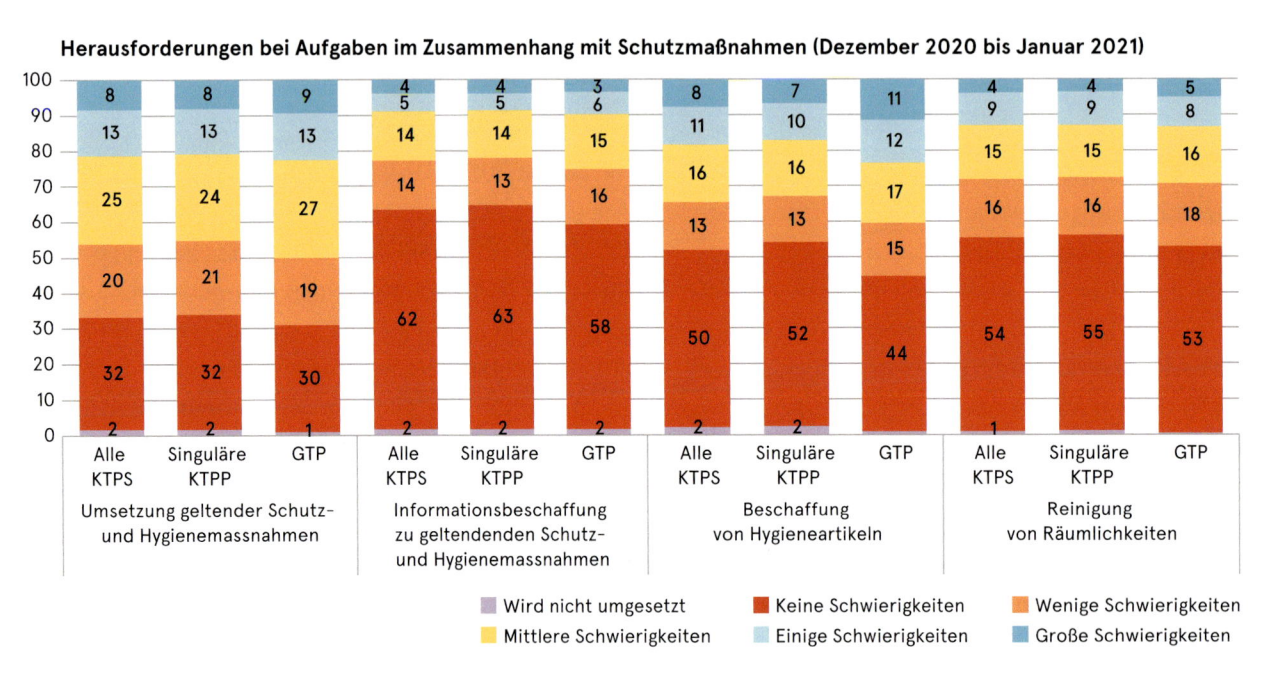

Abbildung 3.8-4:
Herausforderungen bei Aufgaben im Zusammenhang mit Schutzmaßnahmen in Kindertagespflegestellen (KTPS, in % der KTPS), Dezember 2020 bis Januar 2021, KTP-Vertiefungsbefragung, n = 2.807 (davon 2.181 singulär arbeitende Kindertagespflegepersonen (KTPP), 607 Großtagespflegestellen (GTP) und 19 ohne Angabe), Datenstand: 15.01.2021, ungewichtete Daten.

Unabhängig von der Größe der Kindertagespflegestelle gaben 52 % der befragten Kindertagespflegepersonen an, dass sie mit der Umsetzung der geltenden Schutz- und Hygienemaßnahmen, die den pädagogischen Alltag sowie Abläufe und Strukturen betreffen, wenig bis keine Schwierigkeiten hatten. Immerhin etwa jede fünfte Kindertagespflegestelle (21 %) gab an, große bis sehr große Schwierigkeiten zu haben.

Als deutlich weniger herausfordernd wurden dagegen die Informationsbeschaffung und Beschaffung von Hygieneartikeln beschrieben: Die Einschätzung zur Informationsbeschaffung bezüglich geltender Schutz- und Hygienemaßnahmen fällt bei 76 % der Befragten positiv aus; bei Großtagespflegestellen minimal negativer als bei singulär Arbeitenden. Die Beschaffung von Hygieneartikeln wie Desinfektionsmitteln oder Desinfektionsmittelspendern war mit 63 % überwiegend ohne Schwierigkeiten möglich. 17 % der singulär Arbeitenden und 23 % der Großtagespflegestellen geben jedoch an, dass sie diese Aufgabe vor einige oder große Schwierigkeiten stellte. Auch das Reinigen der Räumlichkeiten stellte für je 71 % für einzeln oder in Gruppen arbeitenden Kindertagespflegepersonen keine großen Schwierigkeiten dar.

3.8.6 Einschätzung des pädagogischen Alltags seitens der Kindertagespflegepersonen

Der folgende Abschnitt beleuchtet die Veränderungen im Betreuungsalltag durch die Pandemiemaßnahmen. Hier befanden sich die Kindertagespflegepersonen immer wieder in einer Dilemma-Situation zwischen Infektionsschutz und pädagogischem Handeln. Die folgenden Ergebnisse zeigen jedoch, dass die Gestaltung des pädagogischen Alltags im Bereich der Kindertagespflege trotz der beschriebenen Herausforderungen im Vergleich zu vor der Pandemie überwiegend auf gleichem Niveau gelang (vgl. Abbildung 3.8-5).

Trotz der vielen Veränderungen und Einschränkungen gab ein Großteil der singulär arbeitenden KTP und Großtagespflegestellen (ca. 90 %) an, dass sie die Bedürfnisse und Interessen der Kinder im Tagesablauf (z. B. freies Spielen nach eigenen Spielideen) in der aktuellen Zeit in gleichem Maß berücksichtigen konnten wie in der Zeit vor dem Ausbruch der Pandemie.

Grundsätzlich positiv fiel auch die Einschätzung des kindlichen Wohlbefindens zum Zeitpunkt der Befragung im Vergleich zu der Zeit vor Ausbruch der Pandemie aus. Etwa 80 % beider Teilgruppen gaben hier an, dass sich die Kinder genauso wohl fühlten wie vor der Pandemie. Allerdings gaben immerhin 16 % der singulär arbeitenden Kindertagespflegepersonen und 20 % der Großtagespflegestellen an, dass sich das Wohlbefinden seit der Pandemie verschlechtert habe.

Die Beziehungsqualität zwischen der Kindertagespflegeperson und den Kindern wurde ebenfalls eher positiv eingeschätzt. Hier gaben über 70 % sowohl der singulär arbeitenden Kindertagespflegepersonen als auch der Großtagespflegestellen an, dass die Coronapandemie ihrer Einschätzung nach keinen Einfluss auf die Beziehungsqualität habe. Etwa jede vierte Großtagespflegestelle gab dagegen an, dass sich die Beziehungsqualität verschlechtert habe. Bei den singulär arbeitenden Kindertagespflegepersonen sind es etwas weniger mit knapp 20 %, die diese Einschätzung abgaben.

Das Zulassen von Körperkontakt und Nähe zu den Kindern im pädagogischen Alltag der Kleinstkindbetreuung war seit Beginn der Pandemie ein kontroverses Thema: Die körperliche Nähe gilt als zentral für eine gesunde emotionale Entwicklung von Kleinstkindern, wohingegen während der Pandemie die Reduzierung von Körperkontakt als Infektionsschutzmaßnahme empfohlen wurde. Dies galt zwar hauptsächlich für Erwachsene, führte jedoch zu einer gewissen Verunsicherung. Dennoch gaben knapp 90 % sowohl der singulär arbeitenden als auch der Großtagespflegestellen in der Befragung an, dass sie Körperkontakt und Nähe (z. B. zum Trösten oder Kuscheln) genauso häufig zuließen wie vor der Pandemie.

Aspekte des Betreuungsalltags im Vergleich zu vor dem Ausbruch der Corona-Pandemie (Dezember 2020 bis Januar 2021)

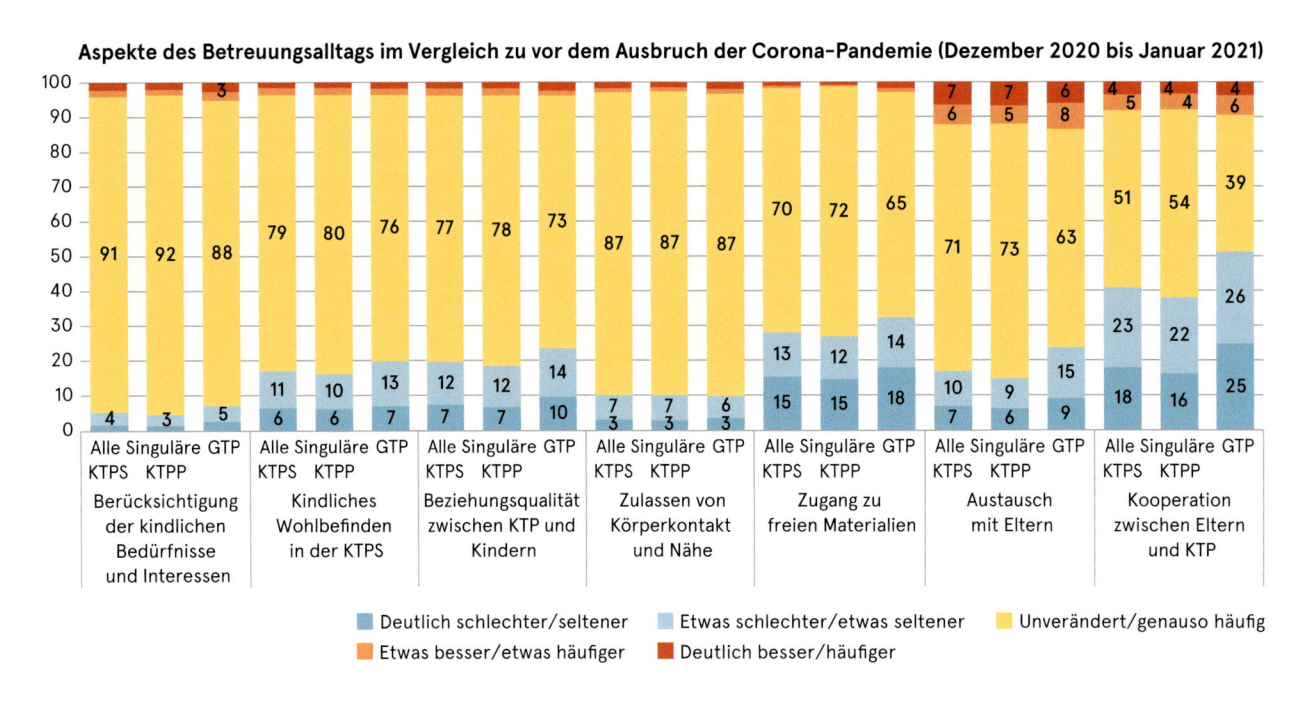

■ Deutlich schlechter/seltener ■ Etwas schlechter/etwas seltener ■ Unverändert/genauso häufig
■ Etwas besser/etwas häufiger ■ Deutlich besser/häufiger

Abbildung 3.8-5:
Aspekte des Betreuungsalltags im Vergleich zur Zeit vor dem Ausbruch der Coronapandemie in Kindertagespflegestellen (KTPS, in % der KTPS), Dezember 2020 bis Januar 2021, KTP-Vertiefungsbefragung, n = 2.807 (davon 2.181 singulär arbeitende Kindertagespflegepersonen (KTPP), 607 Großtagespflegestellen (GTP) und 19 ohne Angabe), Datenstand: 15.01.2021, ungewichtete Daten.

Der Zugang zu freien Materialien (z. B. Bauklötze, Bücher, Stofftiere) wurde erwartungsgemäß etwas schwieriger eingeschätzt als vor der Pandemie. 27 % der singulär arbeitenden Tagespflegekräfte und 32 % der Großtagespflegestellen gaben an, dass sich die Situation seit der Pandemie verschlechtert hat. Dadurch, dass die Materialien regelmäßig desinfiziert werden mussten und manche Spielsachen, die sich schwer desinfizieren lassen (wie z. B. Stofftiere), somit nur unter erschwerten Bedingungen angeboten werden konnten, ist anzunehmen, dass das Materialangebot und die damit verbundenen Fördermöglichkeiten eingeschränkt waren.

Der überwiegende Teil der singulär arbeitenden Kindertagespflegepersonen (73 %) sah keine große Verschlechterung des Austauschs mit den Eltern (über kurze, informelle Gespräche wie sog. Tür- und Angelgespräche) durch die Coronapandemie. Etwas schlechter bewerteten die Großtagespflegestellen diesen Aspekt. Hier gingen nur gut 60 % davon aus, dass der Austausch gleich geblieben ist und über 20 % gaben an, dass dieser Austausch ihrer Einschätzung nach seit Ausbruch der Pandemie seltener geworden ist.

Im Hinblick auf die Einflüsse der Coronapandemie auf den pädagogischen Alltag wurde die Kooperation zwischen Eltern und Kindertagespflegeperson – wie auch in der Kita, vgl. Kap. 3.7.3 und 3.7.4 – insgesamt am schlechtesten bewertet. Über 50 % der Großtagespflegestellen und knapp 40 % der singulär arbeitenden Kindertagespflegepersonen gaben an, dass sich die Kooperation verschlechtert habe. Fast ebenso viele geben an, dass die Kooperation mit den Eltern trotz herausfordernder Situation gleich geblieben ist (über die Hälfe der singulär arbeitenden KTPP und knapp 40 % der GTP). Nur ein sehr geringer Teil der Kindertagespflegepersonen und der Großtagespflegestellen (jeweils unter 10 %) gab an, dass sich die Kooperation mit den Eltern verbessert habe. Diese im Vergleich zu den anderen Aussagen negativere Einschätzung lässt reziproke Beziehungen mit den anderen Befunden vermuten. Im Rahmen dieser einmaligen Befragung lässt sich nicht klären, welche problematischen Aspekte und Konfliktpotenziale des pädagogischen Alltags anderen vorausgehen oder diesen folgen.

Insgesamt betrachtet wurden die Auswirkungen der Coronapandemie auf Aspekte des pädagogischen Alltags von den Teilnehmenden der Befragung vergleichsweise gering eingeschätzt. Die meisten (negativen) Auswirkungen sahen die Befragten beim Zugang zu freien Materialien für die Kinder und bei der Kooperation mit den Eltern. Hat die Coronapandemie keine erheblichen Auswirkungen auf die Häufigkeit sogenannter Tür- und Angelgespräche, so zeigte sich doch ein erhöhter Informationsaustausch mit den Eltern über geltende Rahmenbedingungen. Im Vergleich zu den singulär arbeitenden Kindertagespflegepersonen verzeichneten die Großtagespflegestellen etwas mehr coronabedingte Einschränkungen bzw. Schwierigkeiten. Das könnte mit dem vergleichsweise größeren Betreuungssetting der Großtagespflegestellen zusammenhängen.

3.8.7 Fazit

Vergleicht man Infektionsgeschehen und Auslastung im Pandemieverlauf bei KTPS und Kitas, so fällt auf, dass insgesamt mehr Kitas mit Infektionsfällen konfrontiert waren, das Infektionsgeschehen in den KTPS blieb hingegen vergleichsweise gering: Dies zeigt sich in einem deutlich niedrigeren Anteil infektionsbedingt geschlossener Kindertagespflegestellen und in einem höheren Anteil an betreuten Kindern in den KTPS.

Die Maßnahmen, die während der zweiten Welle der COVID-19-Pandemie Ende 2020 zur Reduktion des Infektionsgeschehens im Zuge der Coronapandemie eingeführt wurden, führten in verschiedenen Bereichen des pädagogischen Alltags der Kindertagespflege zu einschneidenden Veränderungen, Einschränkungen und damit verbundenen Herausforderungen. Die dargestellten Ergebnisse weisen darauf hin, dass der überwiegende Teil der Befragten mit der Umsetzung der Schutz- und Hygienemaßnahmen gut zurechtgekommen ist.

Schlecht bewertet wurde von den Kindertagespflegepersonen erwartungsgemäß das Abstandhalten zu den Kindern, was in einem Beruf, der auf Nähe und körperlichen Kontakt zu (überwiegend) Kleinstkindern aufbaut, kaum umzusetzen ist. Ebenso schätzten die befragten Tagespflegepersonen das Tragen der Mund-Nasen-Bedeckung im Umgang mit Kindern als schwer umsetzbar ein. Hier kann es zu einem Spannungsverhältnis zwischen Infektionsschutz und der Umsetzung pädagogischer Qualität kommen.

Die Gestaltung des pädagogischen Alltags und die Berücksichtigung der kindlichen Bedürfnisse unter Pandemiebedingungen wurden von den Kindertagespflegepersonen überwiegend positiv bewertet. Besonders herausfordernd schätzten die Befragten dagegen die Kooperation mit den Eltern insgesamt ein im Vergleich zu der Zeit vor dem Ausbruch der Pandemie.

Die meisten (negativen) Auswirkungen sahen die Befragten beim Zugang zu freien Materialien für die Kinder und bei der Kooperation mit den Eltern. Insgesamt betrachtet zeigt sich, dass bei den Großtagespflegestellen die Bewältigung der einzelnen Aspekte seit Ausbruch der Pandemie etwas mehr Schwierigkeiten bereitete als bei den singulär arbeitenden Kindertagespflegepersonen.

Dass die Kindertagespflege trotz dieser Schwierigkeiten insgesamt betrachtet gut mit den pandemiebedingten Herausforderungen umgehen konnte, ist vermutlich auch auf die besonderen Merkmale dieser Betreuungsform zurückzuführen. Durch bereits oben erwähnten kleinen Gruppengrößen und dadurch, dass üblicherweise kein Wechsel der Bezugsperson für die zu betreuenden Kinder stattfindet, kann ein intensiver Beziehungsaufbau mit den einzelnen Kindern erfolgen. Diese Fokussierung auf wenige Personen scheint sämtliche Prozesse weniger störungsanfällig zu machen und zu einem gelingenden Pandemiemanagement beigetragen zu haben.

3.9 Zur Situation von Eltern während der COVID-19-Pandemie – Lockdown und Infektionsgeschehen

Damit Familien ihr Leben nach den eigenen Vorstellungen gestalten zu können, benötigen sie vor allem Zeit für Kinder und Beruf, finanzielle Stabilität und eine gute Kinderbetreuung. Bereits vor der Pandemie fanden Eltern, trotz zunehmender Gestaltungsspielräume, verschiedene, teilweise sich widersprechende Erwartungen vor, die Elternschaft zu einer herausfordernden Aufgabe machten (vgl. Bundesministerium für Familie, Senioren, Frauen und Jugend 2021b). Das Leitbild der verantworteten Elternschaft etwa stellt das Fördergebot des Kindes (bestmögliche Förderung, Pflege, Betreuung und Erziehung) sowie eine hohe Kindeswohlzentrierung in den Vordergrund. Das Großziehen von Kindern ist demnach eine verantwortungsvolle, zeitintensive Aufgabe, die eine regelmäßige Präsenz mindestens eines Elternteils voraussetzt, an den Bedürfnissen des Kindes orientiert ist und Aufopferung der Eltern verlangt (vgl. Ruckdeschel 2015). Elternschaft ist daher mit ambivalenten Gefühlen besetzt, das heißt, nicht nur positiv mit Zufriedenheit oder Lebensglück, sondern auch mit Überforderung und einem hohen Druck assoziiert (vgl. Ruckdeschel 2015; Merkle & Wippermann 2008). In einer großangelegten, deutschen Studie bestätigten Eltern, dass sie Elternschaft und die damit einhergehenden Aufgaben subjektiv als schwierig wahrnahmen. Das ging, angesichts der widersprüchlichen Anforderungen und Erwartungen, auch mit einer großen Verunsicherung einher (Merkle & Wippermann 2008). Eine hohe Selbstaufgabe, ein hohes Maß emotionaler Unterstützung des Kindes sowie die Befürchtung, nicht alle Bedürfnisse des Kindes erfüllen zu können wurden beispielsweise mit erhöhten mütterlichen Depressivitäts- und Angstsymptomen in Verbindung gebracht (vgl. Gunderson & Barrett 2017; Rizzo et al. 2013). Eltern erlebten damit schon vor dem Ausbruch der Pandemie unterschiedliche Belastungen wie Bildungs- und Erziehungsdruck, Schwierigkeiten in Fragen der Vereinbarkeit von Beruf und Familie sowie finanziellen Druck (vgl. Merkle & Wippermann 2008).

Die vielfältigen Einschränkungen und Herausforderungen während der COVID-19-Pandemie (Kita-Schließungen, zusätzlicher Ausfall non-formaler Bildungsangebote, Kontakt- und Ausgehverbote) trafen damit auf eine bereits komplexe Anforderungslage im Rahmen von Elternschaft und spitzen diese zentralen, bereits vorher bestehenden Kernfragen zu.

In Einklang mit dieser Ausgangslage von Familien in Deutschland und ausgehend von einer familienstresstheoretischen Perspektive bedeutete die COVID-19-Pandemie daher von Beginn an deutliche Mehrbelastungen und Herausforderungen für Familien in nahezu allen Lebensbereichen. Aufzählen lassen sich in diesem Zusammenhang finanzielle Schwierigkeiten und Existenzängste durch Kurzarbeit oder Arbeitsplatzverlust, Gesundheits- und Ansteckungsängste durch das dynamische Infektionsgeschehen, insbesondere innerhalb der Kindertagesbetreuung (KiTa)[16], soziale Isolation, Angst vor Entwicklungsnachteilen des Kindes sowie ein erhöhtes Maß familiärer und elterlicher Belastung durch die Gleichzeitigkeit von Homeschooling, Kinderbetreuung und Erwerbstätigkeit bis hin zur Gefahr einer Zunahme häuslicher

---

16 Im Folgenden wird die Abkürzung Kita verwendet, wenn speziell auf Einrichtungen der frühkindlichen Bildung und Betreuung (Krippe, Kindergarten, Kindertageseinrichtung) Bezug genommen wird. Beziehen sich die Ausführungen hingegen auf den gesamten Bereich der Kindertagesbetreuung, d. h. sowohl auf die unterschiedlichen Einrichtungsformen als auch auf eine Betreuung im Rahmen der Kindertagespflege (z. B. bei einer Tagesmutter/einem Tagesvater) wird die Abkürzung KiTa verwendet.

Gewalt (vgl. Prime et al. 2020; Wu & Xu 2020b; Hahlweg et al. 2020). Elterliche Belastungsreaktionen in der Pandemie zeigten sich etwa in einer Verstärkung des Überforderungsgefühls in der Elternrolle und des Gefühls, nicht allen Bedürfnissen des Kindes gerecht werden zu können (Geissler et al. 2022), sowie in erhöhten Anpassungsreaktionen bei Eltern wie erhöhtem Stress oder Depressivität (vgl. z. B. Huebener et al. 2020; Huebener et al. 2021; Schüller & Steinberg 2021). Diese Belastungen fielen in Familien mit geringem Einkommen oder niedrigem Bildungsniveau noch einmal gravierender aus (vgl. Plünnecke 2022), da ihnen oftmals wichtige Ressourcen fehlten, um die vielen neue Herausforderungen der Pandemie gut zu meistern.

Familienstresstheoretisch ist davon auszugehen, dass die vielfältigen pandemiebedingten sozialen und ökonomischen Einschränkungen elterlichen Stress und elterliche Anpassungsreaktionen erzeugen. Belastungen der Eltern begünstigen dann wiederum die Stressbelastung von Teilsystemen oder des Gesamtsystems der Familie (z. B. eine angespannte Eltern-Kind-Interaktion, Konflikte in der Partnerschaft, niedrigeres Familienklima). Diese ungünstige familiäre Situation birgt schließlich ein Entwicklungsrisiko für Kinder (vgl. Prime et al. 2020). Sehr schnell ließ sich in Einklang mit diesen Annahmen ein Anstieg unterschiedlicher, teilweise bis heute nachwirkender Anpassungs- und Stressreaktionen bei Kindern dokumentieren (vgl. Döpfner et al. 2021; Ravens-Sieberer et al. 2021; Schlack et al. 2020).

In dieser schwierigen Situation können wiederum unterschiedliche Ressourcen Erleichterung verschaffen, etwa der Zugang zu sozialen Netzwerken und sozialer Unterstützung, zu Aktivitäten, Beratungsangeboten und Programmen für Familien und Kinder in belasteten Lebenssituationen, aber auch individuelle Ressourcen wie eine stabile finanzielle Situation, ein höheres Bildungsniveau, Optimismus und die Bewertung der Situation als bewältigbar (vgl. Wu und Xu 2020a). Allerdings wurde der Zugang zu einigen Ressourcenformen, wie etwa zu erweiterten sozialen Unterstützungssystemen teilweise durch die Pandemie erschwert. Neben der Kindertagesbetreuung erlebten weitere Bereiche der Kinder- und Jugendhilfe (z. B. familienunterstützende Beratungsangebote, Allgemeiner Sozialer Dienst) Einschränkungen (vgl. Mairhofer et al. 2020).

Abbildung 3.9-1 beschreibt noch einmal zusammengefasst – in Anlehnung an die Idee der Einbettung von Familie in unterschiedliche nahe und weiter entfernte Systemebenen (vgl. z. B. Bronfenbrenner & Morris 2006; Lohaus & Vierhaus 2019) – wie der erweiterte Kontext der Pandemie Herausforderungen in unterschiedlichen Lebensbereichen für Familien aufwarf und letztlich das Mikrosystem Familie, also Eltern und Kinder sowie Teilsysteme der Familie (z. B. die Paarbeziehung) erreichte. Zu den zentralen Herausforderungen während der Pandemie zählten im Speziellen das Öffnungs- und Schließgeschehen in der Kindertagesbetreuung, sich immer wieder ändernde Eindämmungs- und Lockdownmaßnahmen sowie das dynamische Infektionsgeschehen.

Im Rahmen der zehnmonatigen KiBS-Elternbefragung des Moduls 1 CoKiss „Herausforderungen und Lösungen vor Ort" ließen sich die durch die Pandemie in unterschiedlichen Lebensbereichen entstandenen Belastungen für Eltern eindrücklich nachzeichnen. Der nachfolgende Beitrag beschreibt die entstandenen Belastungen anhand der in Abbildung 3.9-1 betroffenen Bereiche des familiären Alltagslebens. Um die Ausnahmesituation von Eltern in Deutschland vor allem während des Zeitraums von November 2020 bis August 2021 und zum Jahresbeginn 2022 nachzuzeichnen, werden zentrale Ergebnisse der ersten zehn Erhebungszeitpunkte der KiBS-Elternbefragung zusammengefasst und mit Ergebnissen des insgesamt letzten Messzeitpunkts zu Beginn des Kalenderjahres 2022 verglichen. Die Ergebnisse werden ergänzt durch Analysen zur psychosozialen Belastung aus Modul 4 COALA „Anlassbezogene Untersuchungen in Kitas". Um die direkte Betroffenheit durch das Infektionsgeschehen und in diesem Kontext die speziellen Belastungen von Familien in Quarantäne genauer betrachten zu können, werden zudem Ergebnisse aus COALA herangezogen. Hier wurden die Folgen einer häuslichen Quarantäne für Familien aufgrund eines konkreten Ausbruchsgeschehens in einer Kita untersucht.

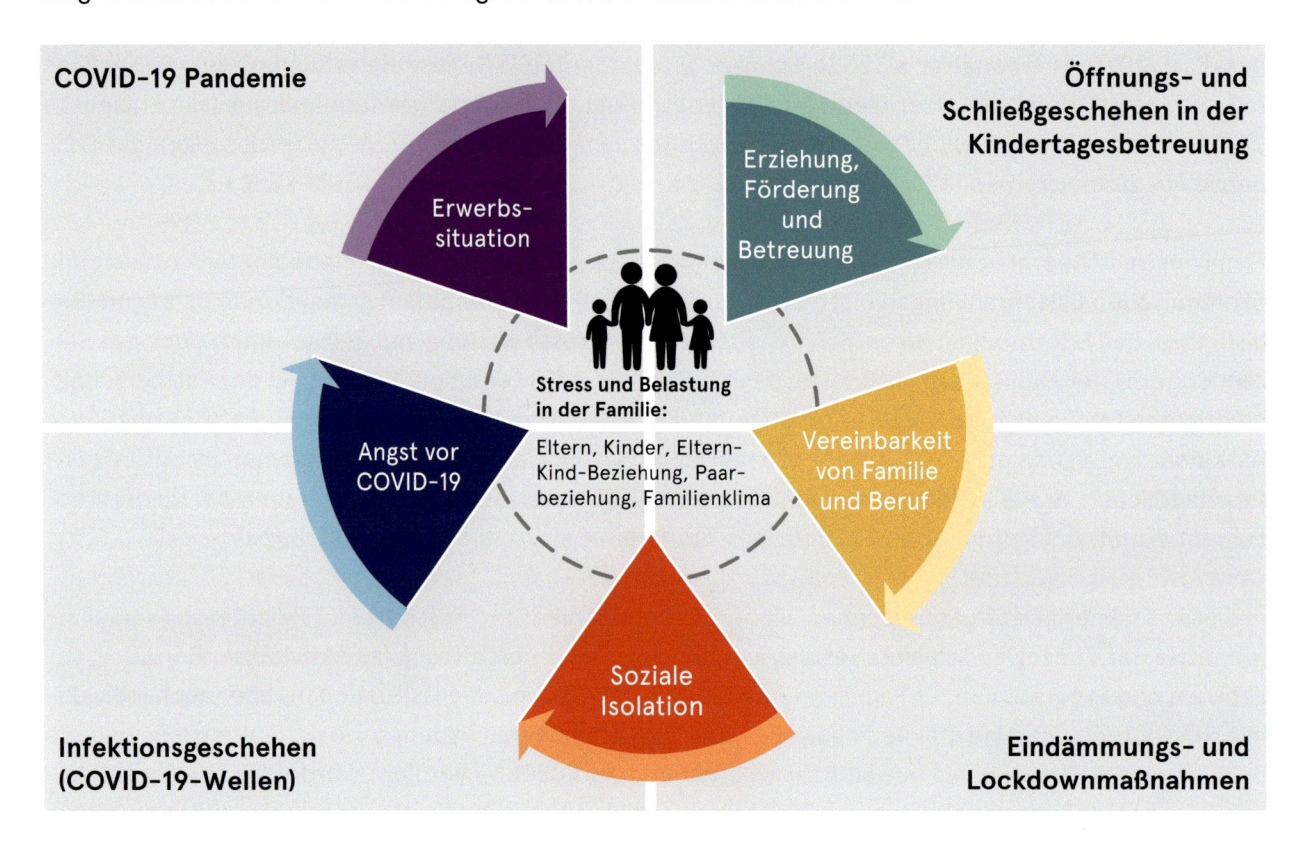

Abbildung 3.9-1:
Auswirkungen der COVID-19-Pandemie auf Familien. Eigene Darstellung. Die Grafik wurde erstellt mit Elementen der Webseite Flaticon.com von Freepick.

3.9.1 Betroffenheit von Familien durch das Öffnungs- und Schließgeschehen in der Kindertagesbetreuung

Erziehung, Förderung und Betreuung

Für Eltern stellten insbesondere die teilweise flächendeckenden und auch wiederholten Kita-Schließungen einen zentralen pandemiebedingten Belastungsfaktor dar. Grundsätzlich lassen sich dabei drei Schließungsformen unterscheiden, die Eltern in unterschiedlichem Ausmaß herausforderten.

Lockdownbedingte Schließungen erfolgten auf nationaler Ebene als Reaktion auf rasant steigende Infektionszahlen innerhalb der Bevölkerung (vgl. Übersicht in Kap. 3.7.1). Im Rahmen der ersten COVID-19 Welle im Frühjahr 2020 kam es zu einer längeren Schließung von Kindertageseinrichtungen mit eingeschränkter Notbetreuung (vgl. Autorengruppen Corona-KiTa-Studie 2020a), während der zweite „harte Lockdown" in Deutschland ab 16.12.2021 mit partiellen Kita-Schließungen bis Anfang März 2021 einherging (vgl. Autorengruppen Corona-KiTa-Studie 2021b). Partiell bedeutet das, dass trotz flächendeckender Kita-Schließungen bestimmten Risikogruppen oder Eltern in systemrelevanten Berufen eine (erweiterte) Notbetreuung ermöglicht wurde. Der Beschluss von Bund und Ländern zur Schließung der Kindertageseinrichtungen, der im Zuge weiterer Schutzmaßnahmen getroffen wurde, ist bundeslandspezifisch umgesetzt worden (vgl. Blum & Dobrotić 2021), so dass je nach Bundesland unterschiedlich strenge Zugangsregelungen bestanden. Drei Bundesländer beschränkten den Notbetreuungszugang auf Eltern in systemrelevanten Berufen oder der kritischen Infrastruktur (eingeschränkte Notbetreuung). Fünf Bundesländer entschieden sich für eine erweiterte Notbetreuung, in der auch Kindern Zugang zur Notbetreuung gewährt wurde, deren Eltern keine alternative Betreuungsmöglichkeit organisieren konnten. Die restlichen acht Bundesländer hielten Kindertageseinrichtungen grundsätzlich geöffnet, appellierten jedoch an Eltern, ihre Kinder möglichst zuhause zu betreuen (vgl. Autorengruppen Corona-KiTa-Studie 2021a). Nach dieser zweiten Schließungsphase waren Mitte März 2021 alle Bundesländer in den (eingeschränkten) Regelbetrieb unter Pandemiebedingungen zurückgekehrt. Da sich das Infektionsgeschehen jedoch erneut ausbreitete, wurde die Aufrechterhaltung der Öffnungsschritte in der Kindertagesbetreuung auf der Bund-Länder-Konferenz vom 22.03.2022 an Inzidenzgrenzwerte in den einzelnen Bundesländern, kreisfreien Städten und Regionen geknüpft (vgl. Autorengruppen Corona-KiTa-Studie 2021f). Dies wurde mit der sogenannten bundeseinheitlichen Notbremse geregelt. Überstieg eine Region einen festgelegten Inzidenzgrenzwert an drei aufeinanderfolgenden Tagen, sollten dort bundeseinheitliche Maßnahmen gelten. Dazu zählten, neben weitreichenden Beschränkungen des öffentlichen und sozialen Lebens, auch erneute Einschränkungen in der Kindertagesbetreuung (vgl. Bundesregierung 2021). In dieser Phase (3. Kita-Schließungsphase) handelte es sich somit um ein dezentralisiertes Öffnungs- und Schließgeschehen, welches Eltern je nach Wohnort in unterschiedlich starkem Ausmaß betraf. Insgesamt hielt diese Situation bis Mai 2021 an. Im Juni 2021 befanden sich wieder fast alle Bundesländer im Regelbetrieb (unter Pandemiebedingungen), da die Infektionszahlen deutlich abnahmen (vgl. Autorengruppen Corona-KiTa-Studie 2021f). Seit Juni 2021 gab es keine lockdownbedingten Schließungen der Kindertagesbetreuung mehr.

Lockdownbedingte Schließungen hielten damit über mehrere Monate hinweg an und stellten für Eltern eine zeitlich länger anhaltende Belastung dar. Zugleich fiel diese Form der Schließung mit weitreichenden Einschränkungen des öffentlichen und sozialen Lebens zusammen (z. B. Kontaktbeschränkungen, Einschränkungen in Kultur, Freizeit, Gastronomie, Aufruf zum Arbeiten im Homeoffice). Die primäre Belastung ergab sich daher für Eltern aufgrund eines Zusammenspiels unterschiedlicher organisationaler Herausforderungen. Neben der Schließung von Bildungs- und Betreuungseinrichtungen wurde dazu geraten aufgrund des Infektionsschutzes auf alternative Betreuungsmöglichkeiten zu verzichten (z. B. auf Großeltern, bezahlte oder nicht-bezahlte Helferinnen und Helfer). Eltern mussten daher einerseits die Betreuung und Erziehung der Kinder eigenverantwortlich sicherstellen (Bujard et al. 2021), während sie oftmals von Zuhause aus im Homeoffice arbeiteten oder auch keine Homeoffice-Möglichkeiten in ihrem Beruf hatten. Zugleich war vielen Eltern im Rahmen ihrer Möglichkeiten daran gelegen, wegfallende kindliche Spiel-, Bewegungs- und Förderangebote aufzufangen, was jedoch durch weitere Eindämmungsmaßnahmen erschwert wurde (vgl. auch Schlack et al. 2020 zu der komplexen Anforderungslage von Familien während der Pandemie.) Andererseits war es für Eltern belastend nicht zu wissen, wann die KiTa-Schließungen enden würden, da deren Dauer häufig kurzfristig verlängert wurde. Für viele Eltern bestand damit über mehrere Monate hinweg eine herausfordernde Trias aus mangelnder Planungssicherheit, Doppelbelastung und eventueller Sorge vor einer COVID-19-Infektion.

Verdachts- und infektionsbedingte Schließungen im Kontext des Auftretens von Infektionsfällen im Kita-Umfeld sowie Teilschließungen und reduzierte Betreuungszeiten aufgrund von Personalmangel in Kitas (vgl. Kap. 3.7) waren hingegen weniger an eine spezifische pandemische Phase geknüpft und traten daher nicht automatisch in Verbindung mit weiteren Einschränkungen des öffentlichen und sozialen Lebens auf. Diese Schließungsformen waren vielmehr zeitlich begrenzt und hatten einen punktuellen Charakter, kamen jedoch unvorhergesehen und wiederholt über den gesamten Zeitraum der Pandemie vor beziehungsweise treten bis heute auf. Die wiederholten und kurzfristig auftretenden Kita- oder Gruppenschließungen erforderten von Eltern und Kindern somit immer wieder ein hohes Maß an Flexibilität, da auch hier die Betreuung des Kindes ad hoc von den Eltern selbst sichergestellt werden musste.

Angesichts dieser hohen Dynamik im Öffnungs- und Schließgeschehen der Kindertagesbetreuung in Deutschland konnten die Daten der KiBS-Elternbefragung im Rahmen der Corona-KiTa-Studie nachzeichnen, dass die Betreuungssituation der erfassten Kinder im Zeitraum von November 2020 bis Ende August 2021 großen Schwankungen unterlag (vgl. detailliert in Kap. 3.5.1). Besonders während der zweiten Kita-Schließungsphase im Frühjahr 2021 nahm die Anzahl der in Kindertageseinrichtungen oder Kindertagespflegestellen betreuten Kinder deutlich ab und lag nur noch bei etwa 47 % aller Kinder im Alter vor der Einschulung. Aufgrund der Bundesnotbremse und der regional unterschiedlichen pandemiebedingten Einschränkungen in der Kindertagesbetreuung dauerte es insgesamt bis Anfang Juni 2021 bis der prozentuale Anteil der betreuten Kinder wieder auf 90 % aller Kinder gestiegen war (vgl. Autorengruppen Corona-KiTa-Studie 2021i).

Selbst Kinder, die ihre Kindertagesbetreuung während der zweiten KiTa-Schließungsphase und in den Folgemonaten weiterhin kontinuierlich besuchten, waren von erheblichen Einschränkungen im Betreuungsalltag betroffen. Sie gingen, im Vergleich zu vor der Pandemie, an durchschnittlich weniger Tagen pro Woche in die Kindertagesbetreuung. Zugleich wurde in diesem Zeitraum ein wesentlich kleinerer Anteil an Kindern im Umfang von mehr als 35 Stunden pro Woche betreut. Vor dem Ausbruch der Pandemie waren es rund 51 %, während der zweiten Schließungsphase dann nur noch 29 % der Kinder, die in diesem Betreuungsumfang in die Kita gingen (vgl. Autorengruppen Corona-KiTa-Studie 2022).

In diesem Zeitfenster, das zugleich mit einem erhöhten elterlichen Bedarf privater Betreuungsunterstützung einherging, nahm die Großelternbetreuung der Kinder, die aufgrund der Pandemie nicht institutionell betreut wurden, zu. Zugleich lässt sich für etwa 30 % der Kinder, die ihre Kindertagesbetreuung weiterhin kontinuierlich besuchten, eine regelmäßige Großelternbetreuung verzeichnen (vgl. Auswertungen der KiBS-Elternbefragung im Rahmen des Nationalen Bildungsberichts; Autorengruppe Bildungsberichterstattung 2022). Obwohl gerade ältere Menschen ab dem Altersbereich von 50 bis 60 Jahren und damit viele Großeltern eine Risikogruppe für einen schweren Verlauf einer COVID-19 Infektion darstellen (vgl. Robert Koch Institut 2021), unterstützen Ergebnisse des deutschen Alterssurvey ebenfalls die Befundlage, dass die Großelternbetreuung während der Pandemie stabil blieb (vgl. Bünning et al. 2021) und ihre schon vorher identifizierte zentrale Funktion in der generationsübergreifenden Familienunterstützung nicht einbüßte (vgl. Hank & Buber 2009). Dies ist sicherlich auch vor dem Hintergrund einzuordnen, dass ältere Menschen beim Zugang zur Covid-19-Impfung priorisiert wurden und daher bereits sehr früh die Möglichkeit bekamen, sich entsprechend zu schützen.

Elterliches Wohlbefinden

Die geschilderte pandemische und damit häufig unsichere Lage in der Kindertagesbetreuung bedeutete für viele Eltern wiederholte Belastungsphasen. Vor allem Eltern, deren Kind vom Öffnungs- und Schließgeschehen in der Kindertagesbetreuung betroffen war, wiesen im Jahr 2021 über zentrale Phasen der Pandemie hinweg ein höheres Stresserleben auf als Eltern, deren Kind nicht institutionell betreut wurde (vgl. Autorengruppen Corona-KiTa-Studie 2021f).

Studienergebnisse im Zuge des ersten Lockdowns deuteten jedoch schon früh daraufhin, dass diese Zeit für Familien nicht nur mit negativen Gefühlen einherging. Eltern berichteten vielmehr über zwei Pole des Erlebens. Einerseits verspürten sie ein Bündel an Belastungen und Herausforderungen durch den Wegfall wichtiger familienunterstützender Infrastrukturen. Andererseits führte das abrupte Herunterfahren des sozialen und öffentlichen Lebens aber auch zur Entschleunigung, so dass es manchen Eltern gelang, diese Phase als schöne Familienzeit wahrzunehmen, die dazu anregte, die bisherige Alltagsgestaltung mit viel Zeit- und Organisationsstress zu überdenken (vgl. Andresen et al. 2020; Andresen & Wilmes 2022; vgl. auch Cohen et al. 2020 zur gemischten Gefühlslage von Eltern).

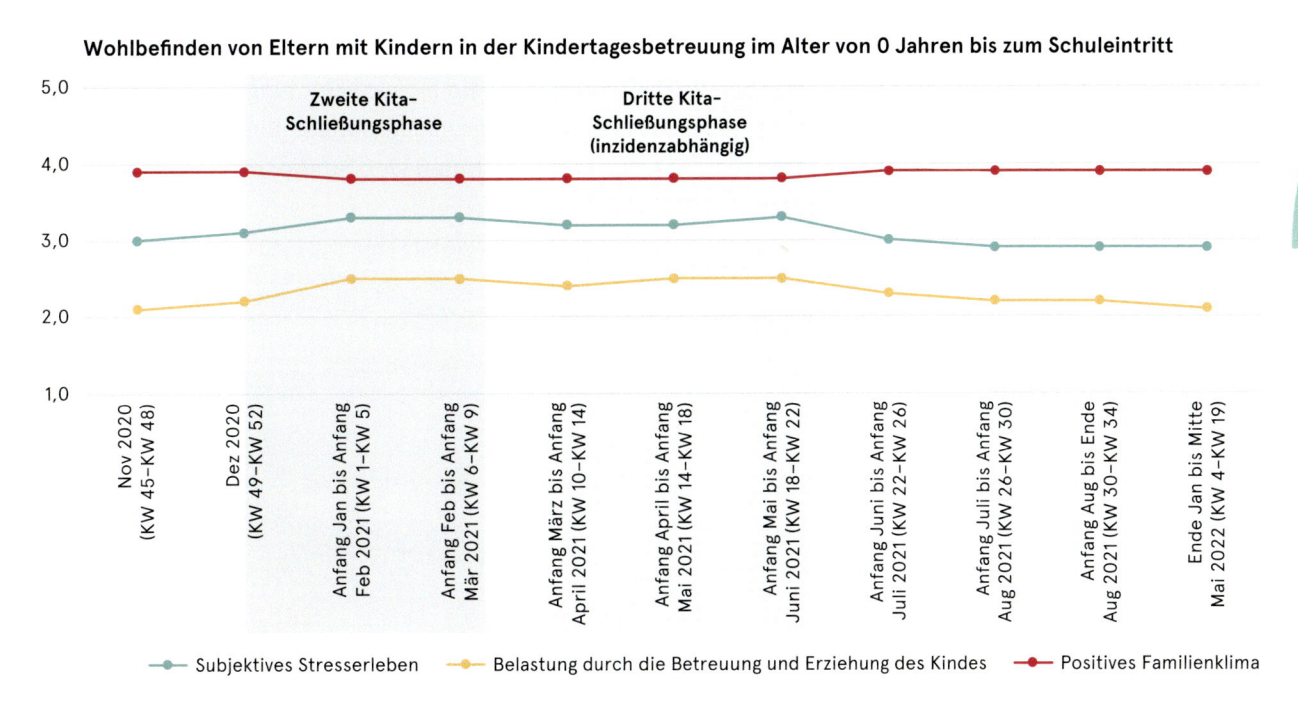

Wohlbefinden von Eltern mit Kindern in der Kindertagesbetreuung im Alter von 0 Jahren bis zum Schuleintritt

Abbildung 3.9-2:
Unterschiedliche Dimensionen subjektiven Wohlbefindens von Eltern mit Kindern in der Kindertagesbetreuung, über unterschiedliche Phasen der Pandemie hinweg (KW 45–KW 19). DJI, KiBS-Elternbefragung, Datenstand: 09.03.2022, n = 8.303 – 3.777, ungewichtete Daten. Die Daten beziehen sich auf Eltern, deren Kind zum jeweiligen Befragungszeitpunkt grundsätzlich ein Angebot der Kindertagesbetreuung in Deutschland nutzte. Alle drei Items wurden auf einer Skala von 1 – Trifft überhaupt nicht zu bis 5 – Trifft voll und ganz zu bewertet. Hohe Werte spiegeln damit ein positives Familienklima sowie hohen erlebten allgemeinen Stress oder Belastung durch die Betreuung oder Erziehung des Kindes wider.

Die Daten der KiBS-Elternbefragung im Rahmen der Corona-KiTa-Studie bestätigen die unterschiedlichen Pole des Erlebens von Eltern. Erwartungskonform bedeutete die Pandemie für Eltern großen Stress und neue Belastungen in unterschiedlichen Lebensbereichen. Wie Abbildung 3.9-2 veranschaulicht, lässt sich bei den befragten KiTa-Eltern deshalb vor allem ein erhöhtes allgemeines Stresserleben über alle erfassten Phasen der Pandemie erkennen, mit einer Zunahme während der zweiten Kita-Schließungsphase (vgl. türkise Linie in Abbildung 3.9-2). Die Belastung durch die Betreuung und Erziehung des Kindes erhöhte sich zwar auch im Zuge der zweiten Kita-Schließungen, lag jedoch insgesamt auf einem niedrigeren Niveau als die allgemeine Stressbelastung (vgl. gelbe Linie in Abbildung 3.9-2). Zugleich war es vielen Eltern wichtig, das Familienleben nicht zu sehr von den pandemischen Alltagsbelastungen überschatten zu lassen und positive Aspekte zu erhalten. Dies spiegelt sich in einem stabil hohen Familienklima über die Zeit wider (vgl. rote Linie in Abbildung 3.9-2).

Vereinbarkeit von Familie und Beruf

Angesichts der starken Rückverlagerung (früh)kindlicher Betreuung und Bildung in die Familien (vgl. Autorengruppe Bildungsberichterstattung 2022), wurde mit Einsetzen des ersten harten Lockdowns und der damaligen KiTa-Schließungen diskutiert, inwiefern sich Schwierigkeiten in Fragen der Vereinbarkeit von Familie und Beruf intensiviert und sich Verschiebungen in der geschlechtsspezifischen Arbeitsteilung für Eltern(paare) ergeben hatten.

Lösungen, um die ausfallende Kinderbetreuung trotz beruflicher Verpflichtungen sicherzustellen, bestanden beispielsweise in der Bereitstellung flexiblerer Arbeitsbedingungen durch den Arbeitgeber (z. B.

in Form von Arbeit im Homeoffice, flexiblen Arbeitszeiten) (vgl. Bundesministerium für Familie, Senioren, Frauen und Jugend 2020). Gleichzeitig wurde Eltern ab April 2021 die Möglichkeit eingeräumt, nicht nur bei Krankheit des Kindes sondern auch bei Erwerbsausfällen aufgrund fehlender Kinderbetreuung bis zu 30 Kinderkrankentage pro Elternteil und Kind in Anspruch zu nehmen (vgl. Bundesministerium für Familie, Senioren, Frauen und Jugend 2021a).

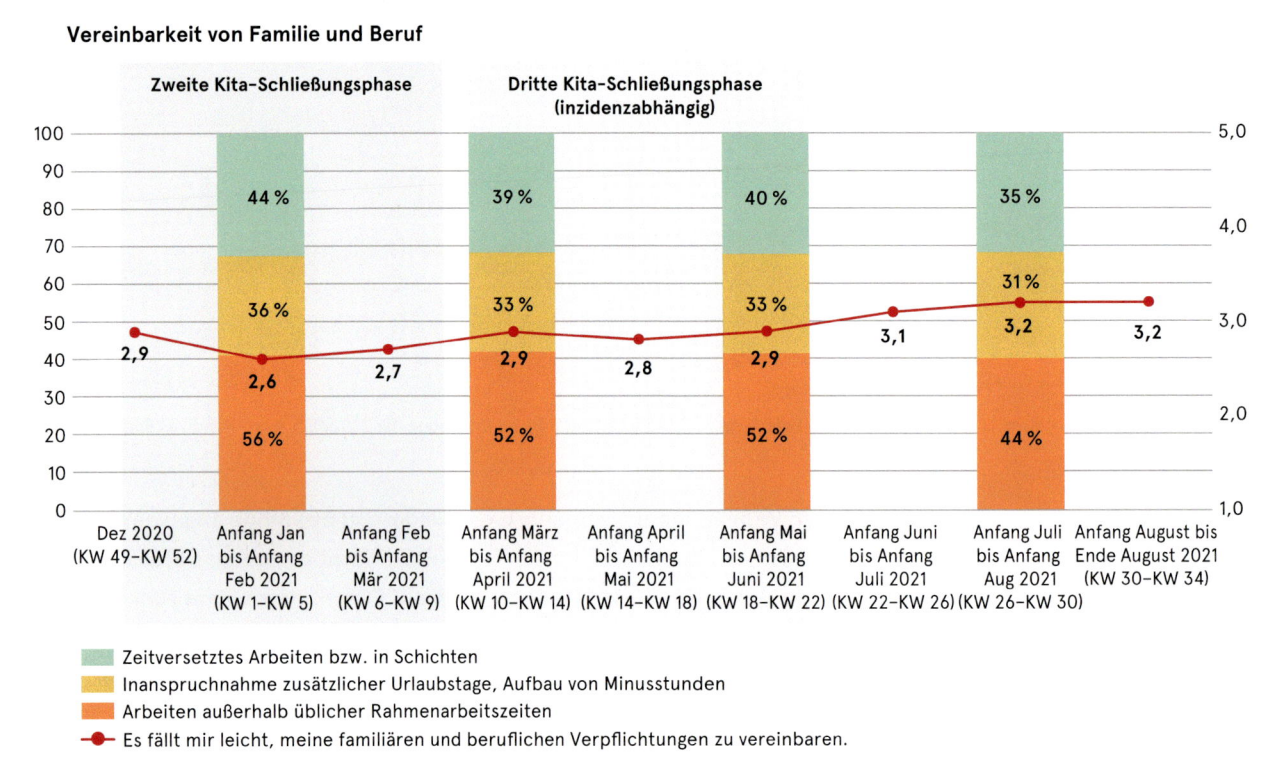

Vereinbarkeit von Familie und Beruf

[Diagramm: Zweite Kita-Schließungsphase und Dritte Kita-Schließungsphase (inzidenzabhängig)]

Zeitraum	Zeitversetztes Arbeiten bzw. in Schichten	Inanspruchnahme zusätzlicher Urlaubstage, Aufbau von Minusstunden	Arbeiten außerhalb üblicher Rahmenarbeitszeiten	Vereinbarkeit (Skala)
Dez 2020 (KW 49–KW 52)				2,9
Anfang Jan bis Anfang Feb 2021 (KW 1–KW 5)	44 %	36 %	56 %	2,6
Anfang Feb bis Anfang Mär 2021 (KW 6–KW 9)				2,7
Anfang März bis Anfang April 2021 (KW 10–KW 14)	39 %	33 %	52 %	2,9
Anfang April bis Anfang Mai 2021 (KW 14–KW 18)				2,8
Anfang Mai bis Anfang Juni 2021 (KW 18–KW 22)	40 %	33 %	52 %	2,9
Anfang Juni bis Anfang Juli 2021 (KW 22–KW 26)				3,1
Anfang Juli bis Anfang Aug 2021 (KW 26–KW 30)	35 %	31 %	44 %	3,2
Anfang August bis Ende August 2021 (KW 30–KW 34)				3,2

— Es fällt mir leicht, meine familiären und beruflichen Verpflichtungen zu vereinbaren.

Abbildung 3.9-3:
Lösungen die Eltern ergriffen, um Betreuungsausfälle auszugleichen. Zeitraum von Anfang Januar 2021 bis Ende August 2021, KW 49–KW 34): DJI, KiBS-Elternbefragung, Datenstand: 09.03.2022, n = 6.131 – 1.749, ungewichtete Daten. Die Daten beziehen sich auf Eltern, deren Kind Einschränkungen im Betreuungsalltag erlebte oder aufgrund der Pandemie zeitweise gar nicht in die Kindertagesbetreuung gehen konnte. Das Item zur Vereinbarkeit von Familie und Beruf (Skala: 1 – trifft überhaupt nicht zu bis 5 – trifft voll und ganz zu) beantworteten zudem nur berufstätige Eltern.

Ergebnisse der KiBS-Elternbefragung zeigen in diesem Zusammenhang, dass Eltern unterschiedliche Lösungen zur Vereinbarkeit von Kinderbetreuung und Beruf fanden (vgl. Abbildung 3.9-3). Während der zweiten Kita-Schließungsphase hatten noch 56 % der Eltern angegeben, ihren beruflichen Verpflichtungen außerhalb der üblichen Rahmenarbeitszeiten nachzugehen (z. B. abends oder nachts, frühmorgens oder am Wochenende). In den Folgemonaten und mit zunehmenden Öffnungsschritten in der Kindertagesbetreuung nahm dieser Anteil dann sukzessive ab. Anfang Juli 2021 erledigten nur noch 44 % der Eltern ihr Arbeitspensum zu Randarbeitszeiten. Über die Zeit hatte zudem der prozentuale Anteil an Elternpaaren, die sich auf ein Arbeiten im Schichtsystem geeinigt hatte (z. B. ein Elternteil arbeitet morgens und einer abends), um knapp 10 % abgenommen. Der Anteil an Eltern, die zusätzliche Urlaubstage in Anspruch nahmen oder Minusstunden aufbauten, um die Betreuung des Kindes sicherzustellen, blieb mit 33 % über den Befragungszeitraum auf einigermaßen stabilem Niveau. Berufstätigen Eltern fiel die Vereinbarkeit von Familie und Beruf zudem insbesondere im Zeitraum der zweiten Kita-Schließungen schwerer, sowie in den darauffolgenden Monaten, in denen Eltern immer wieder mit Betreuungsausfällen oder -einschränkungen rechnen mussten (rote Linie in Abbildung 3.9-3). Erst in den Sommermonaten 2021 entspannte sich die Situation sichtlich und den befragten Eltern gelang es wieder besser, beide Lebensbereiche miteinander in Einklang zu bringen.

Insgesamt erlebten in diesem Spannungsfeld allerdings vor allem Doppelverdienerpaare sowie Alleinerziehende Probleme bei der (Neu)organisation der Kinderbetreuung. Für sie ergaben sich neben der Erwerbstätigkeit größere Betreuungslücken, da Kinder dieser Eltern vor der Pandemie häufiger Ganztagsangebote nutzten (vgl. Bundesministerium für Familie, Senioren, Frauen und Jugend 2020).

Mit Blick auf die geschlechtsspezifische Aufteilung der zusätzlich anfallenden Erziehungs- und Betreuungsaufgaben deuten Studienergebnisse darauf hin, dass es in vielen Fällen vorrangig Mütter waren, die den größeren Anteil der Sorgetätigkeiten übernahmen (vgl. z. B. Zoch et al. 2020; Kreyenfeld & Zinn 2021; Hipp & Bünning 2021). Obwohl viele Väter ihre Erwerbsarbeit im Zuge der Kita-Schließungen anpassten (z. B. durch Reduzierung des Stundenumfangs), um sich an der zusätzlich anfallenden Kinderbetreuung zu beteiligen (vgl. Bundesministerium für Familie, Senioren, Frauen und Jugend 2020), setzte sich damit auch während der Pandemie das schon vorher bestehende Gender Care Gap (vgl. OECD 2017) fort.

3.9.2 Betroffenheit von Familien von Eindämmungs- und Lockdownmaßnahmen

Familien waren vor diesem Hintergrund zudem von vielfältigen, wiederkehrenden Einschränkungen des öffentlichen und sozialen Lebens betroffen. Zu den familienrelevanten Einschränkungen zählten Kontaktbeschränkungen im privaten Bereich, Schließungen von non-formalen Bildungs- und Freizeitangeboten oder (zeitweise) entstandene Zugangsbarrieren zu öffentlich organisierten Angeboten der Kinder- und Jugendhilfe, die z. B. der Familienerholung, -bildung- oder -beratung dienen. Diese Formen des sozialen Austauschs ermöglichen Kindern einerseits regelmäßigen Kontakt zu Gleichaltrigen, der eine wichtige Form des sozialen, motorischen und kognitiven kindlichen Lernens darstellt (vgl. Heimlich 2017; Harring et al. 2010). Andererseits entlastet es Eltern, wenn Kinder eine Zeit lang ohne elterliche Hilfe oder Unterstützung mit Freunden oder Freundinnen spielen können und so gleichzeitig für Eltern Möglichkeiten niedrigeschwelliger sozialer Unterstützung und des Austauschs mit anderen Eltern (Netzwerknutzung) entstehen, die von vielen Müttern und Vätern als entlastend wahrgenommen werden (vgl. Tschöpe-Scheffler 2005; Diller 2005; Seehausen 2001).

Kontaktbeschränkungen und soziale Isolation von Familien

Wie Abbildung 3.9-4 veranschaulicht, mussten Familien zeitweise bestimmte Kontaktformen und Freizeitaktivitäten gänzlich einstellen. Das betrifft vor allem organisierte Treffen wie Elterngruppen oder Vereinsaktivitäten (z. B. Kinderturnen) (vgl. Abbildung 3.9-4, gelber Balken), da diese Angebote während des zweiten Lockdowns in Deutschland nicht stattfinden durften und in den Folgemonaten im Rahmen der Maßnahmen, die mit der Bundesnotbremse beschlossen wurden, vielerorts auch weiterhin pausierten. Zum letzten Messzeitpunkt von Anfang Juli bis Anfang August 2021 konnten allerdings wieder rund 29 % der Befragten an solchen Angeboten teilnehmen (vgl. Abbildung 3.9-4, gelber Balken, letzter Messzeitpunkt), nicht zuletzt, da zu diesem Zeitpunkt weiträumige Öffnungsschritte im öffentlichen und sozialen Leben erfolgten. Angesichts der hohen Infektionszahlen in den Winter- und Frühjahrsmonaten 2021 verzichteten viele Familien zudem auf Treffen mit anderen Familien in geschlossenen Räumen (vgl. Abbildung 3.9-4, oranger Balken). Wenn Treffen mit anderen Familien oder Kindern stattfanden, dann vorrangig im Freien (z. B. auf dem Spielplatz oder für einen gemeinsamen Spaziergang) (vgl. Abbildung 3.9-4, dunkelroter Balken). Ein stabiler Anteil von etwa 53 % der befragten Eltern traf über die unterschiedlichen Phasen der Pandemie hinweg regelmäßig andere Familienmitglieder. Dies spricht dafür, dass Kontakte häufig auf enge Familienmitglieder oder einen festen Personenkreis eingegrenzt wurden, der in Zeiten von Kontaktbeschränkungen regelmäßig getroffen werden durfte. Insgesamt verdeutlicht Abbildung 3.9-4, dass sich die soziale Einbindung von Familien veränderte und Freizeitaktivitäten nicht mehr wie vor der Pandemie ausgeübt werden konnten, sondern den pandemischen Bedingungen und Regelungen angepasst werden mussten.

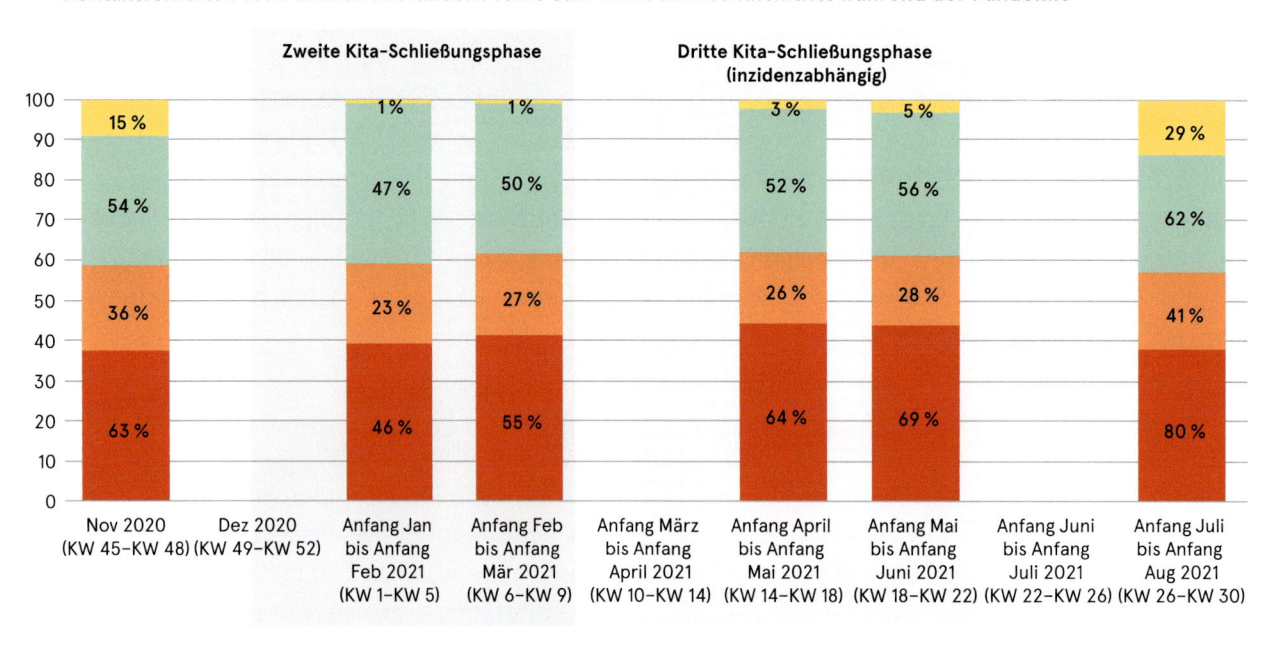

Kontaktverhalten von Familien mit Kindern von 0 Jahren bis zum Schuleintritt während der Pandemie

Zeitraum	Regelmäßige Teilnahme an Treffen von organisierten Gruppen oder Vereinen	Regelmäßige Treffen von Familienmitgliedern	Drinnen: Regelmäßige Treffen mit anderen Familien und Kindern	Draußen: Regelmäßige Treffen mit anderen Familien und Kindern
Nov 2020 (KW 45–KW 48)	15 %	54 %	36 %	63 %
Dez 2020 (KW 49–KW 52)				
Anfang Jan bis Anfang Feb 2021 (KW 1–KW 5)	1 %	47 %	23 %	46 %
Anfang Feb bis Anfang März 2021 (KW 6–KW 9)	1 %	50 %	27 %	55 %
Anfang März bis Anfang April 2021 (KW 10–KW 14)				
Anfang April bis Anfang Mai 2021 (KW 14–KW 18)	3 %	52 %	26 %	64 %
Anfang Mai bis Anfang Juni 2021 (KW 18–KW 22)	5 %	56 %	28 %	69 %
Anfang Juni bis Anfang Juli 2021 (KW 22–KW 26)				
Anfang Juli bis Anfang Aug 2021 (KW 26–KW 30)	29 %	62 %	41 %	80 %

Zweite Kita-Schließungsphase: Anfang Jan bis Anfang März 2021
Dritte Kita-Schließungsphase (inzidenzabhängig): Anfang März bis Anfang Juni 2021

Abbildung 3.9-4:
Kontaktverhalten von Familien mit Kindern im Altersbereich von 0 Jahren bis zum Schuleintritt während der Pandemie. Zeitraum von Anfang November 2020 bis Anfang August 2021, KW 45–KW 30): DJI, KiBS-Elternbefragung, Datenstand: 09.03.2022, n = 8.915–4.999, ungewichtete Daten.

Zusätzliche Auswertungen der KiBS-Elternbefragung auf Basis von 3.761 Elternangaben mit KiTa-Kindern aus dem Frühjahr 2022 (Befragungszeitraum von Mitte Januar bis Anfang Mai 2022, KW 4-KW 19) zeigen in Ergänzung dazu, dass über die Hochphase der Pandemie im Jahr 2021 hinaus, nachhaltige Einschränkungen bei der Nutzung von organisierten Angeboten und Freizeitaktivitäten für Kinder (z. B. Kinderturnen- oder schwimmen, Musikunterricht oder Training im Sportverein) bestanden. Auch wenn zu diesem Zeitpunkt 46 % der Eltern angegeben hatten, dass ihr Kind derzeit regelmäßig an diesen organisierten Freizeitaktivitäten teilnahm, erlebten etwa 43 % der Kinder noch immer Zugangsbarrieren zu diesen Angeboten: Entweder, da die Angebote aufgrund der Pandemie nicht stattfinden konnten (20 %), weil Eltern freiwillig auf eine Teilnahme ihres Kindes verzichteten, aufgrund bestehender Corona-Regelungen oder der Angst vor einer Ansteckung (17 %), oder auch, weil alle verfügbaren Angebote in der Umgebung bereits ausgebucht waren (6 %). Nur etwa 11 % der Eltern hatte als Grund der Nichtnutzung angegeben, dass für ihr Kind kein Bedarf für eines der Angebote bestand.

Ergebnisse zur psychosozialen Belastung aus dem Modul COALA

In COALA 2 (vgl. Kap. 2.4) wurden die teilnehmenden Haushalte zur psychosozialen Belastung während der Pandemie befragt. Es liegen 168 vollständig durchgeführte Interviews vor. Ein Elternteil wurde pro Haushalt interviewt. Die befragten Eltern waren durchschnittlich 37 Jahre alt (±6 Jahre, Spannweite 24–54 Jahre). Es wurden mit 79 % (n = 132) überwiegend Mütter und vergleichsweise weniger Väter befragt. Die Haushalte bestanden durchschnittlich aus 3,8 Haushaltsmitgliedern (Spannweite 2–7).

Alltagsbelastung

Während die Mehrzahl der befragten Eltern ihre momentane Alltagsbelastung während des Erhebungszeitraums von COALA 1 mit mittelmäßig bewertete, gaben in COALA 2 immerhin 34 % der Befragten (n = 56) an, aktuell stark bis sehr stark im Alltag belastet zu sein (vgl. Abbildung 3.9-5). Mütter und Väter waren insgesamt ähnlich stark belastet.

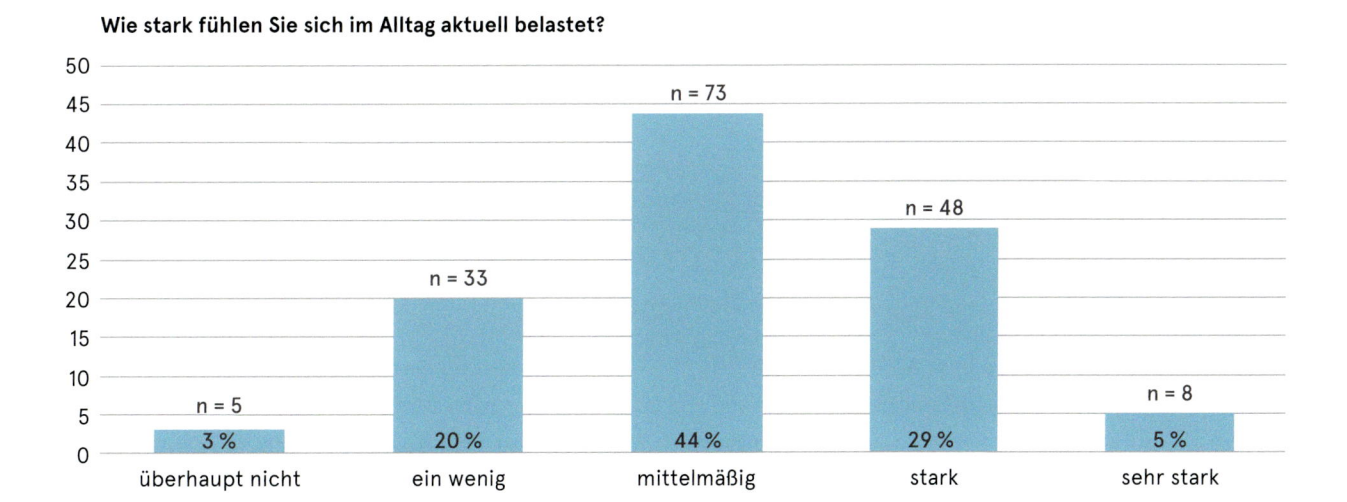

Wie stark fühlen Sie sich im Alltag aktuell belastet?

überhaupt nicht	ein wenig	mittelmäßig	stark	sehr stark
n = 5	n = 33	n = 73	n = 48	n = 8
3 %	20 %	44 %	29 %	5 %

Abbildung 3.9-5:
Aktuelle Alltagsbelastung von Kita-Eltern (n = 167) der COALA-Nachbefragung. Befragungszeitpunkt Jan./Feb. 2022.

Belastungsfaktoren während der Pandemie

Häufig genannte Belastungen während der Pandemie waren für die befragten Familien des COALA-Moduls u. a. eingeschränkte Freizeitaktivitäten, Kontaktbeschränkungen sowie Kita- und Schulschließungen (vgl. Abbildung 3.9-6). Familien, die von wiederholten Quarantänen betroffen waren, schätzten diese Belastung ebenfalls vergleichsweise stark ein. Finanzielle Einbußen und Ausgrenzungen aufgrund einer Corona-Infektion wurden dagegen seltener genannt. Mütter gaben im Vergleich zu Vätern häufiger an, dass ihre Familie durch Kontaktbeschränkungen und gesundheitliche Sorgen während der Pandemie „eher bis stark belastet" waren. Größere Haushalte gaben häufiger an, durch familiäre Konflikte „eher bis stark belastet" zu sein als kleinere Haushalte. Eltern, die zum Zeitpunkt der Befragung im Alltag von einer „starken bis sehr starken" Belastung berichteten, gaben häufiger an, dass ihre Familie durch einmalige und wiederholte Quarantänen, Kontaktbeschränkungen, Konflikte in der Familie, Schwierigkeiten bei der Vereinbarkeit von Familie und Beruf und finanzielle Einbußen „eher bis stark belastet" war.

Wie stark war Ihre Familie während der Pandemie belastet durch ...

Belastung	stark belastet	eher bis wenig belastet	gar nicht belastet	trifft nicht zu
eingeschränkte Freizeitaktivitäten	46	53		
Kontaktbeschränkungen	34	64		2
Kita- oder Schulschließungen[1]	45	51		4
Sorgen um Gesundheit von Familienangehörigen[1]	32	62		7
einmalige Quarantäne[1]	15	78		8
Vereinbarkeit von Familie und Beruf	38	51	5	6
Konflikte in der Familie	10	61	30	
wiederholte Quarantänen[1]	27	35	2	36
finanzielle Einbußen	8	23	29	40
Ausgrenzung wegen einer Coronainfektion	4	12	27	57

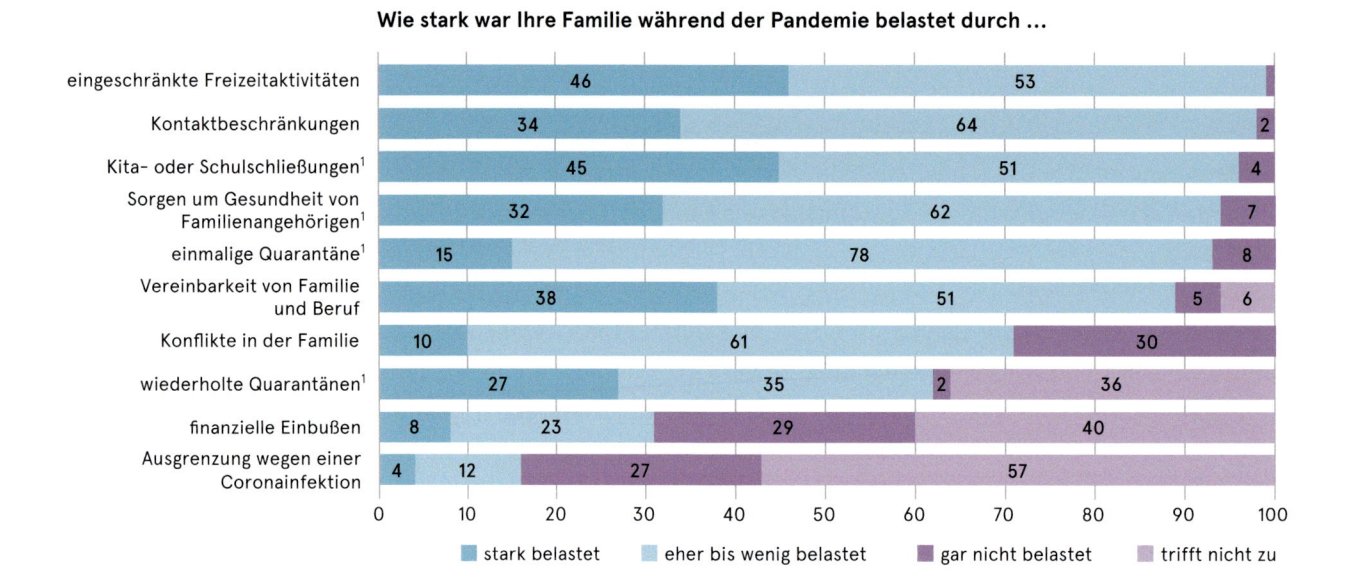

Abbildung 3.9-6:
Familiäre Belastungen in der Pandemie, sortiert nach absteigender Häufigkeit (Summe aus „stark belastet" und „wenig bis eher belastet"); Stichprobe n = 168 Haushalte; befragt wurde ein Elternteil pro Haushalt.
[1] Belastungen mit 1–2 fehlenden Angaben.

Familienunterstützung und -bildung während der Pandemie

Auch vielfältige familienrelevante Angebote der Kinder- und Jugendhilfe waren in der Pandemie von den Kontaktbeschränkungen und Eindämmungsmaßnahmen betroffen (vgl. Witte & Kindler 2022), z. B. niederschwellige Beratungs-, Bildungs- und Vernetzungsangebote der Frühen Hilfen, Familienzentren, Familienbildungsstätten aber auch Kitas oder Beratungsstellen. Sie stellen wichtige Anlaufpunkte für Eltern bei Unterstützungs- oder Orientierungsbedarf dar, mussten ihre Arbeit allerdings zeitweise gänzlich einstellen oder stark umstrukturieren (vgl. Lüken-Klaßen et al. 2020). Während vor allem offene Angebote mit besonders einfachem Zugang für Familien wie Elterncafés oder Eltern-Kind-Gruppen im ersten Lockdown schlossen, passten bestimmte Hilfeformen (z. B. ambulante Hilfen für Familien) ihre Arbeitsweise an die Corona-Beschränkungen an. Häufig fanden in diesem Rahmen Kontakte zwischen Fachkräften und Eltern über digitale Medien oder im Freien statt, z. B. bei einem gemeinsamen Spaziergang (vgl. Witte & Kindler 2022; vgl. auch Jentsch & Schnock 2020; Mairhofer et al. 2020 zu veränderten Kontaktformen zwischen Fachkräften und Familien). Es ist daher nicht verwunderlich, dass Eltern während der Pandemie vor allem ein bedarfsgerechter Zugang zu familienbildenden und -fördernden Angeboten wie Elternkursen, -cafés und -treffs fehlte, genauso wie Beratungs- und Unterstützungsmöglichkeiten durch die Kindertageseinrichtung (vgl. Autorengruppen Corona-KiTa-Studie 2021k).

Die aktuellsten Daten der KiBS-Elternbefragung aus dem Frühjahr 2022 zeigen in diesem Zusammenhang, dass Eltern bei Unterstützungsbedarf im Zuge der Pandemie gerne den Zugang über die Kindertagesbetreuung wählten, wenn dieser angesichts des Öffnungs- und Schließgeschehens möglich war (15 %, Abbildung 3.9-7). Dies steht in Einklang mit früheren Beobachtungen, dass insbesondere die Kindertagesbetreuung eine zentrale Vernetzungs- und Türöffnerfunktion im Rahmen der Präventionskette besitzt und Zugangsbarrieren für Eltern in diesem Feld gering sind (vgl. Nagy 2016; Wieda et al. 2020). Obwohl die aufgelisteten Angebote insgesamt sehr zaghaft genutzt wurden (z. B. Hilfen und Angebote, die über das Jugendamt bereitgestellt oder koordiniert werden), sticht dennoch ins Auge, dass ärztliche oder psychologische Beratung von den beantwortenden Eltern selbst oder dem Partner/der Partnerin am zweithäufigsten in Anspruch genommen wurde (12 %, Abbildung 3.9-7, gelber Balken). Dies bestätigt indirekt, dass bei einem gewissen prozentualen Anteil an Müttern und Vätern im Zuge der Pandemie ernstzunehmende Belastungen entstanden. Mit Blick auf Angebote, die sich speziell an Kinder richten, nutzte der größte Anteil, mit 10 %, ein Sprachförderangebot für das Kind. Auch das kann ein Hinweis darauf sein, dass einige Kinder im Zuge der Pandemie Entwicklungsrückstände entwickelten.

Unabhängig davon, ob Eltern eine der aufgelisteten Hilfe- oder Unterstützungsmöglichkeiten wahrnahmen, wünschten sich 23 % genauer über diese Anlaufstellen für Familien informiert zu werden, etwa durch die Kindertageseinrichtung oder den Kinderarzt/die Kinderärztin. Von 2.808 Eltern, die wiederum keines der aufgelisteten Angebote genutzt hatten, hätten etwa 4 % gerne Hilfe angenommen, jedoch stand ihnen kein bedarfsgerechtes Angebot zur Verfügung.

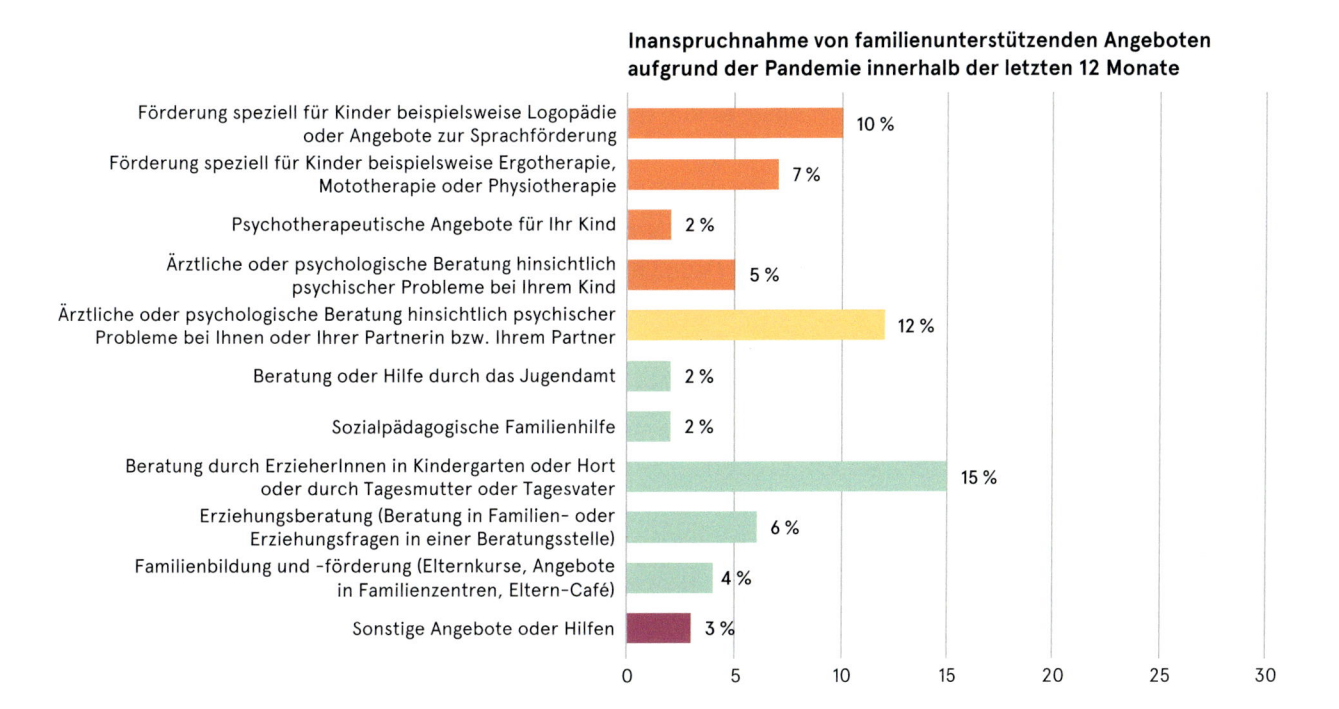

Inanspruchnahme von familienunterstützenden Angeboten aufgrund der Pandemie innerhalb der letzten 12 Monate

Angebot	Anteil
Förderung speziell für Kinder beispielsweise Logopädie oder Angebote zur Sprachförderung	10 %
Förderung speziell für Kinder beispielsweise Ergotherapie, Motothearpie oder Physiotherapie	7 %
Psychotherapeutische Angebote für Ihr Kind	2 %
Ärztliche oder psychologische Beratung hinsichtlich psychischer Probleme bei Ihrem Kind	5 %
Ärztliche oder psychologische Beratung hinsichtlich psychischer Probleme bei Ihnen oder Ihrer Partnerin bzw. Ihrem Partner	12 %
Beratung oder Hilfe durch das Jugendamt	2 %
Sozialpädagogische Familienhilfe	2 %
Beratung durch ErzieherInnen in Kindergarten oder Hort oder durch Tagesmutter oder Tagesvater	15 %
Erziehungsberatung (Beratung in Familien- oder Erziehungsfragen in einer Beratungsstelle)	6 %
Familienbildung und -förderung (Elternkurse, Angebote in Familienzentren, Eltern-Café)	4 %
Sonstige Angebote oder Hilfen	3 %

Abbildung 3.9-7:
Inanspruchnahme von familienunterstützenden Angeboten von Eltern mit Kindern im Altersbereich von einem Jahr bis sieben Jahren. Angaben beziehen sich auch auf Eltern, deren Kind bereits eine Grundschule besuchte. Zeitraum von Mitte Januar bis Mitte Mai 2022, KW 4–KW 19): DJI, KiBS-Elternbefragung, Datenstand: 09.03.2022, n = 4.569 – 4.463, ungewichtete Daten. Die Inanspruchnahme von Angeboten, die speziell im Gesundheitsbereich angesiedelt sind (z. B. ärztliche oder psychologische Beratung) wurde nur von Eltern erfasst, die vorher ihre ausdrückliche Zustimmung gegeben hatte, diese Items beantworten zu wollen.

3.9.3 Betroffenheit von Familien durch das Infektionsgeschehen

Im Zuge der Pandemie und des dynamischen Infektionsgeschehens entstanden schließlich auch gesundheitsbezogene Sorgen hinsichtlich des COVID-19-Virus oder möglicher Gesundheitsrisiken im Zusammenhang mit einer SARS-CoV-2-Infektion, sowie spezielle Belastungen für Familien, die sich aufgrund von Quarantänemaßnahmen ergaben, zum Beispiel durch Infektionsfälle in der Kindertagesbetreuung. Da Impfstoffe für Kinder ab 5 Jahren erst ab November 2021 verfügbar waren und jüngere Kinder noch länger nicht geimpft werden konnten, waren Kinder bei Kontakt zu infizierten Personen in der Regel von Quarantänemaßnahmen betroffen.

Ansteckungsangst

Bisherige Studien konnten allgemein zeigen, dass eine erhöhte Angst vor COVID-19 und vor einer Ansteckung mit dem Virus bei Erwachsenen Stressreaktionen wie depressive Symptome hervorrief (Bakioğlu et al., 2021; Fitzpatrick et al., 2020). Speziell im familiären Kontext ließ sich nachweisen, dass sich eine größere Angst vor COVID-19 der Eltern häufig über unterschiedliche verbale oder verhaltensbezogene Mechanismen auf Kinder übertrug und diese schließlich ebenfalls ängstlicher wurden. Zugleich begünstigt eine hohe angstbesetzte familiäre Umwelt einen ungünstigen Entwicklungshintergrund für Kinder (Wissemann et al., 2021; Radanovic et al., 2021; Suffren et al. 2021). Auswertungen der KiBS-Elternbefragung bestätigen ebenfalls, dass Eltern über unterschiedliche Phasen der Pandemie im Frühjahr 2021 hinweg von einer geringer ausgeprägten Angst berichteten, dass sich ihr Kind anstecken könnte. Auch bei den befragten Eltern in Bezug auf sich selbst ließ sich über mehrere Monate hinweg eine moderate Ansteckungsangst verzeichnen (vgl. Autorengruppen Corona-KiTa-Studie 2021f).

Belastungen von Kita-Eltern in Quarantäne

Die Meldung eines SARS-CoV-2-Falles in einer Kindertageseinrichtung stellte eine besonders herausfordernde Situation für alle Betroffenen dar. Die dadurch notwendige Quarantäne einzelner Kita-Gruppen oder ganzer Kitas bedeutete insbesondere für die Eltern eine erhebliche Zusatzbelastung. Sie mussten sich unter Umständen als Kontaktperson ihres positiv getesteten Kindes selbst in Quarantäne begeben und/oder die Betreuung der sich in Quarantäne befindlichen Kinder sicherstellen. Eine Quarantäne konnte bis zu 14 Tage andauern. In dieser Zeit durfte die eigene Wohnung oder das Haus nicht verlassen sowie kein Besuch empfangen werden. Zugleich wurden bestimmte Verhaltensregeln für alle Haushaltsmitglieder empfohlen, um weitere Ansteckungen zu vermeiden (z. B. Abstandhalten, sich in unterschiedlichen Räumen aufhalten, Körperkontakt vermeiden, bei direktem Kontakt wurde das Tragen eines Mund-Nasen-Schutzes empfohlen) (Bundeszentrale für gesundheitliche Aufklärung (BZgA), 2022). Für Kinder stellte diese Situation somit eine große Herausforderung dar, da sie viele dieser Regeln schwer umsetzen können und auf engen Kontakt zu den Eltern und Geschwistern angewiesen sind. Eltern mussten diese Empfehlungen wiederum sorgfältig hinsichtlich der Bedürfnisse der Kinder abwägen. Während einer Quarantäne trafen damit für Eltern und Kinder unterschiedliche praktische und organisationale Anforderungen zusammen.

Eine häusliche Quarantäne oder Isolation kann sich negativ auf die psychische Gesundheit der betroffenen Person auswirken. Studien aus früheren Epidemien, die sich überwiegend auf erwachsene Populationen und insbesondere Angestellte im Gesundheitswesen beziehen, konnten eine Vielzahl von psychosozialen Folgen einer Quarantäne belegen. Dazu gehören eine vermehrte Depressivität, Ängstlichkeit, ein vermehrtes Stressempfinden, Einsamkeit, Stigmatisierung und eine Minderung der Schlafqualität (Röhr et al., 2020). Besonders gravierend ist die Erkenntnis, dass negative Folgen einer Quarantäne wie vermehrte Ängstlichkeit noch über Monate nach Beendigung derselben weiterbestehen können, wie eine Studie einer früheren Coronavirus-Epidemie von 2015 zeigt (Jeong et al., 2016). In Einklang mit den Befunden früherer Epidemien, konnten Studien im Zuge der COVID-19-Pandemie die besondere Belastungssituation für Familien während eines Lockdowns bestätigen. Spinelli et al. (2020) befragten beispielsweise italienische Eltern von zwei- bis 14-jährigen Kindern zum Stresserleben im April 2020, zur Zeit des wochenlangen harten Lockdowns in Italien, der mit weitreichenden Ausgangsbeschränkungen einherging. Eltern zeigten sich besonders gestresst, wenn sie in dieser Zeit Schwierigkeiten hatten, die Kinderbetreuung, Zeit für den Partner bzw. die Partnerin sowie eigene Arbeiten und Aktivitäten zu vereinbaren. Weitere Forschungsarbeiten können diese komplexe Anforderungslage für Familien während strenger Ausgangsbeschränkungen im Kontext der COVID-19-Pandemie unterstützen. Sie verdeutlichen, dass sowohl Eltern als auch Kinder mit unterschiedlichen Belastungsreaktionen auf diese Ausnahmesituation verstärkter sozialer Isolation reagierten. Dazu zählen unter anderem Schlafstörungen, eine Zunahme von

Hyperaktivitäts- oder anderen verhaltensbezogenen Symptomen bei Kindern, erhöhter Medienkonsum sowie vermehrte Stress- oder Angstsymptome bei Eltern (Trumello et al., 2021; Al Gharaibeh & Gibson, 2022; Saurabh & Ranjan 2020; Gagné et al., 2021).

Obwohl es bereits einige Untersuchungen zur psychischen Gesundheit während der Ausgangsbeschränkungen der COVID-19-Pandemie gab, fanden sich vor der Corona-KiTa-Studie nur wenige Studien, die explizit die Gruppe von Eltern während einer Quarantäne untersuchen. Die meisten Arbeiten beziehen sich auf Quarantänen früherer Epidemien oder den Zeitraum der Pandemie generell bzw. Ausgangsbeschränkungen und sind daher nur bedingt mit der Untersuchung einer akuten Ausbruchssituation und einer damit einhergehenden Quarantäne vergleichbar.

Im besonderen Kontext von Quarantänemaßnahmen in Familien ausgelöst durch infektionsbedingte Einrichtungs- oder Gruppenschließungen in Kitas ist davon auszugehen, dass Eltern von Kita-Kindern besondere Sorgen und Belastungen in einer Quarantäne erfuhren. Kinder im Kita-Alter benötigen eine intensive Betreuung, was es den Eltern erschwert, während der Quarantäne berufliche, haushaltsbezogene oder private Aktivitäten umzusetzen. Zudem waren gerade im ersten Jahr der Pandemie die Testmöglichkeiten auf SARS-CoV-2 eingeschränkt und die Kontaktnachverfolgung durch Gesundheitsämter teilweise ausgesetzt, was dazu führte, dass viele Eltern und Beschäftigte nach einer SARS-CoV-2-Meldung in ihrer Kita einige Tage nicht wussten, ob ihr Kind bzw. sie selbst sich mit SARS-CoV-2 infiziert hatten. Unsicherheiten über den COVID-19-Krankheitsverlauf bei Kindern und über die Wahrscheinlichkeit, mit der die Erkrankung auf Kontaktpersonen im Haushalt oder in der Kita übertragen werden konnte, dürften ebenfalls zu Sorgen und Stresserleben beigetragen haben.

Ergebnisse zu Angst und Stress in der Quarantäne

Vor diesem Hintergrund wurden im Rahmen der COALA-Studie Kita-Eltern zu unterschiedlichen Aspekten psychischer Belastung und zu ihrem Stresserleben während der eigenen häuslichen Quarantäne oder der Quarantäne ihres Kindes befragt. 44 % (n = 47/107) aller in der COALA-Studie befragten Eltern von Kita-Kindern gaben an, seit Beginn der Quarantäne an einzelnen oder vielen Tagen an Nervosität, Ängstlichkeit oder Anspannung zu leiden, 43 % (n = 46/107) berichteten von Ein- oder Durchschlafstörungen. Symptome wie Nervosität, Ängstlichkeit bzw. Anspannung und Schlafstörungen scheinen eine bedeutende Rolle während der Quarantäne zu spielen, wobei die Daten der COALA-Studie keinen Vergleich zur Ausgangslage vor der Quarantäne ermöglichen. Dass eine Quarantäne negative Auswirkungen auf die Schlafqualität und -quantität haben kann, konnten schon andere Studien, auch im Rahmen der COVID-19-Pandemie, zeigen (Salehinejad et al., 2020).

Zudem gaben die Eltern von Kita-Kindern verschiedene Themen an, die ihnen in der Quarantäne Sorge bereiteten. Auffällig ist dabei, dass die Eltern von allen erfragten Themen die Sorge um andere Personen am meisten belastete: 82 % (n = 87/107) der Befragten gaben an, mindestens an einzelnen Tagen durch die Sorge um die Gesundheit anderer Personen beeinträchtigt zu sein. Weitere Antworten zum Stresserleben zeigt Abbildung 3.9-8.

Aus den hier dargestellten Ergebnissen wird ersichtlich, dass die in COALA befragten Kita-Eltern während der Quarantäne verschiedene Sorgen beschäftigten. Dass gesundheitliche Sorgen hierbei weit oben stehen, scheint unter Berücksichtigung der Ausbruchssituation in der Kita und dem unmittelbar bestehenden Risiko einer SARS-CoV-2-Infektion des eigenen Kindes, weiterer Haushaltsmitglieder und der eigenen Person schlüssig. Bemerkenswert ist hierbei, dass die Sorge um die Gesundheit anderer Personen mehr Befragte belastete als die Sorge um die eigene Gesundheit. Inwieweit diese gesundheitlichen

Sorgen spezifisch für die besondere Situation der Quarantäne waren oder sich auf die Pandemie im Allgemeinen oder die generelle Einstellung der Befragten zurückführen lassen, kann schwer abgeleitet werden. Eine in Deutschland durchgeführte Befragung von Eltern zu pandemiebedingtem Stresserleben aus dem August 2020 ergab ebenfalls eine starke Belastung durch Sorgen um die Gesundheit der eigenen Person sowie anderer Personen, auch unabhängig von einer Quarantäne-Situation (Calvano et al., 2021).

Sorgen und Belastungen von Kita-Eltern in Quarantäne

	überhaupt nicht	an einzelnen Tagen	an mehr als der Häfte der Tage	beinahe jeden Tag
Sorgen um die Gesundheit anderer Personen	20	32	20	29
Belastung durch die Versorgung von Kindern zu Hause	32	35	17	16
Sorgen um die eigene Gesundheit	50	30	14	7
Sorgen über das familiäre Klima	52	36	8	5
Sorgen wegen der Arbeit	64	17	14	5
Niemanden zu haben, mit dem man Probleme besprechen kann	78	15	3	4
Finanzielle Sorgen	80	14	5	1

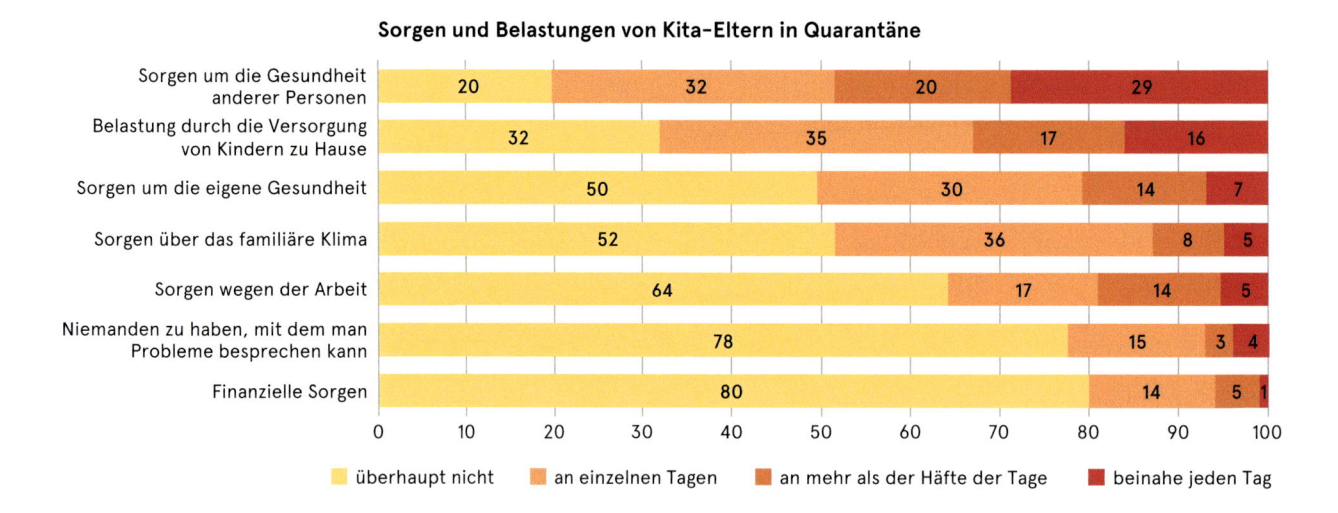

Abbildung 3.9-8:
Belastungen von Kita-Eltern in Quarantäne (n = 107). Die Items sind sortiert nach der höchsten Belastung (Summe aus „an einzelnen Tagen" bis „beinahe jeden Tag").

Eine weitere wesentliche Sorge von Kita-Eltern in Quarantäne stellte, laut den Ergebnissen dieser Stichprobe, die Belastung durch die Versorgung von Kindern zu Hause dar. Um die Belastungssituation durch die gleichzeitige Berufsausübung und Kinderbetreuung genauer verstehen zu können, wären weitergehende Fragen nach der aktuellen Arbeitssituation nötig gewesen. Detailfragen konnten in COALA dazu nicht gestellt werden, die Ergebnisse der KiBS-Eltern-Befragungen (vgl. Unterkapitel „Vereinbarkeit von Familie und Beruf") liefern dazu nähere Hinweise.

Auffällig beim Betrachten der Ergebnisse ist, dass finanzielle Sorgen bei den befragten Kita-Eltern nicht im Fokus standen. Differenziertere Fragen zum aktuellen Einkommen, dem Beruf und der möglichen Änderung der beruflichen und finanziellen Situation durch die Pandemie stehen in COALA nicht zur Verfügung. Es ist daher denkbar, dass dieses Ergebnis auf die selektive Stichprobe zurückzuführen ist. Vergleiche dazu liefert eine deutsche Studie, welche finanzielle Verluste bei knapp 21 % der befragten Eltern mit minderjährigen Kindern während der Pandemie verzeichnete (Calvano et al., 2021). Nach dieser Studie waren finanzielle Sorgen ein Stressfaktor von untergeordneter Bedeutung für Eltern während der Pandemie, wobei die besondere Quarantäne-Situation dort nicht berücksichtigt wurde.

3.9.4 Fazit

Insgesamt konnten die Ergebnisse der Corona-KiTa-Studie die verschiedenen Herausforderungen von Familien mit jungen Kindern in der Pandemie aufzeigen. Insbesondere lockdownbedingten KiTa-Schließungen führten zeitweise zu einem erhöhten allgemeinen Stresserleben der Eltern und einer erhöhten Belastung durch die Betreuung der eigenen Kinder. Von dieser Belastung waren insbesondere doppelerwerbstätige Elternpaare und Alleinerziehende betroffen, aber auch Familien in schwieriger sozioökonomischer Lage. Das stabil hohe Familienklima in der Pandemie weist daraufhin, dass es zwei unterschiedliche Pole des Erlebens in Familien gab, einerseits Belastungserfahrungen durch den zeitweisen Wegfall wichtiger Unterstützungssysteme und geltende Kontaktbeschränkungen und andererseits das Erleben von „Entschleunigung" durch den Wegfall vieler Aktivitäten, der zu weniger Organisationsstress und mehr Familienzeit führte.

Zudem wird deutlich, dass Familien ihre Kontakte während der Schließungsphasen stark einschränkten, beispielsweise durch Verzicht auf Treffen mit anderen Familien, vor allem in geschlossenen Räumen, sowie durch die Beschränkung von Kontakten auf enge Familienmitglieder. Auch organisierte Treffen, z. B. Eltern-Kind-Gruppen oder Vereinsaktivitäten, waren lange Zeit eingeschränkt. An dieser Stelle zeigen die Ergebnisse aus dem Frühjahr 2022, dass auch in Monaten, in denen kaum mehr Kontaktbeschränkungen galten, weiterhin pandemiebedingte Ausfälle solcher Angebote für Eltern und/oder Kinder zu beobachten waren. Auch verzichteten einige Eltern aus Angst vor Ansteckung auf die Nutzung. Dies sind Hinweise darauf, dass das Freizeitverhalten von Familien mit jungen Kindern weiterhin von dauerhaften oder temporären Einschränkungen betroffen sein kann, auch wenn keine formalen Einschränkungen z. B. auf Basis des Infektionsschutzgesetzes bestehen.

Ergebnisse der KiBS-Elternbefragung zur Vereinbarkeit von Familie und Beruf machen deutlich, dass Eltern verschiedene Lösungen gefunden haben, um eine „neue" Vereinbarkeit bei Ausfällen der Kindertagesbetreuung herzustellen, beispielsweise Arbeiten außerhalb der Rahmenarbeitszeiten, zeitversetztes Arbeiten der Elternteile oder Nutzung von Urlaubstagen. Es deutet sich an, dass Eltern auch nach den lockdownbedingten Schließungsphasen, vermutlich aufgrund der immer wieder auftretenden infektionsbedingten Schließungen der KiTas oder der familialen Betroffenheit von Quarantäne, an bestimmten Modalitäten des Arbeitens festhalten (müssen). Auch hier deutet sich an, dass Familien noch nicht zur vorpandemischen Situation zurückgekehrt sind. Hier wird zu beobachten sein, wie sich die Organisation der Vereinbarkeit von Familie und Beruf bzw. deren Machbarkeit und Folgen für das Belastungserleben von Familien weiter entwickeln wird.

Hinsichtlich der Nutzung von familienunterstützenden Angeboten zeigten Ergebnisse aus dem Frühjahr 2022, dass Eltern bei einem vorhandenen Unterstützungsbedarf gerne die Beratung der Kindertagesbetreuung in Anspruch nehmen. Etwa jede zehnte Familie hat im letzten Jahr psychologische Beratung für einen oder beide Elternteile in Anspruch genommen, was darauf hinweist, dass bei einzelnen Eltern ernstzunehmende Belastungen vorlagen.

Die Daten der COALA-Studie zeigen den Belastungsgrad von Quarantänesituationen für Eltern mit jungen Kindern in der Studie auf. Ein hoher Anteil der befragten Kita-Eltern litt während der Quarantäne an Nervosität, Ängstlichkeit und Anspannung. Auch Probleme beim Ein- oder Durchschlafen wurden häufig berichtet. Unter den abgefragten Sorgen standen die Sorge um die Gesundheit anderer und die Sorge um die eigene Gesundheit während der Quarantäne weit vorne. Hinzu kam die Belastung durch die Versorgung von Kindern zu Hause. Finanzielle Sorgen spielten bei den befragten Teilnehmenden in COALA eine untergeordnete Rolle.

Da es Hinweise darauf gibt, dass das Familienleben durch viele unterschiedliche Aspekte auch weiterhin eingeschränkt oder mit Belastungen für Eltern verbunden ist, wird zu beobachten sein, welche langfristigen Folgen dies beispielsweise für das Wohlbefinden und die Gesundheit von Eltern und Kindern oder die Aufteilung von Sorge- und Erwerbsarbeit zwischen Eltern mit sich bringt.

Literaturverzeichnis

AG Kita (2020). Empfehlung für einen gemeinsamen Rahmen der Länder für einen stufenweisen Prozess zur Öffnung der Kindertagesbetreuungsangebote von der Notbetreuung hin zum Regelbetrieb im Kontext der Coronapandemie.

Ahnert, L. (2010). Wie viel Mutter braucht ein Kind. Bindung – Bildung – Betreuung:. öffentlich und privat. Springer Spektrum.

Al Gharaibeh, F., & Gibson, L. (2022). The impact of COVID-19 quarantine measures on the mental health of families. Journal of Social Work, 22(3), 655–673. **doi:10.1177/14680173211011705**

Alt, C., Heitkötter, M., & Riedel, B. (2014). Kita und Kindertagespflege für unter Dreijährige aus Sicht der Eltern – gleichrangig, aber nicht austauschbar? Nutzerprofile, Betreuungspräferenzen und Zufriedenheit der Eltern auf Basis des DJI-Survey (AID.A). Zeitschrift für Pädagogik, 60(5), 782–801. **https://doi.org/10.25656/01:14683**

Anders, Y. (2013). Stichwort. Auswirkungen frühkindlicher institutioneller Betreuung und Bildung. Zeitschrift für Erziehungswissenschaft, 16, 237–275. **https://doi.org/10.1007/s11618-013-0357-5**

Andresen, S., Lips, A., Möller, R., Rusack, T., Schröer, W., Thomas, S., Wilmes, J. (Hrsg.). (2020). Kinder, Eltern und ihre Erfahrungen während der Coronapandemie. Erste Ergebnisse der bundesweiten Studie KiCo., Universitätsverlag Hildesheim. **http://dx.doi.org/10.18442/121**

Andresen, S., & Wilmes, J. (2022). Krisenthemen in Familien zu Beginn der COVID-19-Pandemie. Soziale Passagen. **https://doi.org/10.1007/s12592-022-00414-8**

Autorengruppe Bildungsberichterstattung (2020). Bildung in Deutschland. Ein indikatorengestützter Bericht mit einer Analyse zu Bildung in einer digitalisierten Welt. wbv Media. **http://www.bildungsbericht.de**

Autorengruppe Bildungsberichterstattung (2022). Bildung in Deutschland 2022. Ein indikatorengestützter Bericht mit einer Analyse zum Bildungspersonal. wbv. Media. **https://www.bildungsbericht.de/de/bildungsberichte-seit-2006/bildungsbericht-2022/pdf-dateien-2022/bildungsbericht-2022.pdf**

Autorengruppe Corona-KiTa-Studie (2020a). 1. Monatsbericht der Corona-KiTa-Studie (I /2020). Deutsches Jugendinstitut (DJI) & Robert Koch-Institut (RKI). **http://www.corona-kita-studie.de/ergebnisse**

Autorengruppe Corona-KiTa-Studie (2020b). 2. Monatsbericht der Corona-KiTa-Studie (II/2020). Deutsches Jugendinstitut (DJI) & Robert Koch-Institut (RKI). **http://www.corona-kita-studie.de/ergebnisse**

Autorengruppe Corona-KiTa-Studie (2020c). 3. Monatsbericht der Corona-KiTa-Studie (III/2020). Deutsches Jugendinstitut (DJI) & Robert Koch-Institut (RKI). **http://www.corona-kita-studie.de/ergebnisse**

Autorengruppe Corona-KiTa-Studie (2020d). 1. Quartalsbericht der Corona-KiTa-Studie (IV/2020). Deutsches Jugendinstitut (DJI) & Robert Koch-Institut (RKI). **http://www.corona-kita-studie.de/ergebnisse**

Autorengruppe Corona-KiTa-Studie (2020e). 5. Monatsbericht der Corona-KiTa-Studie (V/2020). Deutsches Jugendinstitut (DJI) & Robert Koch-Institut (RKI). **http://www.corona-kita-studie.de/ergebnisse**

Autorengruppe Corona-KiTa-Studie (2020f). 6. Monatsbericht der Corona-KiTa-Studie (VI/2020). Deutsches Jugendinstitut (DJI) & Robert Koch-Institut (RKI). **http://www.corona-kita-studie.de/ergebnisse**

Autorengruppe Corona-KiTa-Studie (2020g). 2. Quartalsbericht der Corona-KiTa-Studie (VII/2020). Deutsches Jugendinstitut (DJI) & Robert Koch-Institut (RKI). **http://www.corona-kita-studie.de/ergebnisse**

Autorengruppe Corona-KiTa-Studie (2021a). 8. Monatsbericht der Corona-KiTa-Studie (I/2021). Deutsches Jugendinstitut (DJI) & Robert Koch-Institut (RKI). **http://www.corona-kita-studie.de/ergebnisse**

Autorengruppe Corona-KiTa-Studie (2021b). 3. Quartalsbericht der Corona-KiTa-Studie (II/2021). Deutsches Jugendinstitut (DJI) & Robert Koch-Institut (RKI). **http://www.corona-kita-studie.de/ergebnisse**

Autorengruppe Corona-KiTa-Studie (2021c). 9. Monatsbericht der Corona-KiTa-Studie (III/2021). Deutsches Jugendinstitut (DJI) & Robert Koch-Institut (RKI). **http://www.corona-kita-studie.de/ergebnisse**

Autorengruppe Corona-KiTa-Studie (2021d). 10. Monatsbericht der Corona-KiTa-Studie (IV/2021). Deutsches Jugendinstitut (DJI) & Robert Koch-Institut (RKI). **http://www.corona-kita-studie.de/ergebnisse**

Autorengruppe Corona-KiTa-Studie (2021e). 4. Quartalsbericht der Corona-KiTa-Studie (V/2021). Deutsches Jugendinstitut (DJI) & Robert Koch-Institut (RKI). http://www.corona-kita-studie.de/ergebnisse

Autorengruppe Corona-KiTa-Studie (2021f). 11. Monatsbericht der Corona-KiTa-Studie (VI/2021). Deutsches Jugendinstitut (DJI) & Robert Koch-Institut (RKI). http://www.corona-kita-studie.de/ergebnisse

Autorengruppe Corona-KiTa-Studie (2021g). 12. Monatsbericht der Corona-KiTa-Studie (VII/2021). Deutsches Jugendinstitut (DJI) & Robert Koch-Institut (RKI). http://www.corona-kita-studie.de/ergebnisse

Autorengruppe Corona-KiTa-Studie (2021h). 5. Quartalsbericht der Corona-KiTa-Studie (VIII/2021). Deutsches Jugendinstitut (DJI) & Robert Koch-Institut (RKI). http://www.corona-kita-studie.de/ergebnisse

Autorengruppe Corona-KiTa-Studie (2021i). 13. Monatsbericht der Corona-KiTa-Studie (XI/2021). Deutsches Jugendinstitut (DJI) & Robert Koch-Institut (RKI). http://www.corona-kita-studie.de/ergebnisse

Autorengruppe Corona-KiTa-Studie (2021j). 14. Monatsbericht der Corona-KiTa-Studie (XII/2021). Deutsches Jugendinstitut (DJI) & Robert Koch-Institut (RKI). http://www.corona-kita-studie.de/ergebnisse

Autorengruppe Corona-KiTa-Studie (2021k). 6. Quartalsbericht der Corona-KiTa-Studie (XI/2021). Deutsches Jugendinstitut (DJI) & Robert Koch-Institut (RKI). http://www.corona-kita-studie.de/ergebnisse

Autorengruppe Corona-KiTa-Studie (2022). 7. Quartalsbericht der Corona-KiTa-Studie (/2022). Deutsches Jugendinstitut (DJI) & Robert Koch-Institut (RKI). http://www.corona-kita-studie.de/ergebnisse

Bakioğlu, F., Korkmaz, O., & Ercan, H. (2021). Fear of COVID-19 and Positivity: Mediating Role of Intolerance of Uncertainty, Depression, Anxiety, and Stress. International journal of mental health and addiction, 19(6), 2369–2382. https://doi.org/10.1007/s11469-020-00331-y

Bhuiyan, M. U., Stiboy, E., Hassan, M. Z., Chan, M., Islam, M. S., Haider, N., ... Homaira, N. (2021). Epidemiology of COVID-19 infection in young children under five years: A systematic review and meta-analysis. Vaccine, 39(4), 667–677. doi:10.1016/j.vaccine.2020.11.078

Blum, S., & Dobrotić, I. (2021). Die Kita- und Schulschließungen in der COIVD-19-Pandemie. In Detlef Fickermann und Benjamin Edelstein (Hrsg.). Schule während der Coronapandemie. Neue Ergebnisse und Überblick über ein dynamisches Forschungsfeld. Waxmann Verlag. DDS Die Deutsche Schule. Zeitschrift für Erziehungswissenschaft, Bildungspolitik und pädagogische Praxis, (17), 81–99. https://doi.org/10.25656/01:21515

Bronfenbrenner, U., & Morris, P. (2006). The bioecological model of human development. In R. M. Lerner, & W. Damon (Eds.), Theoretical models of human development (5), 793–828. (Handbook of Child Psychology; Vol. 1). Wiley.

Buchan S. A., Chung, H., Brown K.A., Austin P.C., Fell D.B., Gubbay J.B., Nasreen, S., Schwartz, K.L., Sundaram, M.E., Tadrous, M., Wilson, K., Wilson, S.E., Kwong, J.C. (2022). Effectiveness of COVID-19 vaccines against Omicron or Delta symptomatic infection and severe out-come. https://doi.org/10.1101/2021.12.30.21268565

Buda, S., an der Heiden, M., Altmann, D., Diercke, M., Hamouda, O., Rexroth, U. (2020). Infektionsumfeld von erfassten COVID-19-Ausbrüchen in Deutschland. (38), 3–12. http://dx.doi.org/10.25646/7093

Buheji, M., Hassani, A., Ebrahim, A., da Costa Cunha, K., Jahrami, H., Baloshi, M., Hubail, S. (2020). Children and Coping During COVID-19. A Scoping Review of Bio-Psycho-Social International Journal of Applied Psychology, 10(1), 8–15. http://article.sapub.org/10.5923.j.ijap.20201001.02.html

Buheji, M., Cunha, K., & Mavrić, B. (2020). The Extent of COVID-19 Pandemic Socio-Economic Impact on Global Poverty. A Global Integrative Multidisciplinary Review. American Journal of Economics, 10, 213–224. doi:10.5923/j.economics.20201004.02

Bujard, M., von den Driesch, E., Ruckdeschel, K., Laß, I., Thönnissen, C., Schumann, A., Schneider, N. (Hrsg.). (2021). Belastungen von Kindern, Jugendlichen und Eltern in der Coronapandemie. Bundesinstitut für Bevölkerungsforschung (BIB).

Bundesministerium für Familie, Senioren, Frauen und Jugend (BMFSFJ) (Hrsg.). (2020). Familien in der Corona-Zeit. Herausforderungen, Erfahrungen und Bedarfe. Ergebnisse einer repräsentativen Elternbefragung im April und Mai 2020. http://www.bmfsfj.de/bmfsfj/service/publikationen/familien-in-der-corona-zeit-herausforderungen-erfahrungen-und-bedarfe-163138

Bundesministerium für Familie, Senioren, Frauen und Jugend (BMFSFJ), Bundesministerium für Gesundheit (BMG) (Hrsg.). (2020). Kitas in Zeiten der Coronapandemie. Praxistipps für die Kindertagesbetreuung im Regelbetrieb. http://indd.adobe.com/view/185913ea-ab67-4c7d-bf02-9c686e28203b

Bundesministerium für Familie, Senioren, Frauen und Jugend (BMFSFJ) (Hrsg.). (2021a). Fragen und Antworten zum Kinderkrankengeld. Weitere Entlastung für Eltern. http://www.bundesregierung.de/breg-de/themen/coronavirus/kinderkrankengeld-1836090.

Bundesministerium für Familie, Senioren, Frauen und Jugend (BMFSFJ) (Hrsg.). (2021b). Neunter Familienbericht. Eltern sein in Deutschland – Ansprüche, Anforderungen und Angebote bei wachsender Vielfalt. **http://www.bmfsfj.de/resource/blob/174094/93093983704d614858141b8f14401244/neunter-familienbericht-langfassung-data.pdf.**

Bundesregierung (Hrsg.). (2021). Infektionsschutzgesetz. Das regelt die bundeseinheitliche Notbremse. **http://www.bundesregierung.de/breg-de/suche/bundesweite-notbremse-1888982** (Stand April 2021).

Bundeszentrale für gesundheitliche Aufklärung (BZgA) (2022). Verhaltensempfehlungen für die häusliche Quarantäne. (Hrsg.) Was schützt infektionsschutz.de. Wissen. **http://www.infektionsschutz.de/coronavirus/wie-verhalte-ich-mich/in-der-haeuslichen-quarantaene/**. (Stand Mai 2022)

Bünning, M., Ehrlich, U., Behaghel, F., & Huxhold, O. (2021). Enkelbetreuung während der Coronapandemie. Deutsches Zentrum für Altersfragen, (7). **https://idw-online.de/en/news?print=1&id=779352**

Calvano, C., Engelke, L., Di Bella, J., Kindermann, J., Renneberg, B., & Winter, S. M. (2021). Families in the COVID-19 pandemic: parental stress, parent mental health and the occurrence of adverse childhood experiences – results of a representative survey in Germany. European Child & Adolescent Psychiatry, 1–13. **doi:10.1007/s00787-021-01739-0**

Chu, D. K., Akl, E. A., Duda, Solo, K., Yaacoub, Schünemann, H. J., & Reinap, M. (2020). Physical distancing, face masks, and eye protection to prevent person-to-person transmission of SARS-CoV-2 and COVID-19. A systematic review and meta-analysis.The Lancet, (395), 1973–1987. **https://doi.org/10.1016/S0140-6736(20)31142-9**

Cohen, F., Oppermann, E., & Anders, Y. (Hrsg.). (2020). Familien & Kitas in der Corona-Zeit. Zusammenfassung der Ergebnisse. Universität Bamberg, Lehrstuhl für Frühkindliche Bildung und Erziehung. **https://www.uni-bamberg.de/fileadmin/efp/forschung/Corona/Ergebnisbericht_finale_Version_Onlineversion.pdf**

Cohen, F., Oppermann, E., & Anders, Y. (2021). (Digitale) Elternzusammenarbeit in Kindertageseinrichtungen während der Coronapandemie. Digitalisierungsschub oder verpasste Chance? Zeitschrift für Erziehungswissenschaft: ZfE, 24(2), 313–338. **https://doi.org/10.1007/s11618-021-01014-7**

Diefenbacher, S., Grgic, M., Neuberger, F., Maly-Motta, H., Spensberger, F., Kuger, S. (2022). Pedagogical practices in ECEC institutions and children's linguistic, motor, and socio-emotional needs during the COVID-19 pandemic. Results from a longitudinal multi-perspective study in Germany. Early Child Development and Care. Special issue „Social relationships, interactions and learning in early childhood – theoretical approaches, empirical findings and challenges". **https://doi.org/10.1080/03004430.2022.2116431**

Diller, A. (Hrsg.). (2005). Eltern-Kind-Zentren. Die neue Generation kinder- und familienfördernder Institutionen. Deutsches Jugendinstitut (DJI). **http://docplayer.org/11353140-Eltern-kind-zentren-die-neue-generation-kinder-und-familienfoerdernder-grundlagenbericht-im-auftrag-des-bmfsfj-angelika-diller.html**

Döpfner, M., Adam, J., Habbel, C., Schulte, B., Schulze-Husmann, K. (2021). Die psychische Belastung von Kindern, Jugendlichen und ihren Familien während der COVID-19-Pandemie und der Zusammenhang mit emotionalen und Verhaltensauffälligkeiten. Bundesgesundheitsblatt, Gesundheitsforschung, Gesundheitsschutz 64, 1522–1532. **https://doi.org/10.1007/s00103-021-03455-1**

Fitzpatrick, K. M., Harris, C., & Drawve, G. (2020). Fear of COVID-19 and the mental health consequences in America. Psychological Trauma: Theory, Research, Practice, and Policy, 12(S1), 17–S21. **https://doi.org/10.1037/tra0000924**

Friedrich, T. (2011). Zusammenarbeit mit Eltern – Anforderungen an frühpädagogische Fachkräfte. Eine Expertise der Weiterbildungsinitiative Frühpädagogische Fachkräfte. WiFF Expertisen, 22. **http://www.weiterbildungsinitiative.de/fileadmin/Redaktion/Publikationen/WiFF_Expertise_Friederich.pdf**

Gagné, M.-H., Piché, G., Clément, M.-È., & Villatte, A. (2021). Families in confinement: A pre-post COVID-19 study. Couple and Family Psychology: Research and Practice, 10(4), 260–270. **https://doi.org/10.1037/cfp0000179**

Geissler, S., Reim, J., Sawatzki, B., & Walper, S. (2022). Elternsein in der Coronapandemie: Ein Fokus auf das Erleben in der Elternrolle. Diskurs Kindheits- und Jugendforschung/Discourse. Journal of Childhood and Adolescence Research, 17(1), 11–26. **https://doi.org/10.3224/diskurs.v17i1.02**

Gierszewski, D., Kurotschka, P. K., Krauthausen, M., Fröhlich, W., Forster, J., Pietsch, F., Gágyor, I. (2022). Parents' and Childcare Workers' Perspectives Toward SARS-CoV-2 Test and Surveillance Protocols in Pre-school Children Day Care Center. A Qualitative Study Within the German Wü-KiTa-CoV Project. Frontiers in Medicine, 9. **http://doi.org/10.3389/fmed.2022.897726**

Gori, M., Schiatti, L., & Amadeo, M. B. (2021). Masking Emotions: Face Masks Impair How We Read Emotions. Frontiers in psychology, 12, 669432. **https://doi.org/10.3389/fpsyg.2021.669432**

Grgic M., Neuberger F., Kalicki B., Spensberger F., Maly-Motta H., Barbarino B., ... Rauschenbach, T. (2022). Interaktionen in Kindertageseinrichtungen während der Coronapandemie. Elternkooperation, Fachkraft-Kind-Interaktionen und das Zusammenspiel der Kinder im Rahmen eingeschränkter Möglichkeiten. Diskurs Kindheits- und Jugendforschung/ Discourse. Journal of Childhood and Adolescence Research, 17(1) 27-56. https://doi.org/10.3224/diskurs.v17i1.03

Grgic, M. (2020). Kollektive Professionalisierungsprozesse in der Frühen Bildung – Entwicklung des Mandats, der Lizensierung und der beruflichen Mobilität im Zeitraum 1975 bis 2018 in Westdeutschland. Köln Z Soziol (72), 197-227. https://doi.org/10.1007/s11577-020-00667-2

Gunderson, J., & Barrett, A. E. (2017). Emotional Cost of Emotional Support? The Association Between Intensive Mothering and Psychological Well-Being in Midlife. Journal of Family Issues, 38(7), 992-1009. https://doi.org/10.1177/0192513X15579502

Hahlweg, K., Ditzen, B., Job, A. K., Gastner, J., Schulz, W., Supke, M., Walper, S., (2020). COVID-19. Psychologische Folgen für Familie, Kinder und Partnerschaft. Zeitschrift für Klinische Psychologie und Psychotherapie, 49(3), 157-171. https://doi.org/10.1026/1616-3443/a000592

Hank, K., & Buber, I. (2009). Grandparents caring for their grandchildren. Findings from the 2004 Survey of Health, Ageing, and Retirement in Europe. Journal of Family, 30(1), 53-73. https://doi.org/10.1177/0192513X08322627

Hansen, C. H., Blicher Schelde, A., Moustsen-Helm, I., Emborg H. D., Krause, T. G., Mølbak, K., Branth, P. V. (2021). Vaccine effectiveness against SARS-CoV-2 infection with the Omicron or Delta variants following a two-dose or booster BNT162b2 or mRNA-1273 vaccination serie A Danish cohort study. medRxiv. 1(165).1-13. https://doi.org/10.1101/2021.12.20.21267966

Harring, M., Böhm-Kasper, O., Rohlfs, C., Palentien, C. (2010). Peers als Bildungs- und Sozialisationsinstanzen – eine Einführung in die Thematik. In M. Harring, O. Böhm-Kasper, C. Rohlfs, C. Palentien (Hrsg.). Freundschaften, Cliquen und Jugendkulturen. Peers als Bildungs- und Sozialisationsinstanzen. VS Verlag, 9-20. https://doi.org/10.1007/978-3-531-92315-4_1

Hashmi, H. A. S., & Asif, H. M. (2020). Early Detection and Assessment of Covid-19. Front Med (Lausanne), 7, 311. doi:10.3389/fmed.2020.00311

Heimlich, U. (2017). Das Spiel mit Gleichaltrigen in Kindertageseinrichtungen. Teilhabechancen für Kinder mit Behinderung. Weiterbildungsinitiative Frühpädagogische Fachkräfte. WiFF Expertisen, 49. https://www.weiterbildungsinitiative.de/fileadmin/Redaktion/Publikationen/old_uploads/media/WEB_Exp_Heimlich.pdf

Heitkötter, M., Rauschenbach, T., & Teske, J. (Hrsg.). (2014). Ansätze zur differenzierten Weiterentwicklung der Kindertagespflege. Wege von der Unübersichtlichkeit zur qualitätsorientierten Gestaltung der Formenvielfalt. DJI-Fachforum Bildung und Erziehung, (11), Deutsches Jugendinstitut (DJI), 345-371.

Hoebel, J., Michalski, N., Wachtler, B., Diercke, M., Neuhauser, H., Wieler, L. H., Hövener, C. (2021): Sozioökonomische Unterschiede im Infektionsrisiko während der zweiten SARS-CoV-2-Welle in Deutschland. In Deutsches Ärzteblatt, S. 269-270. DOI: 10.3238/arztebl.m2021.0188.

Howard, J., Huang, A., Li, Z., Tufekci, Z., Zdimal, V., van der Westhuizen, H.-M., Rimoin, A. W. (2021). An evidence review of face masks against COVID-19. Proceedings of the National Academy of Sciences, 118(4). http://doi.org/10.1073/pna2014564118

Huebener, M., Spieß, C.K., Siegel, N. A., Wagner, G.G. (2020). Wohlbefinden von Familien in Zeiten von Corona. Eltern mit jungen Kindern am stärksten beeinträchtigt. DIW Wochenbericht (30+31), 527-537. http://doi.org/10.18723/diw_wb.2020-30-1

Huebener, M., Waights, S., Spiess, C.K., Wagner, G.G. (2021). Parental well-being in times of Covid-19 in Germany. Review of Economics of the Household 19, 91-122 (2021). https://doi.org/10.1007/s11150-020-09529-4

Jentsch, B., & Schnock, B. (2020). Child welfare in the midst of the coronavirus pandemic – Emerging evidence from Germany, Child Abuse & Neglect, 110(2). https://doi.org/10.1016/j.chiabu.2020.104716

Jeong, H., Yim, H. W., Song, Y. J., Ki, M., Min, J. A., Cho, J., Chae, J. H. (2016). Mental health status of people isolated due to Middle East Respiratory Syndrome. *Epidemiol Health, 38*, e2016048. doi:10.4178/epih.e2016048

JFMK – Jugend- und Familienministerkonferenz (2020). JFMK-Beschluss Gemeinsamer Rahmen der Länder für einen stufenweisen Prozess zur Öffnung der Kindertagesbetreuungsangebote von der Notbetreuung hin zum Regelbetrieb im Kontext der Coronapandemie. https://jfmk.de/wp-content/uploads/2020/06/JFMK-2020-%C3%96ffentliche-Ergebnisniederschrift.pdf

Kalicki, B., Fackler, S., Grgic, M., Maly-Motta, H., Neuberger, F., & Kuger, S. (im Erscheinen): Leading Early Childhood Education Centres under the conditions of the pandemic: the German Case. In E. Fonsén, R. Ahtiainen, K.-M. Heikkinen, L. Heikonen, P. Strehmel, E. Tamir (Hrsg.): Leadership, work and pedagogy in ECEC during times of crises. Epublisher: Helsinki University Press, Finland

Klinkhammer, N., Kalicki, B., Kuger, S., Meiner-Teubner, C., Riedel, B., Schacht, D. D., Rauschenbach, T. (Hrsg.). (2021). ERiK-Forschungsbericht I. Konzeption und Befunde des indikatorengestützten Monitorings zum KiQuTG. WBV Publikation. https://doi.org/10.3278/6004862w

Kluczniok, K. & Mudiappa, M. (2019). Relations between socio-economic risk factors, home learning environment and children's language competencies: Findings from a German study. European Educational Research Journal, 18, 85–104

Kreyenfeld, M., Zinn, S. (2021). Coronavirus and care. How the coronavirus crisis affected father's involvement in Germany. Demographic Research, 44, 99–124. DOI. https://dx.doi.org/10.4054/DemRes.2021.44.4

Kuger, S., & Kluczniok, K. (2009). Prozessqualität im Kindergarten – Konzept, Umsetzung und Befunde. In H.-G. Roßbach, H.-P.. Blossfeld (Hrsg.): Frühpädagogische Förderung in Institutionen. VS Verlag für Sozialwissenschaften. (S 159–178). https://doi.org/10.1007/978-3-531-91452-7_11

Lagunas-Rangel, F. A., & Chávez-Valencia, V. (2021). What do we know about the antibody responses to SARS-CoV-2? Immunobiology, 226(2), 152054–152054. doi:10.1016/j.imbio.2021.152054

Langmeyer-Tornier, A., Guglhör-Rudan, A., Naab, T., Urlen, M., Winklhofer, U. (2020). Kind sein in Zeiten von Corona. Ergebnisbericht zur Situation von Kindern während des Lockdowns im Frühjahr 2020. Frühe Kindheit. 24(12), 6–17.

Langmeyer, A., Guglhör-Rudan, A., Winklhofer, U., Chabursky, S., Naab, T., & Pötter, U. (2022). Resources of families adapting the COVID-19 pandemic in Germany: A mixed-method study of coping strategies and family and child outcomes. Journal of Family Research. doi:10.20377/jfr-708

Lazzerini, M., Benvenuto, S., Mariani, I., Fedele, G., Leone, P., Stefanelli, P., … Comar, M. (2022). Evolution of SARS-CoV-2 IgG Seroprevalence in Children and Factors Associated with Seroconversion: Results from a Multiple Time-Points Study in Friuli-Venezia Giulia Region, Italy. Children, 9(2), 246.

Lehfeld, A.-S., Buchholz U., Grgic, M., Neuberger, F., Kuger, S., Diercke, M., … Haas, W. (2022). Meldedaten und KiTa-Register ergänzen sich in der Bewertung der Dynamik der SARS-CoV-2-Ausbrüche in Kindertageseinrichtungen. Epid Bull (3). 42–51. http://dx.doi.org/10.25646/9514

Lehrl, S., Kuger, S., Anders, Y. (2014). Soziale Disparitäten beim Zugang zu Kindergartenqualität und differenzielle Konsequenzen für die vorschulische mathematische Entwicklung, Unterrichtswissenschaft, 42(2), 132–151. https://doi.org/10.25656/01:12854

Loenenbach, A., Markus, I., Lehfeld, A.-S., an der Heiden, M., Haas, W., Kiegele, M., … Buchholz, U. (2021). SARS-CoV-2 variant B.1.1.7 susceptibility and infectiousness of children and adults deduced from investigations of childcare centre outbreaks, Germany, 2021. Eurosurveillance, 26(21), 2100433. https://doi.org/10.2807/1560-7917.ES.2021.26.21.2100433

Lohaus, A., & Vierhaus, M. (2019). Entwicklungspsychologie des Kindes- und Jugendalters für Bachelor. (4. Auflage.). Springer. https://doi.org/10.1007/978-3-662-59192-5

Loss, J., Kuger, S., Buchholz, U. Lehfeld, A., Varnaccia, G., Haas, W., Rauschenbach, T. (2021). Infektionsgeschehen und Eindämmungsmaßnahmen in Kitas während der COVID-19-Pandemie – Erkenntnisse aus der Corona-KiTa-Studie. Bundesgesundheitsblatt 64, 1581–1591. https://doi.org/10.1007/s00103-021-03449-z

Loss, J., Wurm, J., Varnaccia, G., Schienkiewitz, A., Iwanowski, H., Loer, … Jordan, S. (2022). Transmission of SARS-CoV-2 among children and staff in German daycare centres. Epidemiology and infection, 150, e141. https://doi.org/10.1017/S0950268822001194

Löwe, B., Zipfel, S., Herzog, W. (2002). Deutsche Übersetzung und Validierung des „Patient Health Questionnaire (PHQ)" Medizinische Universitätsklinik Heidelberg. Retrieved from https://www.klinikum.uni-heidelberg.de/fileadmin/Psy-chosomatische_Klinik/pdf_Material/PHQ_Komplett_Fragebogen1.pdf

Lüken-Klaßen, D., Neumann, R., Elsas, S. (Hrsg.). (2020). kontakt.los! Bildung und Beratung für Familien während der Coronapandemie. Staatsinstitut für Familienforschung an der Universität Bamberg. ifb-Materialien (2). http://www.ifb.bayern.de/imperia/md/content/stmas/ifb/materialien/mat_2020_2.pdf.

Lyngse, F. P., Mølbak, K., Skov, R. L., Christiansen, L. E., Mortensen, L. H., Albertsen, M., … Kirkeby, C. T. (2021). Increased transmissibility of SARS-CoV-2 lineage B.1.1.7 by age and viral load. Nature Communications, 12(1), 7251. doi:10.1038/s41467-021-27202-x

Macartney, K., Quinn, H. E., Pillsbury, A. J., Koirala, A., Deng, L., Winkler, N., ... Chant, K. (2020). Transmission of SARS-CoV-2 in Australian educational settings: a prospective cohort study. The Lancet Child & Adolescent Health, 4(11), 807–816. **doi:10.1016/S2352-4642(20)30251-0**

Madewell, Z. J., Yang, Y., Longini, I. M., Jr, Halloran, M. E., Dean, N. E. (2020). Household Transmission of SARS-CoV-2: A Systematic Review and Meta-analysis. JAMA network open, 3(12), e2031756. **https://doi.org/10.1001/jamanetworkopen.2020.31756**

Madewell, Z. J., Yang, Y., Longini, I. M., Jr, Halloran, M. E., Dean, N. E. (2021). Factors Associated With Household Transmission of SARS-CoV-2: An Updated Systematic Review and Meta-analysis. JAMA network open, 4(8), e2122240. **https://doi.org/10.1001/jamanetworkopen.2021.22240**

Mairhofer, A., Peucker, C., Pluto, L., van Santen, E., Seckinger, M., Gandlgruber, M. (2020). Kinder- und Jugendhilfe in Zeit den Coronapandemie. DJI-Jugendhilfeb@rometer bei Jugendämtern. (Hrsg.) Deutsches Jugendinstitut (DJI). **http://www.dji.de/fileadmin/user_upload/bibs2020/1234_DJI-Jugendhilfebarometer_Corona.pdf**.

Mantovani, A., Rinaldi, E., Zusi, C., Beatrice, G., Saccomani, M. D., Dalbeni, A. (2021). Coronavirus disease 2019 (COVID-19) in children and/or adolescents: a meta-analysis. Pediatric Research, 89(4), 733–737. **doi:10.1038/s41390-020-1015-2**

Mehta, N. S., Mytton, O. T., Mullins, E. W. S., Fowler, T. A., Falconer, C. L., Murphy, O. B., ... Nguyen-Van-Tam, J. S. (2020). SARS-CoV-2 (COVID-19): What Do We Know About Children? A Systematic Review. Clinical Infectious Diseases, 71(9), 2469–2479. **doi:10.1093/cid/ciaa556**

Merkle, T., Wippermann, C. (Hrsg.). (2008). Eltern unter Druck. Selbstverständnisse, Befindlichkeiten und Bedürfnisse von Eltern in verschiedenen Lebenswelten. Eine sozialwissenschaftliche Untersuchung von Sinus Sociovision. De Gruyter Oldenbourg

Meyer, M., Wing, L., Schenkel, A., Meschede, M. (2021). Krankheitsbedingte Fehlzeiten in der deutschen Wirtschaft im Jahr 2020. In B. Badura, A. Ducki, H. Schröder, & Meyer, M. (Hrsg.) (2021), Springer, Fehlzeiten-Report, 441–538. **http://doi.org/10.1007/978-3-662-63722-7_27**

Nagy, T. (Hrsg.). (2016). „Aber es war sehr, sehr hilfreich". Die Sicht der Eltern auf Informationsquellen und auf Wirkungen präventiv ausgerichteter Angebote. Bertelsmann Stiftung. Arbeitspapiere wissenschaftliche Begleitforschung „Kein Kind zurücklassen!" Werkstattbericht, (8). **http://www.bertelsmann-stiftung.de/de/publikationen/publikation/did/aber-es-war-sehr-sehr-hilfreich**.

Neuberger, F., Grgic, M., Diefenbacher, S., Spensberger, F., Lehfeld, A., Buchholz, U., Kuger, S. (2022a). COVID-19 infections in day care centres in Germany. social and organisational determinants of infections in children and staff in the second and third wave of the pandemic. BMC Public Health, 22(1), 98. **http://doi.org/10.1186/s12889-021-12470-5**

Neuberger, F., Grgic, M., Buchholz, U., Maly-Motta, H. L., Fackler, S., Lehfeld, A.-S., ... Kuger, S. (2022b). Delta and Omicron: protective measures and SARS-CoV-2 infections in day care centres in Germany in the 4th and 5th wave of the pandemic 2021/2022. BMC Public Health, 22(1), 2106. **https://doi.org/10.1186/s12889-022-14521-x**

Neuhauser, H., Rosario, A. S., Butschalowsky, H., Haller, S., Hoebel, J., Michel, J., ... Ziese, T. (2021). Germany's low SARS-CoV-2 seroprevalence confirms effective containment in 2020: Results of the nationwide RKI-SOEP study. medRxiv, 2021.2011.2022.21266711. **doi:10.1101/2021.11.22.21266711**

OECD (2017). Dare to Share – Deutschlands Weg zur Partnerschaftlichkeit in Familie und Beruf, OECD Publishing, Paris, **https://doi.org/10.1787/9789264263420-de**.

Okba, N. M. A., Müller, M. A., Li, W., Wang, C., GeurtsvanKessel, C. H., Corman, V. M., ... Haagmans, B. L. (2020). Severe Acute Respiratory Syndrome Coronavirus 2-Specific Antibody Responses in Coronavirus Disease Patients. Emerging Infectious Diseases, 26(7), 1478–1488. **doi:10.3201/eid2607.200841**

Panda, P. K., Gupta, J., Chowdhury, S., Kumar, R., Meena, A., Madaan, P., ... Gulati, S. (2020). Psychological and Behavioral Impact of Lockdown and Quarantine Measures for COVID-19 Pandemic on Children, Adolescents and Caregivers: A Systematic Review and Meta-Analysis. Journal of Tropical Pediatrics, 67. **doi:10.1093/tropej/fmaa122**

Plünnecke, A. (2022). Dem Armutsrisiko entgegenwirken. DJI Impulse Das Bulletin des Deutschen Jugendinstituts (1), 25–28. **http://www.dji.de/veroeffentlichungen/aktuelles/news/article/ungleiche-elternschaft.html**.

Prime, H., Wade, M., Browne, D. T. (2020). Risk and resilience in family well-being during the COVID-19 pandemic. The American psychologist, 75(5), 631–643. **https://doi.org/10.1037/amp0000660**

Radanović, A., Micić, I., Pavlović, S., Krstić, K. (2021). Don't Think That Kids Aren't Noticing: Indirect Pathways to Children's Fear of COVID-19. Frontiers in psychology, 12, 635952. **https://doi.org/10.3389/fpsyg.2021.635952**

Ravens-Sieberer, U., Kaman, A., Otto, C., Adedeji, A., Devine, J., Erhart, M., Napp, A.K., ... Hurrelmann, K. (2020). Mental Health and Quality of Life in Children and Adolescents During the COVID-19 Pandemic-Results of the COPSY Study. Deutsches Ärzteblatt international 117 (48), 828–829. https://www.aerzteblatt.de/int/archive/article/216878

Ravens-Sieberer, U., Kaman, A., Otto, C., Adedeji, A., Napp, A.-K., Becker, M., ... Hurrelmann, K. (2021). Seelische Gesundheit und psychische Belastungen von Kindern und Jugendlichen in der ersten Welle der COVID-19-Pandemie – Ergebnisse der COPSY-Studie. Bundesgesundheitsblatt – Gesundheitsforschung – Gesundheitsschutz, 64(12), 1512–1521. doi:10.1007/s00103-021-03291-3

Ravens-Sieberer, U., Kaman, A., Erhart, M., Devine, J., Hölling, H., Schlack, R., ... Otto, C., (2021). Quality of life and mental health in children and adolescents during the first year of the COVID-19 pandemic: results of a two-wave nationwide population-based study. Eur Child Adolesc Psychiatry. https://doi.org/10.1007/s00787-021-01889-1

Rauschenbach, T. (2004). Bildung für alle Kinder. Zur Neubestimmung des Bildungsauftrags in Kindertageseinrichtungen. Kindergärten und ihre Zukunft, In I. Wehrmann (Hrsg.), Kindergärten und ihre Zukunft. Beltz Verlag, 111–122.

Rauschenbach T., Kuger S., Kalicki B., Neuberger F. (im Druck). Frühe Bildung in Zeiten von Corona – Systemmonitoring als Voraussetzung für die Sicherung von Chancengerechtigkeit. Recht der Jugend und des Bildungswesens, 70(3)

Renk, H., Dulovic, A., Seidel, A., Becker, M., Fabricius, D., Zernickel, M., ... Elling, R. (2022). Robust and durable serological response following pediatric SARS-CoV-2 infection. Nature Communications, 13(1), 128. doi:10.1038/s41467-021-27595-9

Rizzo, K. M., Schiffrin, H. H. & Liss, M. (2013). Insight into the parenthood paradox. Mental health outcomes of intensive mothering. Journal of Child and Family Studies 22 (5), 614–620. https://doi.org/10.1007/s10826-012-9615-z

Robert Koch-Institut (RKI) (2020a). Falldefinition Coronavirus Disease2019 (COVID-19) (SARS-CoV-2). http://www.rki.de/DE/Content/InfAZ/N/Neuartiges_Coronavirus/Falldefinition.pdf

Robert Koch-Institut (RKI) (2020b). Epidemiologischer Steckbrief zu SARS-CoV-2 und COVID-19 des Robert Koch-Institut (RKI) http://www.rki.de/DE/Content/InfAZ/N/Neuartiges_Coronavirus/Steckbrief.html,jsessionid=ADFD7CFEC2E9A6CB04B7068B00ACAE1D.internet122?nn=13490888

Robert Koch-Institut (RKI) (2021). Epidemiologischer Steckbrief zu SARS-CoV-2 und COVID-19. http://www.rki.de/DE/Content/InfAZ/N/Neuartiges_Coronavirus/Steckbrief.html,jsessionid=9DE48C6AF63640DCBA2D3DBBF7E045E6.internet092?nn=13490888#doc13776792bodyText15

Robert Koch-Institut (RKI) (2022a). Anzahl und Anteile von VOC und VOI in Deutschland. Daten aus der Gesamtgenomsequenzierung, http://www.rki.de/DE/Content/InfAZ/N/Neuarti-ges_Coronavirus/Daten/VOC_VOI_Tabelle.html

Robert Koch-Institut (RKI) (2022b). Wöchentlicher Lagebericht des RKI zur Coronavirus-Krankheit-2019 (COVID-19) vom 12.05.2022. http://www.rki.de/DE/Content/InfAZ/N/Neuartiges_Coronavirus/Situationsberichte/Wochenbericht/Wochenbericht_2022-05-12.pdf?__blob=publicationFile

Röhr, S., Müller, F., Jung, F., Apfelbacher, C., Seidler, A., Riedel-Heller, S. G. (2020). Psychosoziale Folgen von Quarantänemaßnahmen bei schwerwiegenden Coronavirus-Ausbrüchen: ein Rapid Review. [Psychosocial Impact of Quarantine Measures During Serious Coronavirus Outbreaks: A Rapid Review]. Psychiatrische Praxis, 47(04), 179–189.

Ruckdeschel, K. (2015). Verantwortete Elternschaft. „Für die Kinder nur das Beste". In N. F. Schneider, S. Diabaté, K. Ruckdeschel (Hrsg.). Familienleitbilder in Deutschland. Kulturelle Vorstellungen zu Partnerschaft, Elternschaft und Familienleben. Barbara Budrich, Beiträge zur Bevölkerungswissenschaft (48), 191–206.

Salehinejad, M. A., Majidinezhad, M., Ghanavati, E., Kouestanian, S., Vicario, C. M., Nitsche, M. A., Nejati, V. (2020). Negative impact of COVID-19 pandemic on sleep quantitative parameters, quality, and circadian alignment: Implications for health and psychological well-being. EXCLI Journal, 19, 1297-1308. doi:10.17179/excli2020-2831

Sandoni, A. E., Schaffrath Rosario, A., Michel, J., Kuttig, T., Wurm, J., Damerow, S., ... Loss, J. (2022). SARS-CoV-2 viral clearance and viral load kinetics in young children (1–6 years) compared to adults: Results of a longitudinal study in Germany. medRxiv, 2022.2008.2009.22278540. doi:10.1101/2022.08.09.22278540

Saurabh, K., & Ranjan, S. (2020). Compliance and Psychological Impact of Quarantine in Children and Adolescents due to Covid-19 Pandemic. Indian journal of pediatrics, 87(7), 532–536. https://doi.org/10.1007/s12098-020-03347-3

Schienkiewitz, A., Jordan, S., Hornbacher, A., Perlitz, H., Zeisler, M. L., Sandoni, A., ... Loss, J. (2021). SARS-CoV-2 Transmissibility Within Day Care Centers – Study Protocol of a Prospective Analysis of Outbreaks in Germany. Front Public Health, 9, 773850. doi:10.3389/fpubh.2021.773850

Schilling J., Buda S., Tolksdorf K. (2022). Zweite Aktualisierung der Retrospektiven Phaseneinteilung der COVID-19-Pandemie in Deutschland. EpidBull, 10. **http://edoc.rki.de/bitstream/handle/176904/9483/EB-10-2022-Phaseneinteilung.pdf?sequence=1&isAllowed=y**

Schlack, R., Neuperdt, L., Hölling, H., De Bock, F., Ravens-Sieberer, U., Mauz, E., … Beyer, A.-K. (2020). Impact of the COVID-19 pandemic and the related containment measures on the mental health of children and adolescents. Journal of Health Monitoring, (4), 21–31. doi: **http://dx.doi.org/10.25646/7174**

Schoeps, A., Hoffmann, D., Tamm, C., Vollmer, B., Haag, S., Kaffenberger, T., … Zanger, P. (2021). Surveillance of SARS-CoV-2 transmission in educational institutions, August to December 2020, Germany. Epidemiology & Infection, 149, e213. **doi:10.1017/s0950268821002077**

Schoyerer, G., & Bach, C. (2021). Merkmale der Kindertagespflege. Ergebnisse der wissenschaftlichen Begleitung des Bundesprogramms „ProKindertagespflege: Wo Bildung für die Kleinsten beginnt" (WB BP ProKTP). **https://prokindertagespflege.fruehe-chancen.de/fileadmin/PDF/ProKindertagespflege/Merkmale-der-Kindertagespflege.pdf**

Schuler, C. F., Gherasim, C., O'Shea, K., Manthei, D. M., Chen, J., Zettel, C., … Baker, J. R., Jr. (2021). Mild SARS-CoV-2 Illness Is Not Associated with Reinfections and Provides Persistent Spike, Nucleocapsid, and Virus-Neutralizing Antibodies. Microbiology Spectrum, 9(2), e0008721. **doi:10.1128/Spectrum.00087-21**

Schüller, S., & Steinberg, H. S. (2021). Parents under Stress – Evaluating Emergency Childcare Policies during the First COVID-19 Lockdown in Germany. Covid Economics Vetted and Real-Time Papers, 79(27), 117–151. **https://docs.iza.org/dp14359.pdf**

Seehausen, H. (2001). Soziale Netzwerke für Kinder und Eltern. „Orte für Familien". In C. Bier-Fleiter (Hrsg.). Familie und öffentliche Erziehung. Aufgaben, Abhängigkeiten und Gegenseitige Ansprüche. Verlag für Sozialwissenschaften, (S. 97–116). **https://link.springer.com/content/pdf/10.1007%252F978-3-663-10036-2.pdf**

Seow, J., Graham, C., Merrick, B., Acors, S., Pickering, S., Steel, K. J. A., … Doores, K. J. (2020). Longitudinal observation and decline of neutralizing antibody responses in the three months following SARS-CoV-2 infection in humans. Nature Microbiology, 5(12), 1598–1607. **doi:10.1038/s41564-020-00813-8**

Sombetzki, M., Lücker, P., Ehmke, M., Bock, S., Littmann, M., Reisinger, E. C., … Kästner, A. (2021). Impact of Changes in Infection Control Measures on the Dynamics of COVID-19 Infections in Schools and Pre-schools. Frontiers in public health, 9, 780039. **https://doi.org/10.3389/fpubh.2021.780039**

Spielberger, B. D., Goerne, T., Geweniger, A., Henneke, P., Elling, R. (2021). Intra-Household and Close-Contact SARS-CoV-2 Transmission Among Children – a Systematic Review. Frontiers in Pediatrics, 9(95). **doi:10.3389/fped.2021.613292**

Spinelli, M., Lionetti, F., Pastore, M., Fasolo, M. (2020). Parents' Stress and Children's Psychological Problems in Families Facing the COVID-19 Outbreak in Italy. Frontiers in Psychology, 11. **doi:10.3389/fpsyg.2020.01713**

Suffren, S., Dubois-Comtois, K., Lemelin, J. P., St-Laurent, D., Milot, T. (2021). Relations between Child and Parent Fears and Changes in Family Functioning Related to COVID-19. International journal of environmental research and public health, 18(4), 1786. **https://doi.org/10.3390/ijerph18041786**

Thompson, H. A., Mousa, A., Dighe, A., Fu, H., Arnedo-Pena, A., Barrett, P., … Ferguson, N. M. (2021). Severe Acute Respiratory Syndrome Coronavirus 2 (SARS-CoV-2) Setting-specific Transmission Rates: A Systematic Review and Meta-analysis. Clinical Infectious Diseases, 73(3), e754-e764. **doi:10.1093/cid/ciab100**

Thurow, C., McFarland, S., Lewandowsky, M. M., Kowarsch, K., Grönke, F., Fruth, C., … Buchholz, U. (2022). Prävention des Eintrags von SARS-CoV-2 in Kita Erfahrungen aus dem Berliner Bezirk Treptow-Köpenick, Januar bis März 2021. Epid Bull, 6.14–21. **https://edoc.rki.de/bitstream/handle/176904/9397/EB-6-2022_Treptow-AUSTAUSCH.pdf?sequence=4&isAllowed=y**

Tietze, W., Becker-Stoll, F., Bensel, J., Eckhardt, A. G., Haug-Schnabel, G., Kalicki, B., … Leyendecker, B. (Hrsg.). (2013).). Nationale Untersuchung zur Bildung, Betreuung und Erziehung in der frühen Kindheit (NUBBEK). Das Netz. **https://www.dji.de/fileadmin/user_upload/dasdji/home/2012-NUBBEK_Heft.pdf**

Tietze, W., Bensel, J., Lee, H. G., Aselmeier, M., Egert, F. (2013). Pädagogische Qualität in Kindertageseinrichtungen und Kindertagespflegestellen.In W. Tietze, F. Becker-Stoll, J. Bensel, A. G. Eckhardt, G. Haug-Schnabel, B. Kalicki, H. Keller, B. Leyendecker (Hrsg.) (2013). Nationale Untersuchung zur Bildung, Betreuung und Erziehung in der frühen Kindheit (NUBBEK). Das Netz.

To, K. K.-W., Tsang, O. T.-Y., Leung, W.-S., Tam, A. R., Wu, T.-C., Lung, D. C., … Yuen, K.-Y. (2020). Temporal profiles of viral load in posterior oropharyngeal saliva samples and serum antibody responses during infection by SARS-CoV-2: an observational cohort study. The Lancet. Infectious diseases, 20(5), 565–574. **doi:10.1016/S1473-3099(20)30196-1**

Toh, Z. Q., Anderson, J., Mazarakis, N., Neeland, M., Higgins, R. A., Rautenbacher, K., ... Licciardi, P. V. (2022). Comparison of Seroconversion in Children and Adults With Mild COVID-19. JAMA Network Open, 5(3), e221313-e221313. **doi:10.1001/jamanetworkopen.2022.1313**

Tolksdorf K., Haas W., Schuler E, Wieler L.H., Schilling J., Hamouda O., Diercke, M., Buda, S. (2022). Syndromic surveillance for severe acute respiratory infections (SARI) enables valid estimation of COVID-19 hospitalization incidence and reveals underreporting of hospitalizations during pandemic peaks of three COVID-19 waves in Germany, 2020-2021. medRxiv **https://doi.org/10.1101/2022.02.11.22269594**

Trumello, C., Bramanti, S. M., Lombardi, L., Ricciardi, P., Morelli, M., Candelori, C., ... Babore, A. COVID-19 and home confinement: A study on fathers, father-child relationships and child adjustment. Child: Care, Health and Development, n/a(n/a). doi: **https://doi.org/10.1111/cch.12912**

Tschöpe-Scheffler, S. (2005). Unterstützungsangebote zur Stärkung der elterlichen Erziehungsverantwortung oder: Starke Eltern haben starke Kinder. Different ways of supporting the educational competence of parent. Zeitschrift für Soziologie der Erziehung und Sozialisation, 25(3), 248-262. **https://doi.org/10.25656/01:5673**

Uthman, O. A., Lyngse, F. P., Anjorin, S., Hauer, B., Hakki, S., Martinez, D. A., ... Buchholz, U. (2022). Susceptibility and infectiousness of SARS-CoV-2 in children versus adults, by variant (wild-type, Alpha, Delta): a systematic review and meta-analysis of household contact studies. medRxiv **https://doi.org/10.1101/2022.08.26.22279248**

Vierbaum, L., Wojtalewicz, N., Grunert, H. P., Lindig, V., Duehring, U., Drosten, C., ... Kammel, M. (2022). RNA reference materials with defined viral RNA loads of SARS-CoV-2-A useful tool towards a better PCR assay harmonization. PLoS One, 17(1), e0262656. **doi:10.1371/journal.pone.0262656**

Walper, S., & Grgic, M. (2019). Bildungsort Familie. In O. Köller, M. Hasselhorn, F. W. Hesse, K. Maaz, J. Schrader, H. Solga, K. C. Spieß, K. Zimmer (Hrsg.). Das Bildungswesen in Deutschland. Bestand und Potenziale. Band 4785. (S.161-194).

Watanabe, T., Bartrand, T. A., Weir, M. H., Omura, T., Haas, C. N. (2010). Development of a dose-response model for SARS coronavirus. Risk Anal, 30(7), 1129-1138. **doi:10.1111/j.1539-6924.2010.01427.x**

Wieda, C., Grohs, S., Beinborn, N. (Hrsg.). (2020). Kommunale Prävention für Kinder und Familien. Erfahrungen aus Europa. Bertelsmann Stiftung. Materialien zur Prävention, (19). **http://www.bertelsmann-stiftung.de/fileadmin/files/BSt/Publikationen/GrauePublikationen/KeKiz_Kommunale_Praevention_fuer_Kinder_und_Familien_19.pdf**.

Wissemann, K., Mathes, B., Meyer, A., Schmidt, N. B. (2021). COVID-related fear maintains controlling parenting behaviors during the pandemic. Cognitive behaviour therapy, 50(4), 305-319. **https://doi.org/10.1080/16506073.2021.1878274**

Witte, S., & Kindler, H. (2022). Kinderschutz in Zeiten von Corona - Informelle Angebote und niederschwellige ambulante Hilfen während der Pandemie. Diskurs Kindheits- und Jugendforschung/Discourse. Journal of Childhood and Adolescence Research, (1), 57-71 **https://doi.org/10.3224/diskurs.v17i1.04**

World Health Organization (WHO) (2021). A clinical case definition of post COVID-19 condition by a Delphi consensus. Retrieved from **https://www.who.int/publications/i/item/WHO-2019-nCoV-Post_COVID-19_condition-Clinical_case_definition-2021.1**

Wu, Q., & Xu, Y. (2020). Parenting stress and risk of child maltreatment during the COVID-19 pandemic: A family stress theory-informed perspective. Developmental Child Welfare, 2(3), 180-196. **https://doi.org/10.1177/2516103220967937**

Wurm, J., Lehfeld, A.-S., Varnaccia, G., Iwanowski, H., Finkel, B., Schienkiewitz, A., ... Loss, J. (o. J.). (2022). Symtomatik einer akuten SARS-CoV-2-Infektion bei Kindern im Kita-Alter. Monatsschr Kinderheilkd. 170(12): 1-8. **https://doi.org/10.1007/s00112-022-01640-3**

Zhu, Y., Bloxham, C. J., Hulme, K. D., Sinclair, J. E., Tong, Z. W. M., Steele, L. E., ... Short, K. R. (2021). A Meta-analysis on the Role of Children in Severe Acute Respiratory Syndrome Coronavirus 2 in Household Transmission Clusters. Clin Infect Dis, 72(12), e1146-e1153. **doi:10.1093/cid/ciaa1825**

Zoch, G., Bächmann, A.-C., Vicari, B. (2020). Care-Arrangements and Parental Well-Being during the COVID-19 Pandemic in Germany (LIfBi Working Paper No. 91). Leibniz Institute for Educational Trajectories. **https://doi.org/10.5157/LIfBi:WP91:2.0**